AF525694

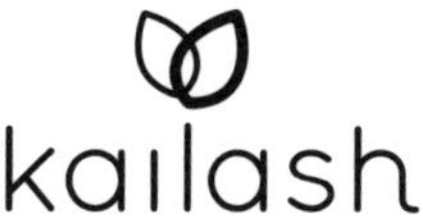
kailash

Prof. Dr. Andreas Ströhle/Dr. Jens Plag
unter Mitarbeit von Petra Kunze

Keine Panik vor der Angst!

Angsterkrankungen verstehen und besiegen

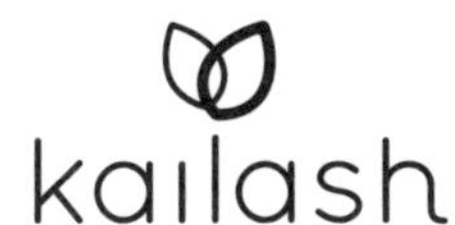

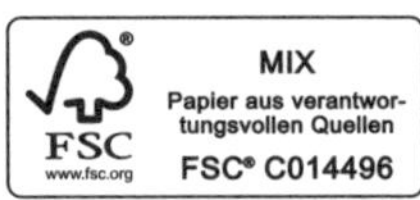

Penguin Random House Verlagsgruppe FSC® N001967

1. Auflage
Originalausgabe

in der Penguin Random House Verlagsgruppe GmbH
Neumarkter Str. 28, 81673 München
Lektorat: lesbar – Annette Gillich-Beltz, Essen
Satz: Satzwerk Huber, Germering
Umschlaggestaltung: ki 36, Sabine Krohberger Editorial Design, München
Autorenfoto: © Urban Zintel
Druck und Bindung: GGP Media GmbH, Pößneck
Printed in Germany
ISBN 978-3-424-63198-2
www.kailash-verlag.de

Besuchen Sie den Kailash Verlag im Netz

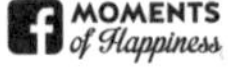

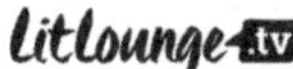

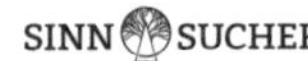

Inhalt

Für Janina und Louis
Andreas Ströhle

Für Clarissa und Noah
Jens Plag

Noch ein Angstbuch – warum denn das?

An Büchern über »Angst« mangelt es wahrlich nicht – zumindest nicht auf dem deutschen Buchmarkt. Dies ist sicherlich zu einem guten Teil dem Umstand geschuldet, dass das Thema für viele Menschen interessant ist, insbesondere jedoch für diejenigen, die selbst von Ängsten betroffen sind und Antworten auf die unterschiedlichsten Fragen suchen: Was ist das für eine Angst, die ich erlebe? Ist sie noch normal oder schon »krankhaft«? Wo kommt sie her? Wie entsteht sie? Warum gerade bei mir? Und die drängendste Frage lautet verständlicherweise meist: Was kann ich dagegen tun?

Leider gibt es trotz des großen Angebots nur wenig Literatur, die sich mit diesen Aspekten auf wissenschaftlich fundierte Weise befasst oder – wenn doch – die bisherige Studienlage so aufbereitet, dass sie auch dann verstanden wird, wenn man kein medizinisches Examen abgelegt hat und keinen Masterabschluss in Psychologie besitzt. Darüber hinaus wenden sich die Bücher über Angst – durchaus nachvollziehbar und mit Recht – überwiegend an die Menschen, die unter Angsterkrankungen leiden und sprechen die für sie relevanten Themen an. Nach unserer Erfahrung sind Angsterkrankungen jedoch auch für mindestens eine weitere Gruppe von besonderer Bedeutung: nämlich für die Bezugspersonen der Betroffenen. Freundinnen und Freunde, Partnerinnen und Partner, Kinder, Geschwister, Eltern und andere Verwandte sind in oft vielfältiger Weise in das

Krankheitsgeschehen miteinbezogen, sei es durch intensives Mitleiden, durch praktische Unterstützung der Betroffenen im Alltag oder in anderer Form. Bisher kommen diese Menschen hinsichtlich ihrer Situation und Bedürfnisse jedoch kaum zu Wort und finden in der Literatur nur wenig, was ihnen in Bezug auf einen möglichst sinnvollen Umgang mit der Symptomatik der ihnen Nahestehenden weiterhilft. Gerade dieser Aspekt ist unserer Erfahrung nach jedoch sehr wichtig, um sowohl denjenigen, die unter einer Angsterkrankung leiden, als auch denjenigen, die sie in ihrem Leben mit der Erkrankung begleiten, den Alltag zu erleichtern.

Insbesondere diese Punkte waren es, die uns dazu ermutigt und motiviert haben, dieses Buch zu schreiben. Wir möchten allen Interessierten, allen Betroffenen und ihren Bezugspersonen näherbringen, was Angst ist, wofür sie gut sein kann und was »normale« Angst von »pathologischer« Angst – also Angsterkrankungen – unterscheidet. In den verschiedenen Kapiteln stellen wir die einzelnen Angsterkrankungen mit ihren jeweiligen Besonderheiten vor und versuchen einen Überblick über die wichtigsten Entstehungsfaktoren der jeweiligen Angsterkrankung zu geben. Ein wichtiger Punkt sind die Behandlungsmöglichkeiten, sprich die möglichen Therapien. Wir erläutern die medikamentösen und psychotherapeutischen Behandlungsstrategien, die sich nicht nur in wissenschaftlichen Studien als wirksam erwiesen, sondern auch in der Praxis bewährt haben und somit durch aktuelle Behandlungsleitlinien empfohlen werden. Abgerundet wird dieses Thema durch einen Ausblick auf innovative Strategien, die zwar (noch) nicht zum therapeutischen Standardrepertoire gehören, sich jedoch im Rahmen der Forschungsarbeit als effektiv erwiesen haben und deshalb einen persönlichen Behandlungsplan ergänzen können. Nicht zuletzt wollen wir aufzeigen, wie Betroffene und auch Bezugspersonen selbst dazu beitragen können, die Angsterkrankung bestmöglich in den Begriff zu bekommen und die Chance auf eine Besserung zu erhöhen.

Beim Schnüren dieses Themenpakets hat uns unsere jeweils langjährige wissenschaftliche und klinische Tätigkeit am Max-Planck-Institut für Psychiatrie in München beziehungsweise an der Berliner Charité sehr geholfen. Unsere Forschungsarbeit auf dem Gebiet der Angsterkrankungen hat Schwerpunkte unter anderem in den Bereichen der Psychotherapie, des Stresshormonsystems und der Gehirnaktivität. Darüber hinaus untersuchen wir seit vielen Jahren intensiv die therapeutischen Effekte verschiedener Formen von körperlicher Aktivität bei Menschen, die unter Angsterkrankungen leiden. Die hier gewonnenen Ergebnisse und der intensive Austausch mit anderen Forscherinnen und Forschern auf diesem Gebiet ermöglichen es uns, aktuelle Entwicklungen zu überblicken und diese, wo immer es sich anbietet, im Behandlungsalltag zu berücksichtigen. Im Rahmen unserer Sprechstunden der Angstambulanz sind wir täglich mit Betroffenen, aber auch mit deren Bezugspersonen im Gespräch und Austausch. Wir glauben, hierdurch im Laufe der Zeit ein Gefühl dafür entwickelt zu haben, was in Bezug auf Angst gebraucht, vermisst, nicht gewusst oder vermutet wird und welcher Sprache es bedarf, um den Betroffenen auch den ein oder anderen komplexen Zusammenhang verständlich zu vermitteln.

Selbstverständlich können wir mit diesem Buch keine fachliche Diagnose, keine Therapie, keine individuellen

Gespräche ersetzen. Aber Sie können erfahren, was es mit den eigenen Ängsten oder denen anderer auf sich haben könnte, welche Therapieansätze es gibt und wie es anderen Betroffenen – und deren Angehörigen – mit der Diagnose »Angststörung« ergeht. Denn eine ganz besondere Freude ist es für uns, dass wir einige Patientinnen und Patienten aus unseren Sprechstunden der Angstambulanz sowie ihre jeweiligen Partner oder Partnerinnen, Eltern oder Kinder dafür gewinnen konnten, in diesem Buch ihre persönliche Geschichte zu erzählen. Hierdurch soll nicht nur die Theorie mit realem Leben gefüllt, sondern auch dem Anspruch des Buches Rechnung getragen werden, das »System der Angst« möglichst umfassend zu berücksichtigen. In diesen Abschnitten werden jeweils beide Seiten von der Symptomatik berichten, von den daraus für sie resultierenden Herausforderungen und Veränderungen sowie von individuellen Erfahrungen mit verschiedenen Therapiemethoden. Hierfür möchten wir an dieser Stelle Philip und Lukas Auer, Barbara und Julia Schmidt, Nina Bromm und Christian Liebscher, Jean Fischer und Claudia Fischer-Altmann sowie Hannah und Christoph Stamm noch einmal ganz herzlich danken!

Für die Erfahrungsberichte haben wir bewusst komplexe Fälle ausgewählt, bei denen auch der systemische Aspekt eine große Rolle spielt. Sie dienen dazu, deutlich zu machen, welche Herausforderungen Angsterkrankungen für alle Beteiligten sind. Natürlich gibt es auch »einfachere« und kürzere Krankheitsverläufe, bei denen die Betroffenen schneller die passende Therapie finden. Wir hoffen, dass insbesondere diese persönlichen Berichte Menschen mit Angsterkrankungen, aber auch allen anderen Leserinnen und Lesern helfen können zu verstehen, dass eine krankhafte Angst nichts Exotisches ist, schon gar nichts mit »verrückt sein« zu tun hat. Es kann prinzipiell jede und jeden treffen. Diese Erkenntnisse sind zentral für ein Ende der (Selbst-)Stigmatisierung und unserer Erfahrung nach eine wichtige Voraussetzung dafür, dass sich Betroffene trauen, mit ihrer Symptomatik an die Öffentlichkeit und zur Psychiaterin oder zum Psychologen zu gehen. Denn hier kann in den meisten Fällen geholfen werden – je früher, umso besser, aber auch dann, wenn die Angst einen schon länger begleitet. Darüber hinaus würden wir uns freuen, wenn sich Menschen, die Betroffenen **räum**lich oder emotional nahestehen, durch dieses Buch in ihrer Beziehung zu den Erkrankten wiederfinden würden, wenn wir einige ihrer Fragen beantworten und so einen Beitrag zu einer verbesserten Lebensqualität für alle Beteiligten leisten können.

Andreas Ströhle Jens Plag

1

Angst – eigentlich ganz normal

Jeder Mensch hat Angst – und das ist gut so! Denn Angst hat vor allem eine wichtige Funktion: Sie soll das Überleben sichern. Entsprechend ist sie genetisch verankert und reicht bis in die Anfänge der Menschheit zurück. Wenn unsere Vorfahren keine Angst vor dem Säbelzahntiger gehabt hätten oder wir beim Überqueren der Straße keine Angst vor dem LKW hätten, dann könnten wir dieses Buch nicht schreiben – und Sie könnten es nicht lesen.

Eine überlebenswichtige Reaktion

Tritt Angst akut bei einer konkreten oder vermeintlichen Bedrohung auf, wird sie auch als »Furcht« bezeichnet. Dann verspüren wir ein beklemmendes Gefühl der Enge (das Wort »Angst« ist mit dem lateinischen »angustia« für »Enge, Bedrängnis« verwandt), unser Herz schlägt schneller, die Atemfrequenz erhöht sich, und unsere Muskeln spannen sich an. Das Gefühl der Angst lässt sich im Körper meist recht gut verorten.

Die Alarmreaktionen, die Angst hervorruft, finden sich aber auch auf anderen Ebenen. So werden Botenstoffe und Hormone ausgeschüttet und setzen in unserem Körper komplexe biologische Abläufe in Gang. Das alles ermöglicht uns höchste Konzentration und Leistungsbereitschaft. Wir erfahren einen Energieschub, der unsere Kräfte mobilisiert und uns in die Lage versetzt, Gefahren zu erkennen und schnell auf sie zu reagieren. Wir stellen uns den bedrohlichen Herausforderungen und »kämpfen« – oder wir ergreifen Schutzmaßnahmen und »fliehen«. Dieser Vorgang wird als »Kampf-oder-Flucht-Reaktion« bezeichnet.

Jeder Mensch verfügt über ein gewisses Repertoire an Angstreaktionen, die je nach Situation aktiviert werden. Ist eine sofortige Reaktion nötig, weil beispielsweise Lebensgefahr besteht (z. B. wenn man überfallen wird), kommt es zu einer unmittelbaren Alarmreaktion, die es ermöglicht zu kämpfen oder zu flüchten. Gilt es, sich vorab auf gefährliche Situationen einzustellen oder sie vorwegzunehmen, entsteht eine situative Angst, zum Beispiel die Angst vor der Konfrontation mit einem gefährlichen Tier oder vor einer Verletzung. Da der Mensch ein soziales Wesen ist und den Kontakt mit anderen zum (Über-)Leben braucht, ist auch die Angst vor Isolation eine Urangst. Entsprechend kann sich eine Angst entwickeln, sich in sozialen Situationen zu blamieren oder zu versagen, was der Isolation Vorschub leisten könnte. Und eine gewisse Leistungsangst kann sinnvoll sein, um sich beispielsweise auf eine Prüfung einzustellen und die Leistungsfähigkeit zu steigern.

Ein Instrument der Vorsorge

Andererseits ist Angst nicht nur eine akute Reaktion, sondern kann sich auch auf die Zukunft richten. Dann hat Angst in Form von Sorgen eine vorbeugende Schutzfunktion: Wir beschäftigen uns gedanklich mit möglichen Gefahren und bereiten uns auf diese vor. Jeder kennt sie als private und berufliche Sorgen, wenn uns Fragen beschäftigen wie: Welche Auswirkungen wird diese oder jene Entscheidung auf mein Leben, meine Partnerschaft oder meine Freundschaften haben? Wie wird es mit dem neuen Kollegen laufen, der nächste Woche anfängt? Welche Risiken gehe ich ein, wenn ich einen dreiwöchigen Solotrip in das Amazonasgebiet buche? Bin ich diesen gewachsen? Sorge kann also in diesem Sinne auch Vorsorge sein: Sie ermöglicht uns, Wahrscheinlichkeiten zu durchdenken und gegeneinander abzuwägen – und damit eine bestmögliche Sicherheit für sich selbst und/oder andere herzustellen.

Die Fähigkeit, Angst zu entwickeln, ist demnach durchaus sinnvoll und eine grundsätzlich normale und wichtige Reaktion der Psyche. Tatsächlich scheinen einige Ängste zu einem großen Teil evolutionär verankert zu sein, da sie bei fast allen Menschen in mehr oder weniger starker Ausprägung vorkommen. Hierzu gehören zum Beispiel die sogenannte Fremdheitsreaktion (Fremdeln) und die Angst vor der Trennung von den Eltern, die bei nahezu allen Kindern um den achten Lebensmonat und noch einmal ab dem dritten Lebensjahr auftritt. Evolutionär bedingt sind wohl auch einige Ängste, die sich auf (wilde) Tiere oder potenziell gefährliche Situationen wie Höhe, Enge oder Weite beziehen und zur Entwicklung spezifischer Phobien führen können. Aber auch die unterschiedliche Ausprägung von Angst bei verschiedenen Menschen ist evolutionär sinnvoll: Diejenigen, die weniger ängstlich, die mutiger waren, haben Neues entdeckt und ausprobiert, die Ängstlicheren haben sich um die Sicherheit und den Nachwuchs gekümmert. Haben sich Menschen dann zu Gruppen zusammengeschlossen, so haben je nach Situation und Notwendigkeit jeweils die Personen gehandelt, deren Reaktion am besten passte. Überspitzt formuliert: Wären nur sehr ängstliche Personen zusammen gewesen, so wäre diese Gruppe verhungert. Wären nur wenig Ängstliche zusammen gewesen, so wären sie vermutlich gefressen worden.

Wie wir das Fürchten lernen

Die meisten Ängste unterscheiden sich von Mensch zu Mensch deutlich hinsichtlich ihrer Art und Ausprägung. Die Wissenschaft konnte in den letzten Jahrzehnten sehr genau zeigen, dass Erfahrungen, die jemand in seiner

Lebensgeschichte gesammelt hat, sowie damit verbundene Lernprozesse eine zentrale Rolle spielen. Für Angst relevante Lernprozesse finden in Form sogenannter Konditionierungen statt – als »klassische Konditionierung« und als »operante Konditionierung« – sowie als »Imitationslernen« bzw. »Beobachtungslernen«. Die Begriffe werden im Folgenden erklärt.

Wenn Pawlows Glöckchen läutet

Die klassische Konditionierung kennen die meisten von uns noch aus dem Biologie-Unterricht. Sie wurde um das Jahr 1911 von dem russischen Wissenschaftler Iwan Petrowitsch Pawlow im Rahmen eines Experiments entdeckt: Pawlow beobachtete, dass sein Hund immer, wenn er etwas zu fressen bekam, als Zeichen der Vorfreude einen vermehrten Speichelfluss entwickelte. Für sein Experiment läutete Pawlow regelmäßig ein Glöckchen, kurz bevor der Hund etwas zu fressen bekam. Nach einiger Zeit läutete er nur noch das Glöckchen und stellte fest, dass der Speichelfluss beim Hund ausschließlich durch das Läuten des Glöckchens hervorgerufen wurde, auch wenn danach keine Fütterung stattfand. Der Hund hatte also gelernt, das Klingeln des Glöckchens so stark mit der Nahrungsaufnahme zu verbinden, dass allein dieses Geräusch die eigentlich mit dem Fressen verbundene Reaktion hervorrief.

Man weiß mittlerweile, dass dies beim Menschen nahezu analog funktioniert. Das folgende Szenario zeigt dies bei jemandem, der Höhenangst entwickelt: Ein Mensch hat während eines Aufenthalts auf einem Turm eine unangenehme Situation erlebt. Hierbei muss es sich gar nicht um etwas Dramatisches wie einen (Beinahe-)Unfall gehandelt haben. Oft reicht es schon, dass ihm schwindelig oder übel war, was gar nichts mit der Höhensituation zu tun hatte, sondern vielleicht eher auf Müdigkeit oder unverträgliches Essen zurückzuführen war. Beide Symptome können schon vor dem Aufstieg auf den Turm leicht vorhanden gewesen sein, wurden jedoch durch den Stress mit der Höhensituation verstärkt. Denn eine Höhensituation bedeutet für jeden Menschen mehr oder weniger bewusst Stress, der in der Regel aber gut bewältigt werden kann. Doch der Schwindel oder die Übelkeit lösen in Verbindung mit der Höhensituation nun eine Angstattacke aus, weil die betroffene Person möglicherweise Angst davor hat, unter diesen Umständen zu stürzen oder hinunterzufallen.

Die Erfahrung von Angst in dieser sehr spezifischen Situation (Turm X in Stadt A) unter den sehr speziellen Umständen (erhöhte Stressempfindlichkeit sowie Übelkeit oder Schwindel) koppelt sich nun an »Höhe« allgemein. Dadurch werden automatisch Lernprozesse in Gang gesetzt, die die Angst aus dieser Situation auf andere Situationen, die mit Höhe verbunden sind, übertragen. Deshalb löst fortan auch jeder andere Turm, das Wandern in den Bergen oder das Klettern im Hochseilgarten eine Angstreaktion aus – und manchmal genügt schon der Gedanke daran, um Angst zu bekommen. Im Bild des pawlowschen Hundes wäre die erste Angstattacke auf Turm X in Stadt A das Fressen, also die Situation, die eine nachvollziehbare Reaktion ausgelöst hat. Andere Höhensituationen oder die Vorstellungen davon stellen das Glöckchenläuten dar.

Sie lösen eine Angstreaktion aus, ohne dass ein Bezug zu Turm X in Stadt A besteht.

Was Ihnen sicher aufgefallen ist: Pawlow musste das Glöckchen über einen gewissen Zeitraum läuten, bis die Reaktion konditioniert war. Bei der betroffenen Person in unserem Beispiel genügte schon eine einzelne Angsterfahrung in einer spezifischen Situation, um die Höhenangst zu entwickeln. Der Grund dafür sind die besonders starken Emotionen, die dabei im Spiel waren. Wir wissen aus der Forschung, dass wir umso schneller lernen, je stärker unsere Angst – oder auch unsere Freude oder Trauer – ist. Nicht immer sind uns im Rückblick solche auslösenden Situationen bewusst. Wir behalten diesen Punkt im Kopf und werden ihn uns an einer anderen Stelle des Buches wieder in Erinnerung rufen.

Was wir uns von anderen abschauen

Ein weiterer wichtiger Lernmechanismus für Angst ist das Imitationslernen oder Beobachtungslernen, das in den 1970er Jahren erstmalig beschrieben wurde. Es beginnt bereits im ersten Lebensjahr, wenn wir unsere Bezugspersonen beobachten: Wie verhalten sie sich in verschiedenen Situationen? Wie reagieren sie auf bestimmte Ereignisse und andere Menschen? Zuerst Eltern, Großeltern und Geschwister, später auch Freunde und Fremde – wir schauen uns von ihnen etwas ab und lernen dadurch. Viele Jahre lang geschieht dies relativ unkritisch, da Babys und Kleinkinder noch nicht dazu fähig sind zu hinterfragen, ob die beobachteten Bewertungs- und Reaktionsweisen stimmig sind. Sie übernehmen diese in ihr eigenes Bewertungs- und Verhaltensrepertoire, was oft unproblematisch ist. Bei langfristig vorgelebten Ängsten, etwa vor der Höhe, vor Spinnen oder anderen Tieren, kann dies allerdings auch zu einer Übertragung dieser Ängste führen. Reagiert eine Mutter zum Beispiel mit Angst auf eine Spinne, ist es für ein kleines Kind nur normal, ebenfalls Angst vor Spinnen zu haben.

Wie wir Erlerntes verstärken

Angst wird aber nicht nur durch die klassische Konditionierung und das Beobachten erlernt, sondern auch durch die operante Konditionierung, die vor allem für die Aufrechterhaltung einer bereits erworbenen Angst verantwortlich ist. Kurz gefragt: Warum bleibt ein gewisses Verhalten oder eine Reaktion überhaupt bestehen? Dies wurde in den 1930er Jahren erstmalig durch den amerikanischen Psychologen Burrhus Frederic Skinner beschrieben. Danach führt ein Mensch Handlungen häufiger aus, wenn er eine positive Konsequenz, etwa eine Belohnung oder einen Gewinn, erwartet. Im Unterschied zu solchen »positiven Verstärkern« spricht man von »negativer Verstärkung«, wenn Handlungen zunehmen, durch die eine negative Konsequenz vermieden werden kann, etwa eine Bestrafung oder ein Verlust. Bezogen auf die Angst bedeutet dies, dass ein Mensch vermehrt Handlungen ausführt, durch die er die negative Konsequenz »Angstreaktion« verhindern kann. Beziehungsweise handelt er so, dass die positive Konsequenz »Ausbleiben der Angst« sehr wahrscheinlich auftritt.

Für unser konkretes Beispiel bedeutet dies, dass jemand, der im Rahmen der klassischen Konditionierung aufgrund einer sehr negativen Erfahrung auf einem Turm Höhenangst entwickelt hat, nun aufgrund der negativen Verstärkung viele oder alle Situationen vermeidet, die mit Höhe zu tun haben. Die betroffene Person bleibt lieber im Hotelzimmer oder im Straßencafé, während der Rest der Familie zum Bergwandern aufbricht oder den Eiffelturm besteigt. Durch dieses sogenannte Vermeidungsverhalten wird jedoch eine korrigierende Erfahrung blockiert, das heißt, die betroffene Person kann nicht erleben, dass die Angst, die sich auf Turm X in der Stadt A unter bestimmten Bedingungen zeigte, unter den anderen Voraussetzungen in den Bergen oder auf dem Eiffelturm möglicherweise gar nicht auftritt. Statt also eine schöne Erfahrung auf Turm Y machen zu können, wird die Angst durch das Vermeidungsverhalten aufrechterhalten und gefestigt. Dieses Ineinandergreifen von klassischer Konditionierung bzw. Beobachtungslernen und operanter Konditionierung wird auch als das »Zwei-Stufen-Modell der Angst« bezeichnet.

Das Gehirn vernetzt sich

Im Folgenden wollen wir Ihnen einen kurzen Überblick über die Mechanismen in unserem Körper und Gehirn geben, die für Angst bedeutsam sind.

Die beschriebenen (emotionalen) Lernprozesse laufen nicht nur auf psychologischer Ebene ab, sondern lassen sich parallel auch auf biologischer Ebene anhand bestimmter

Strukturen des Gehirns aufzeigen, die für das Erlernen von Angst verantwortlich sind. Eine zentrale Rolle spielt dabei die Amygdala, die aufgrund ihrer Form auch als »Mandel-

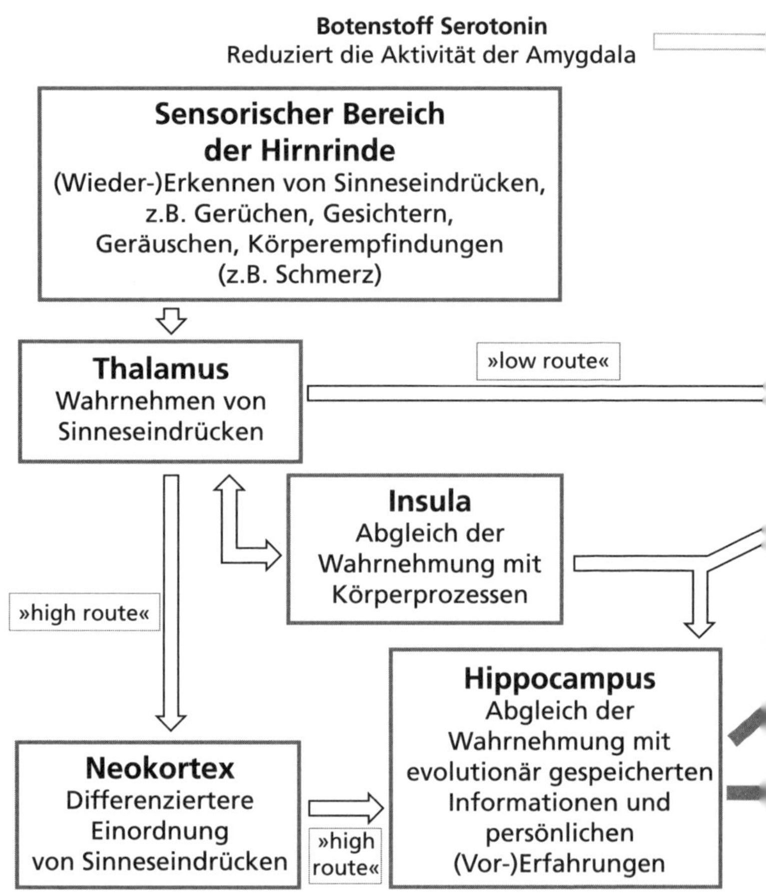

Das Angstnetzwerk des Gehirns

kern« bezeichnet wird. Sie befindet sich als doppelt angelegte Gehirnstruktur relativ mittig in beiden Hälften des Gehirns. Zahlreiche Untersuchungen konnten zeigen, dass

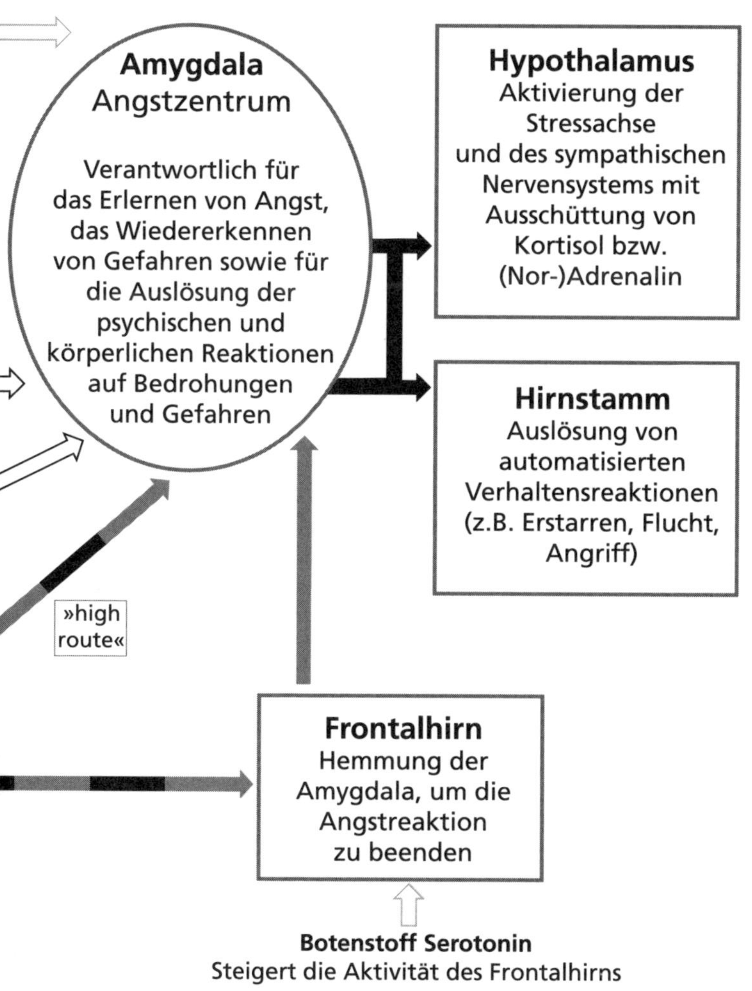

die Amygdala während des Erlernens von Angst (der sogenannten Angstakquisition) bei der klassischen Konditionierung sowie beim Beobachtungslernen besonders stark aktiviert wird. Dasselbe gilt für die Angstreaktion auf bereits bekannte Gefahren und Bedrohungen. Deshalb wird die Amygdala auch als »Angstzentrum« bezeichnet.

Um dieses Zentrum herum gibt es noch andere Gehirnstrukturen, die bei der Angstreaktion eine wichtige Rolle spielen. Zusammen mit der Amygdala bilden sie das »Angstnetzwerk« (englisch »fear network«) des Gehirns (siehe Abbildung). Neben der Amygdala sind hierfür noch andere Bereiche des Gehirns wichtig: »Thalamus« (»Kammer«), »Hypothalamus« (»untere Kammer«), »Hippocampus« (»Seepferdchen«) und »Insula« (»Insel«). Die Bezeichnungen sind meist der Form geschuldet.

Die Funktionen der einzelnen Komponenten des Angstnetzwerks lassen sich am besten am Verlauf einer Angstreaktion auf einen Reiz darstellen, der bereits als potenziell bedrohlich bekannt ist: Diejenigen Hirnbereiche, die Sinneseindrücke, also Sehen, Hören, Riechen, Schmecken, Tasten oder Fühlen, als Erste verarbeiten, leiten diese Information zunächst zum Thalamus weiter, wo die Sinneseindrücke (z. B. ein lauter Knall, ein plötzlich auftauchender Schatten, ein beißender Geruch oder Schmerz) wahrgenommen werden. Dann wird über die »untere Route« (»low route«) blitzschnell die Amygdala aktiviert, um die Gefahr mit Vorerfahrungen bzw. bereits bestehenden Informationen abzugleichen und gegebenenfalls unmittelbar auf eine mögliche Gefahr reagieren zu können. Auf dem Weg dorthin wird in der Insula geprüft, ob andere Veränderungen, etwa von Körperfunktionen, auftreten, die zu einer Gefahr passen. So können eine Wärmeempfindung und Schwitzen zusammen mit beißendem Geruch einen Brand bedeuten. Oder Blutdruckveränderungen bei gleichzeitigem Schmerz in der Brust könnten zu einem Herzinfarkt passen.

Im Zentrum: die Amygdala

Wird eine Bedrohung oder Gefahr erkannt, aktiviert die Amygdala den Hypothalamus und den Hirnstamm. Der Hypothalamus wiederum setzt das *sympathische Nervensystem* in Gang, wodurch die Botenstoffe Adrenalin und Noradrenalin freigesetzt werden. Diese wirken in den einzelnen Körperregionen ganz unterschiedlich und lösen die typischen körperlichen Symptome einer Angstreaktion aus:

- Eine *Erweiterung der Bronchien*, wodurch ein größeres Atemvolumen entsteht, das zu einer stärkeren »Aufladung« des Blutes mit Sauerstoff führt.
- Eine *Steigerung der Herzfrequenz* (der sprichwörtliche »Adrenalinstoß«) und eine *Verengung der Blutgefäße*. Dadurch wird der *Blutdruck erhöht*, es kommt zu einer besseren Durchblutung und damit Sauerstoffversorgung der Muskeln, die dadurch wiederum besser arbeiten können.
- Eine *Umverteilung des Blutflusses* zugunsten der Muskeln und zu Ungunsten des Gehirns, was ebenfalls zu einer besseren Muskelleistung führt.
- Eine *Erweiterung der Pupillen*, damit eine Gefahr besser erkannt werden kann.
- Eine *Steigerung der Verdauungsleistung*, um schneller Energie bereitzustellen.

Der Hypothalamus aktiviert aber nicht nur das sympathische Nervensystem, sondern auch die sogenannte *Stressachse*, wodurch das Stresshormon Kortisol aus der Nebennierenrinde ausgeschüttet wird. Dadurch kommt es zu einer vermehrten Bildung von Glucose (Zucker), die anschließend in die Blutbahn freigesetzt wird, um Energie für die Muskeln und das Gehirn bereitzustellen. Außerdem bewirkt das Kortisol einen vermehrten Abbau von Speicherfett (z. B. aus der Bauch- oder Hüftregion), was ebenfalls Energie für die Muskeln bereitstellt.

Neben dem Hypothalamus aktiviert die Amygdala auch den *Hirnstamm*, der einerseits evolutionär gespeicherte und automatisierte Verhaltensweisen, etwa Erstarren, Fluchtinstinkt, Kampfmodus oder »Tunnelblick« mit Fokus auf die Gefahr, auslöst sowie andererseits die Atemfrequenz steigert.

Die Amygdala löst also über die Aktivierung des Hypothalamus und des Hirnstamms die Symptome einer Angstreaktion aus, die es ermöglichen, sich der Gefahr zu stellen (»Kampf«) oder sich ihr möglichst schnell zu entziehen (»Flucht«) – die erwähnte Kampf-oder-Flucht-Reaktion.

All diese körperlichen Veränderungen während einer Angstreaktion sind auch für die psychischen und körperlichen Symptome verantwortlich, die wir ganz unmittelbar mit Angst verbinden:

- Der beschleunigte Herzschlag führt zu *Herzrasen.*
- Der ansteigende Blutdruck und die Umverteilung des Blutes hin zu den Muskeln und weg vom Gehirn kann *Schwindel* verursachen.
- Die Mehrarbeit der Muskeln kann *Zittern* bewirken.
- Die beschleunigte Atmung kann zu *Hyperventilation* führen.

- Die beschleunigte Verdauung kann *Übelkeit* und *Durchfall* zur Folge haben.
- Die vermehrte Wirkung von Noradrenalin auf die Blase kann *Harndrang* auslösen.
- Der Fokus auf die Gefahr kann dazu führen, dass ein *Fremdheitsgefühl* entsteht und man die (restliche) Welt »wie durch eine Käseglocke« wahrnimmt oder das Gefühl hat, »neben sich zu stehen« – eine sogenannte *Derealisation* oder *Depersonalisation*.

Angstreaktionen stoppen

Waren Kampf bzw. Flucht erfolgreich, muss die Angstreaktion wieder beendet werden, um nicht in »Dauerangst« zu erstarren. Hierfür spielt das Frontalhirn eine wichtige Rolle, das ist der Hirnbereich ganz vorne, direkt über den Augen. Generell ist dieser Teil des Gehirns für die Kontrolle von Impulsen zuständig und sorgt dafür, dass wir nicht jedem Bedürfnis unmittelbar nachgehen, sondern es gegebenenfalls aufschieben oder unterdrücken. Diese Fähigkeit ist wichtig für unser soziales Miteinander. Bei Angst hemmt das Frontalhirn die Aktivität der Amygdala, sobald die Gefahrenlage beendet ist. Dadurch lassen die psychischen und körperlichen Symptome nach und verschwinden schließlich.

Um einer »Überempfindlichkeit« des Angstnetzwerks entgegenzuwirken, ist es wichtig, einen Fehlalarm, der über die »low route« angestoßen wurde, schnell wieder zu stoppen. Hierfür existiert die »high route«, die »obere Route«. Sie führt über den sogenannten Neokortex, einen entwicklungsgeschichtlich jüngeren Bereich der Hirnrinde, und den Hippocampus. Die »high route« wird parallel zur »low route« aktiviert und analysiert etwas zeitverzögert die angstauslösenden Informationen genauer. Hierbei wird insbesondere im Hippocampus ein Abgleich mit bereits vorhandenen Informationen vorgenommen, die entweder evolutionär gespeichert sind oder durch persönliche Erfahrungen in der Vergangenheit erworben wurden.

Wird die Gefahr durch die »high route« bestätigt, etwa indem der Knall tatsächlich als Schuss identifiziert wird oder der beißende Geruch als Brandgeruch, wird die auf der »low route« ausgelöste Angstreaktion aufrechterhalten und gegebenenfalls weiter verstärkt. Stellt sich die Angst jedoch als unbegründet heraus, weil der Schatten zum Partner gehört, der unbemerkt früher von der Arbeit nach Hause gekommen ist, wird die schnelle Angstreaktion – auch unter Zuhilfenahme des Frontalhirns – gebremst beziehungsweise beendet. Dann bleibt es beim Erschrecken.

So machen wir in der Forschung Angst sichtbar

Die Aktivität des Angstnetzwerks kann mithilfe eines Magnetresonanztomografen (MRT) in wissenschaftlichen Untersuchungen sichtbar gemacht werden. Landläufig auch als »Röhre« bekannt, baut dieses Untersuchungsgerät ein Magnetfeld um den Kopf herum auf und kann so die Durchblutung des Gehirns beziehungsweise verschiedener Gehirnbereiche messen.

Auf einem Monitor wird die Durchblutung farblich abgestuft dargestellt, wodurch sich Rückschlüsse auf die Aktivität der Hirnregionen ziehen lassen. Dabei spricht eine hohe Durchblutung für einen großen Energiebedarf des jeweiligen Gehirnbereichs und damit für eine hohe Aktivität. Eine geringe Durchblutung hingegen zeigt einen niedrigen Energiebedarf und dementsprechend eine geringe Aktivität an.

Botenstoffe spielen nicht nur bei der Aktivierung, sondern auch bei der Regulation des Angstnetzwerks eine wichtige Rolle. Insbesondere dem Serotonin kommt beim Herunterfahren der Angst eine wichtige Funktion zu. Der oft fälschlicherweise als »Glückshormon« bezeichnete Botenstoff wird sowohl im Gehirn als auch in bestimmten Zellen der Darmschleimhaut gebildet. Während das im Blutkreislauf zirkulierende Serotonin vor allem zur Regulation der Blutgerinnung beiträgt, spielt das Serotonin im Gehirn eine wichtige Rolle bei der Regulation von Emotionen und Stress innerhalb des Emotionsnetzwerks, des »limbischen Systems«.

Serotonin hemmt die Aktivität der Amygdala und steigert die Aktivität des Fontalhirns. Der Botenstoff hilft also dabei, dass das Angstnetzwerk nach einer Aktivierung wieder in den »Normalzustand« zurückkehrt und dabei weder »enthemmt« noch überempfindlich wird. Hierzu dockt der Botenstoff an spezifische Strukturen auf der Oberfläche der Nervenzellen des Angstnetzwerks an, sogenannten Serotoninrezeptoren in der Amygdala und im Frontalhirn. Dies funktioniert nach dem Schlüssel-Schloss-Prinzip, indem sich das Serotoninmolekül, und zwar ausschließlich dieses, an den Serotoninrezeptor bindet und diesen aktiviert – so wie man den richtigen Schlüssel zum passenden Schloss braucht, um eine Tür zu öffnen. Dadurch wird eine Kaskade von Prozessen innerhalb der Zellen beider Hirnregionen in Gang gesetzt, die schließlich dazu führen, dass sich die Zellaktivitäten verändern, was wiederum zu Änderungen des Erlebens und Verhaltens führt. Vor diesem Hintergrund ist es verständlich, weshalb bei Angsterkrankungen vor allem Medikamente gegeben werden, die die Konzentration von Serotonin innerhalb des Angstnetzwerks erhöhen (mehr dazu in Kapitel 4).

Neben Serotonin verändern noch einige andere Botenstoffe die Aktivität innerhalb der Nervenzellen des Angstnetzwerks, insbesondere Gamma-Aminobuttersäure, kurz GABA, sowie Glutamat. GABA ist der Botenstoff im Gehirn, der die Aktivität von Nervenzellen am stärksten hemmt, und Glutamat derjenige, der die Zellaktivität am stärksten stimuliert beziehungsweise erhöht. Bei beiden Botenstoffen funktioniert dies wie im Fall von Serotonin durch spezifische Rezeptoren an der Zelloberfläche, an die ausschließlich sie sich binden können.

Allerdings wirken GABA und Glutamat, anders als Serotonin, nicht hauptsächlich im Angstnetzwerk, sondern in allen Bereichen des Gehirns, wo sie mal hemmende, mal aktivierende Effekte haben. So kennen die meisten von uns Glutamat auch in seiner (nicht ganz unumstrittenen) Rolle als Geschmacksverstärker, der nahezu jede fade Mahlzeit aufpeppt und insbesondere in der Gastronomie häufig eingesetzt wird. Auch dieser Effekt ist auf seine anregende Wirkung auf die Nervenzellen zurückzuführen.

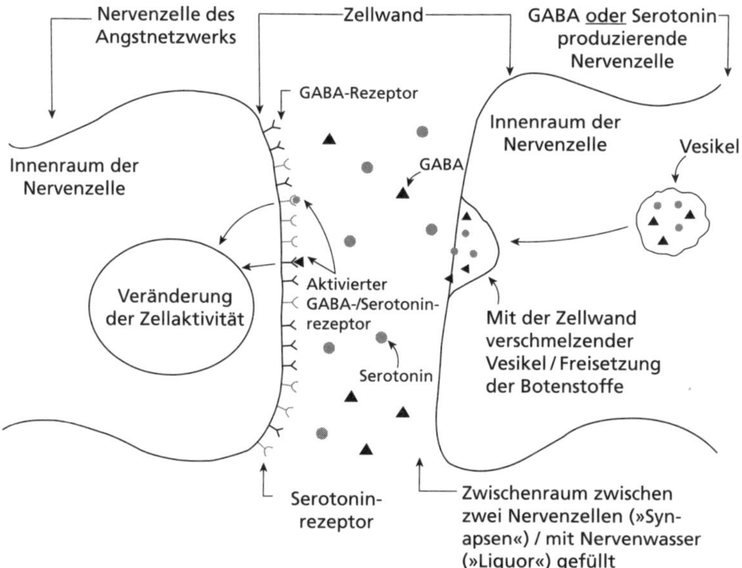

Die Wirkung der Botenstoffe an der Nervenzelle

Die dargestellten Vorgänge im Körper bilden nur einen Teil des ausgeklügelten biologischen Systems ab, das dafür zuständig ist, die Angst auszulösen, aufrechtzuerhalten und zu beenden. Wir haben hier den relevanten Hauptmechanismus beschrieben, doch in Wirklichkeit sind die Vorgänge weit komplexer. Eine wissenschaftlich erschöpfende Darstellung würde den Rahmen dieses Buches jedoch sprengen. Wir wollen uns stattdessen auf Sie und Ihre Berührungspunkte mit der Angst konzentrieren.

Wenn Angst zum Problem wird

So wichtig und natürlich Angst für den Menschen ist, so belastend kann sie auch sein. Wird eine Angstreaktion und damit die Aktivierung des Angstnetzwerks durch Situationen oder Objekte ausgelöst, die eigentlich keine Angst machen sollten, wird Angst zum Problem. Dasselbe gilt, wenn das Ausmaß der Angstreaktion in keinem nachvollziehbaren Verhältnis zum Auslöser steht. Hierzu drei Beispiele:

Wenn jemand beim Anblick einer Taube massiv Angst bekommt, ist diese meist unbegründet. Es ist wahrscheinlich unstrittig, dass der Mensch in der Nahrungskette einer Taube nicht ganz vorne steht und eine »Taubenattacke« aufgrund der geringen Angriffslust dieser Tiere extrem unwahrscheinlich ist. Auch sollte ein Durchschnittsbürger jederzeit in der Lage sein, einen Angriff aufgrund seiner körperlichen Überlegenheit kurzfristig abzuwehren. Trotzdem gibt es eine Vielzahl von Menschen, die an einer ausgeprägten Taubenangst leiden.

Eine Angst vor (bestimmten) Hunden kann schon eher angebracht sein. Vor allem dann, wenn es sich um ein Exemplar einer einschlägig bekannten Kampfhundeart handelt, der Hund bereits aus einer Entfernung von zweihundert Metern wie verrückt zu bellen anfängt und weit und breit weder eine Leine noch ein Herrchen zu sehen sind. Entwickelt sich eine solch starke Angstreaktion jedoch auch gegenüber dem friedliebenden Rauhaardackel der Nachbarin, der bereits deutliche Zeichen von Altersschwäche zeigt und von allen Kindern in der Umgebung gestreichelt wird, ist die Angst höchstwahrscheinlich unbegründet.

Nicht nur Ängste, auch Sorgen können unverhältnismäßig sein. Sicherlich ist es gut, auf seine Gesundheit zu achten und mögliche Krankheitssymptome wahrzunehmen und gegebenenfalls zu beobachten. Bei manchen Menschen führt jedoch jedes eigentlich harmlose beziehungsweise nachvollziehbare körperliche Symptom wie ein Muskelzittern nach dem Sport oder ein erhöhter Blutdruck nach der fünften Tasse Kaffee zu großer Besorgnis. Andere Menschen entwickeln aufgrund von Berichten über Krankheiten in den Medien oder im Bekanntenkreis regelmäßig massive Sorgen, möglicherweise selbst an allen diesen Krankheiten zu leiden.

Wir möchten in diesem Abschnitt Ihre Ängste nicht werten oder sie grundsätzlich als unbegründet bezeichnen. Uns liegt es am Herzen, dass Sie ein Gefühl und Verständnis für Ihre Ängste bekommen und damit eine Chance, sie zu kontrollieren.

Von der Angst zur Angsterkrankung

Allerdings reicht die Tatsache, dass eine Angst wenig nachvollziehbar oder übertrieben erscheint, noch nicht aus, um sie als »krankhafte Angst«, also als »pathologisch« zu bezeichnen. Die Expertinnen und Experten der Weltgesundheitsorganisation (WHO), die maßgeblich ist für die Klassifikation der einzelnen Erkrankungen und die Definition des Begriffs der »Erkrankung«, begründen dies zum einen damit, dass die Angst immer vor dem soziokulturellen Hintergrund des Betroffenen betrachtet werden muss. Ein gutes Beispiel hierfür ist eine Angst, die häufig in kollektivistisch geprägten Gesellschaften wie Japan oder Korea vorkommt: andere Menschen durch das eigene Verhalten bloßzustellen, sie zu kompromittieren oder ihnen Ungemach zu bereiten. Diese Angst spielt in individualistisch geprägten Gesellschaften wie der unseren eine sehr untergeordnete bis keine Rolle. Bei uns drehen sich Ängste im sozialen Kontext eher darum, sich selbst nicht zu blamieren. Ein weiteres Beispiel ist die Angst bei Anhängern von Naturreligionen, dass eigenes negatives Handeln durch übergeordnete Wesen wie Gottheiten (un)mittelbar bestraft werden könnte, etwa mit Naturkatastrophen oder Krankheiten. In beiden Fällen ist die Angst auf spezifische soziale beziehungsweise kulturelle Faktoren zurückzuführen. Entsprechend ist sie nicht per se »krankhaft«, auch wenn sie für uns wenig nachvollziehbar erscheint.

Gemäß der gültigen Klassifikationssysteme muss die Angstreaktion darüber hinaus *immer* zu einer »psychosozialen Belastung und/oder Beeinträchtigung« führen, damit sie »krankheitswertig« ist. Entscheidend ist also, dass die Betroffenen unter ihrer Angst *emotional leiden*, etwa in der Form, dass sich ihre Stimmung verschlechtert, sie wegen der Angst reizbarer sind, häufig weinen müssen und sich ihr psychisches Wohlbefinden durch die Angst generell reduziert.

Auch Beeinträchtigungen durch die Angst sind ein wichtiges Merkmal einer Angsterkrankung. Vielleicht kann sich jemand abends nicht mehr mit Freunden treffen, weil er befürchtet, nach Einbruch der Dunkelheit Hunden jeglicher Art schutzlos ausgeliefert zu sein. Oder jemand macht sich Sorgen, wie die Freundin an Multipler Sklerose zu erkranken. Die nächtliche Suche nach möglichen Krankheitszeichen führt zu Schlaflosigkeit und in der Folge zu extremer Müdigkeit, sodass die Person tagsüber Probleme hat, ihre Arbeit zu bewältigen.

Von einer Angsterkrankung spricht man also nur dann, wenn eine in Bezug auf ihren Auslöser »unpassende« Angst so schwer ist und/oder so häufig auftritt, dass die Betroffenen darunter leiden und/oder in ihrem Leben beeinträchtigt sind.

Mehr über die verschiedenen Angsterkrankungen erfahren Sie in Kapitel 2 dieses Buches.

Wann eine Behandlung empfohlen wird

Das Leiden und/oder die Beeinträchtigung der Betroffenen ist auch das entscheidende Kriterium, wenn es um die Behandlungsbedürftigkeit beziehungsweise Behandlungswürdigkeit einer Angst geht. Die Klassifikationssysteme betonen, dass psychische Erkrankungen – zunächst unabhängig von ihrer Art – behandelt werden sollten, wenn sie zu einer unmittelbaren Belastung und/oder Beeinträchtigung der Betroffenen und/oder anderer Menschen führen. Allerdings werden Dritte, wie zum Beispiel Angehörige, durch eine Angsterkrankung in der Regel nicht so unmittelbar belastet, wie es bei anderen psychischen Erkrankungen der Fall sein kann. Trotzdem können Verwandte oder Freunde von Angsterkrankten mittelbar mitleiden oder Einschränkungen erfahren, manchmal sogar sehr ausgeprägt, wie wir in Kapitel 3 zeigen werden.

Auch wenn bei Angsterkrankungen nur selten Dritte psychisch belastet oder in ihrem Leben beeinträchtigt sind, treffen diese Kriterien in der Regel auf die Betroffenen selbst zu. In diesen Fällen sollten sie mit den zur Verfügung stehenden wissenschaftlich geprüften Therapieverfahren behandelt werden. Dadurch kann sehr vielen Menschen gut und nachhaltig geholfen werden. Dennoch müssen die Symptome einer übersteigerten Angst nicht (zwingend) behandelt werden, solange der oder die Betroffene dadurch nicht belastet oder beeinträchtigt ist. Wenn zum Beispiel eine Person große Angst vor australischen Spinnen hat, aber ohnehin nicht nach Australien reisen möchte und auch beruflich nicht dort eingesetzt wird, gibt es zunächst keinen Grund für eine Behandlung. Die Angstsymptomatik allein ist kein hinreichender Grund für eine Behandlung.

Umgekehrt gilt aber auch: Eine Angstsymptomatik sollte behandelt werden, wenn sie die Betroffenen psychisch belastet oder in irgendeiner Weise im Leben einschränkt – auch wenn die Beschwerden nach Einschätzung von Außenstehenden »gar nicht so schlimm« sind. »Stell dich nicht so an!« ist kein hilfreicher Ratschlag. Nur die Betroffenen selbst können und sollen entscheiden, ob sie behandelt werden möchten oder nicht. Das Umfeld kann zwar unterstützend und beratend zur Seite stehen, darf in dieser Frage jedoch nicht ausschlaggebend sein.

Mehr über die unterschiedlichen Therapien bei Angsterkrankungen erfahren Sie in Kapitel 4 dieses Buches.

2

Angst hat viele Gesichter

Weltweit sind Angststörungen schon seit Jahrzenten die häufigsten psychischen Erkrankungen. Das gilt auch für Deutschland. Laut einer großen Studie waren im Jahr 2014 etwa 15 Prozent der Allgemeinbevölkerung in Deutschland von einer Angsterkrankung betroffen. Zum Vergleich: An einer Depression litten zur gleichen Zeit rund 7 Prozent der Deutschen. Diese Zahlen verschaffen dem Thema inzwischen eine größere Aufmerksamkeit in der Öffentlichkeit, vor allem in den Medien. Vielleicht auch deshalb äußern unsere Patientinnen und Patienten, aber auch Freundinnen, Freunde und Bekannte oft die Vermutung, die Häufigkeit von Angsterkrankungen habe in den letzten Jahren oder Jahrzehnten zugenommen. Dies sei gut nachvollziehbar, würde das Leben doch gefühlt immer stressiger.

Mehr Hilfesuchende

Tatsächlich spielt Stress für die Entstehung und auch für die Aufrechterhaltung von Angsterkrankungen eine zentrale Rolle. Sie werden darüber in Kapitel 3 noch mehr erfahren. Dabei ist immer zu berücksichtigen, dass Stress stark subjektiv ist. Das »gefühlte Stresslevel« unterscheidet sich aufgrund unterschiedlicher Lebensumstände und individueller Wahrnehmungen von Mensch zu Mensch natürlich stark. Doch obwohl der Eindruck besteht, Stress nehme insgesamt zu, gibt es objektiv keinen Hinweis darauf, dass auch Angsterkrankungen zunehmen. Bereits seit mehreren Jahrzehnten werden sowohl auf nationaler wie internationaler Ebene regelmäßig große Studien zur Häufigkeit psychischer Erkrankungen durchgeführt. Diese konnten immer wieder zeigen, dass die Angsterkrankungen in all den Jahrzehnten nicht messbar angestiegen sind.

Trotzdem registrieren wir an der Charité, dass sich immer mehr Menschen mit einer Angsterkrankung professionelle Hilfe suchen und unsere Sprechstunden immer stärker frequentiert werden. Dies bestätigen auch andere Kolleginnen und Kollegen, die sich therapeutisch und/oder wissenschaftlich mit dem Thema beschäftigen. Am ehesten lässt sich das wohl damit erklären, dass sich immer mehr Menschen zur Psychiaterin, zum Psychologen und damit in die Öffentlichkeit trauen und nicht mehr bereit sind, ihre Angsterkrankung im Verborgenen zu erdulden.

Diese Entwicklung ist sehr zu begrüßen, und sie ist unserer Einschätzung nach auch auf die vermehrte Berichterstattung in den Medien und die zunehmende Öffentlichkeitsarbeit von Forscherinnen und Forschern sowie Therapeutinnen und Therapeuten zurückzuführen. Beides hat unserer Wahrnehmung nach gerade in den letzten Jahren zu einer zunehmenden Entstigmatisierung von Angsterkrankungen geführt und so dazu beigetragen, dass Menschen sich nun früher und schneller in Behandlung begeben – was sich positiv auf die bereits sehr guten Behandlungsergebnisse auswirken dürfte.

Es kann jeden treffen

In einem wichtigen Punkt bleibt die Situation jedoch unverändert: Wir beobachten, dass weiterhin mehr Frauen als Männer zu uns kommen. Auch die bisherige Studienlage zeigt einhellig, dass in Bezug auf die allermeisten Angsterkrankungen Frauen etwa doppelt so häufig betroffen sind. Es wird vermutet, dass Frauen und Männer bei psychischen Erkrankungen ein unterschiedliches Auskunfts- und Hilfesuchverhalten aufweisen, das sich eben auch bei den Angsterkrankungen zeigt. Frauen scheinen eher und schneller bereit zu sein, über psychische Erkrankungen zu sprechen, eine psychische Ursache ihrer Beschwerden anzunehmen und sich in psychiatrische oder psychologische Behandlung zu begeben. Die Gründe dafür werden gegenwärtig intensiv erforscht. Unter anderem wird vermutet, dass ein (sicherlich überholtes) soziales Rollenverständnis es dem »starken« Mann schwerer macht, sich diesbezüglich zu »outen«.

Angsterkrankungen können aber nicht nur unabhängig vom Geschlecht entstehen, sondern prinzipiell auch in jedem Alter zum ersten Mal auftreten. Allerdings zeigen sich manche Störungen überwiegend im Kindes- und Jugendalter erstmalig andere ab dem vierten oder fünften Lebensjahrzehnt. So tritt der selektive Mutismus häufig schon bei sehr kleinen Kindern ab etwa drei Jahren auf. Auch viele spezifische Phobien entwickeln sich bereits in der Kindheit, wobei nicht zwingend negative Erfahrungen mit den entsprechenden Situationen oder Objekten aufgetreten sein müssen. Soziale Angststörungen beginnen häufig erst in der Jugend, wohingegen die Panikstörung und die Agoraphobie eher im frühen Erwachsenenalter auftreten. Die generalisierte Angststörung kann sich schließlich auch noch im mittleren und höheren Lebensalter entwickeln. Auf die Unterschiede werden wir bei der Beschreibung der einzelnen Krankheitsbilder genauer eingehen.

Vielfältige Auswirkungen

Als Grundlage für die Diagnose gilt das Klassifikationssystem der WHO, das ICD-10. Danach wird zwischen »phobischen« und »nicht-phobischen« Angsterkrankungen unterschieden. Bei den Phobien wird die Angstreaktion durch ganz bestimmte Objekte wie Spinnen, Hunde, Mäuse oder durch Situationen mit bestimmten Merkmalen, etwa Höhe, Enge, Weite, soziale Bewertung oder fehlende Fluchtmöglichkeiten, ausgelöst. Entsprechend wird hierbei der Turm, der geschlossene Raum, die breite Straße, der Vortrag, die Autobahn- oder die Bahnfahrt zu einem regelmäßigen Auslöser der Angst. Bei nicht-phobischen Angsterkrankungen hingegen ist kein Auslöser auszumachen, zumindest ist er nicht offensichtlich. Die Angst tritt hier plötzlich als Panikattacke auf, oder sie kann in Form eines chronischen Sich-Sorgens mehr oder weniger dauerhaft vorhanden sein.

Unabhängig davon führen alle Angsterkrankungen in der Regel zu einer ausgeprägten Belastung und Beeinträchtigung der Betroffenen. Neben der psychischen Belastung, die ganz unmittelbar auf die jeweilige Symptomatik zurückzuführen ist, spielt hierfür das jeweilige Vermeidungs- oder Sicherheitsverhalten eine zentrale Rolle. Viele können die von ihnen gefürchteten Situationen gar nicht mehr oder nur noch unter Einsatz von Hilfsmitteln oder der Anwendung bestimmter Strategien aufsuchen. Sie müssen zum Beispiel kontinuierlich von anderen Menschen begleitet werden, Beruhigungsmittel einnehmen oder in der Tasche haben, immer ein aufgeladenes Mobiltelefon dabeihaben, um im Bedarfsfall schnell Hilfe zu erreichen. Andere müssen ständig Musik hören oder etwas trinken, um einen »Gegenreiz« zu setzen und sich abzulenken. Auch werden in der Regel irgendwann Aktivitäten vermieden, die Symptome auslösen, die mit der eigenen Angst oder Panik in Verbindung gebracht werden, zum Beispiel ein schneller Herzschlag, Schwitzen, Schwindel oder Übelkeit. Entsprechend ist es vielen Betroffenen schließlich nicht mehr möglich, körperlich aktiv zu sein oder Sport zu treiben, in die Sauna zu gehen oder sich bei warmem Wetter im Freien aufzuhalten. Auf diese Weise kann eine Angsterkrankung zu einer drastischen Einschränkung des Aktionsradius führen und damit die Lebensqualität der Betroffenen massiv beeinträchtigen.

Angehörige leiden mit

Eine Angsterkrankung betrifft aber nicht nur die Patientin oder den Patienten selbst, sondern auch sein soziales Umfeld. Nach unserer therapeutischen Erfahrung sind Angehörige sowie Freundinnen und Freunde ebenfalls in die Erkrankung involviert, und zwar auf unterschiedlichen Ebenen. Dies spiegelt sich zunächst ganz unmittelbar darin wider, dass viele Betroffene vor allem zum ersten Termin bei uns von dem Partner, der Partnerin, der Tochter, dem Sohn oder einem Geschwisterteil begleitet werden. Manchmal erlaubt es die Schwere der Angsterkrankung den Betroffenen nicht mehr, die Wohnung allein zu verlassen oder eine längere Wegstrecke selbstständig zurückzulegen. Deshalb sind sie auf die Unterstützung durch Dritte angewiesen, die ihnen Sicherheit geben.

Häufig haben die Begleiterinnen und Begleiter jedoch auch noch ganz eigene Anliegen, die sie dem Arzt oder der Ärztin mitteilen wollen oder, in vielen Fällen, mitteilen müssen. An erster Stelle steht hier oft das Mitleiden mit dem oder der Betroffenen. Ein geschätzter oder geliebter Mensch, den man jahrelang auf eine bestimmte Art und Weise erlebt und mit dem man vielleicht Eigenschaften wie Selbstbewusstsein, Lebensfreude und Pragmatismus verbunden hat, ist nun durch die Erkrankung stark verändert. Vielleicht ist er eher passiv, zurückgezogen, oft traurig und hat an Lebensfreude eingebüßt. Dies mitzuerleben belastet viele Angehörige sehr. Sie wollen alles Erdenkliche tun, damit dieser Zustand endet, doch sie stehen der Erkrankung, die selbst der oder die Betroffene nicht wirklich versteht, oft hilflos und ohnmächtig gegenüber. So entwickeln oft auch die Angehörigen einen Leidensdruck, der sich von dem der Betroffenen nicht mehr signifikant unterscheidet.

Wenn Verständnis fehlt

Da die Angehörigen das Beschwerdebild oft nicht gänzlich nachvollziehen können, reagieren sie zum Teil auch mit Unverständnis, insbesondere dann, wenn sie nichts über die Krankheit wissen und sie sie daher nicht als solche erkennen und anerkennen können. In der Folge bagatellisieren sie häufig die Symptomatik oder versuchen sie krampfhaft zu rationalisieren. Doch Sätze wie »Stell dich nicht so an!« oder »Ich verstehe das nicht – es gibt doch gar nichts, wovor du Angst haben musst!« helfen den Angsterkrankten nicht weiter. Außerdem begünstigt diese Haltung die Entwicklung von Ärger und Wut gegenüber den Betroffenen, insbesondere dann, wenn aufgrund der Symptomatik zusätzliche Anforderungen an die Angehörigen gestellt werden oder die eigene oder gemeinsame Lebensführung eingeschränkt wird. Zum Beispiel, wenn das angstbedingte Sicherheits- oder Vermeidungsverhalten von den Angehörigen bedient werden muss: Betroffene können bestimmte Wege nicht mehr alleine bewältigen oder einige Situationen nur noch in Begleitung einer vertrauten Person aufsuchen; sie müssen sich wegen ihrer Sorgen häufig rückversichern und von nahestehenden Menschen beruhigen lassen. Ein solches Verhalten kann Angehörige zeitlich, logistisch und auch mental herausfordern, was die Beziehung häufig deutlich und nachhaltig belastet. Diese Belastung ist meist umso stärker, je weniger Verständnis, aber auch Zeit der Partner, die Partnerin, der Sohn, die Tochter, die Schwester oder der Bruder für die Krankheit und deren Herausforderungen aufbringen kann.

Hilfe aus dem Umfeld

Es ist zudem sehr wichtig, auf Angehörige zu schauen, die für die Angsterkrankten sehr viel Verständnis aufbringen, sie vorbehaltlos unterstützen und ihnen umfänglich helfen wollen, damit diese mit den krankheitsbedingten Einschränkungen besser fertig werden. Die Gefahr einer Belastung oder sogar Überlastung ist hier besonders hoch. Denn die Helfenden gehen dabei häufig an oder über ihre eigenen physischen und psychischen Grenzen, wobei sie sich (und anderen) aus moralischen Gründen »verbieten«, auf ihre eigenen Kräfte und Möglichkeiten zu achten.

So erleben wir in unserer Praxis immer wieder helfende Angehörige, die selbst bereits eine psychische Symptomatik aufweisen, die man landläufig als »Burnout« bezeichnen würde. Daraus kann schnell eine durch Stress ausgelöste psychische Erkrankung entstehen, zumal sich viele Angehörige wie »im Hamsterrad« fühlen. Obwohl sie den Betroffenen schon länger entsprechende Aufgaben und belastende Wege abnehmen und ihnen beruhigend zur Seite stehen, wenn die Sorgen wieder übermächtig werden, haben viele Angehörige das Gefühl, dass dies grundsätzlich wenig bewirkt hat. Im Gegenteil, sie berichten sogar, dass sich trotz ihres aufopfernden Einsatzes die Symptomatik der oder des Angsterkrankten nicht nur nicht verändert, sondern sich sogar tendenziell verschlechtert hat – was viele hilflos macht und verzweifeln lässt.

Für die Betroffenen selbst sind die krankheitsbedingten Veränderungen in ihren engen Beziehungen ebenfalls schmerzhaft. Dabei spielt unserer Erfahrung nach Scham eine große Rolle. Viele Betroffene erleben sich aufgrund der meist fortschreitenden Erkrankung und der damit anwachsenden Einschränkungen in einer zunehmend hilflosen Position. Daraus können sie sich aus eigener Kraft oft nicht mehr befreien, denn auch viele der zuvor bewährten Mechanismen greifen immer weniger. Vielen fällt es sehr schwer, um Hilfe zu bitten oder diese anzunehmen – selbst innerhalb ihres engeren sozialen Umfeldes. Denn damit führen sie sich selbst und anderen ihre eigene Ohnmacht gegenüber der Symptomatik sehr plastisch vor Augen. Gelingt es ihnen dennoch, Hilfe anzunehmen, fühlen sie sich gegenüber den Helfenden häufig irgendwann schuldig.

Den Betroffenen ist es in der Regel sehr bewusst, dass die Unterstützung für ihre Angehörigen mit einem nicht unerheblichen logistischen und auch emotionalen Aufwand verbunden ist: Eigene Termine werden abgesagt oder verlegt, um die Betroffenen auf einem Weg zu begleiten; Meetings oder Telefonate werden abgebrochen, um Sorgen zu beruhigen; Geschäfts- oder Urlaubsreisen können nicht angetreten werden, da die Angst des Betroffenen vor einer (vorübergehenden) Trennung zu groß ist. Selbst wenn die Angehörigen, beispielsweise die eigenen Kinder, die »etwas zurückgeben wollen«, nachdrücklich versichern, dass sie dies gerne tun und der oder die Erkrankte es ihnen wert ist, fühlen sich die Betroffenen über kurz oder lang oft dafür verantwortlich, dass das Leben der Helfenden beeinträchtigt wird. Die Schuldgefühle verstärken noch einmal die psychische Belastung, die aus der Angstsymptomatik resultiert, was manchmal den letzten Anstoß dafür gibt, dass sich eine Depression entwickelt.

Nicht zuletzt berichten uns viele Betroffene – manchmal auch erst auf Nachfrage –, dass sich aufgrund der Angsterkrankung ein gewisses Ungleichgewicht in der Beziehung zu den unterstützenden Personen eingestellt habe, vor allem zum Partner oder zur Partnerin: In »gesunden« Zeiten sei eine Partnerschaft auf Augenhöhe geführt worden – Entscheidungen seien gemeinsam getroffen, Pläne für die Zukunft zusammen geschmiedet worden. Nun dominiere jedoch das Gefühl, dass man aufgrund der krankheitsbedingten Einschränkungen mehr und mehr eine passive Rolle einnehme. Hierbei fällt es den Patientinnen und Patienten häufig nicht leicht einzuschätzen, ob diese Rolle ihnen durch den Partner oder die Partnerin zugewiesen wurde oder ob sie sich selbst – mehr oder weniger bewusst – in sie hineinbegeben haben. Unabhängig davon sehen die meisten diese Entwicklung sehr kritisch, vor allem auch deshalb, weil sie sehr häufig mit einer deutlichen Minderung des Selbstbewusstseins einhergeht und es vielen so immer schwerer fällt, eigene Bedürfnisse in der Partnerschaft anzusprechen und durchzusetzen. Dies wiederum führt häufig zu emotionalen Veränderungen auch auf anderen Ebenen, etwa einem emotionalen Rückzug, einer gewissen Sprachlosigkeit oder Unterordnung – und so zu einer Belastung der Paarbeziehung insgesamt.

Systemische Erkrankungen

Angsterkrankungen betreffen also nicht nur die Erkrankten selbst, sondern auch ihr Umfeld – und hier insbesondere die Beziehung zu nahestehenden Menschen. Deshalb ist es unserer Meinung nach angebracht, im Fall von Angsterkrankungen von »systemischen psychischen Erkrankungen« zu sprechen. Der Begriff der »systemischen Erkrankung« kommt eigentlich aus dem Bereich der klassischen Körpermedizin und bedeutet, dass ein gesundheitliches Problem Auswirkungen auf andere Bereiche hat. So wirkt sich etwa eine überschießende Reaktion des Immunsystems im Rahmen einer Autoimmunerkrankung auf zahlreiche Organsysteme wie Gefäße, Gehirn, Niere, Leber, Herz und Haut aus und betrifft damit den ganzen Körper oder zumindest einen Großteil des »Systems Körper«. Analog dazu ist es bei einer Angsterkrankung das soziale System, auf das sich die Erkrankung auswirkt. Daraus kann ein erhebliches Maß an Stress entstehen, wodurch sich die Angsterkrankung für den oder die Betroffene weiter verschlechtern kann, da es sich um eine »stressreaktive« psychische Erkrankung handelt (siehe auch Kapitel 3). Für Erkrankte wie Angehörige kann der Stress zudem die Entstehung (weiterer) psychischer Erkrankungen begünstigen.

Auch wenn primär die Betroffenen im Fokus stehen, macht das oben Dargestellte deutlich, dass die Therapeutinnen und Therapeuten, wann immer es geht und gewünscht wird, beide Seiten in den Blick nehmen sollen. Für die Erkrankten und ihre Angehörigen heißt das, die Veränderungen in der Beziehung möglichst genau wahrzunehmen und auch gegenüber den Behandelnden zu thematisieren. Diese sollten wiederum umfangreich über die Erkrankung aufklären, damit beide Seiten Verständnis füreinander und für die typische Symptomatik entwickeln können. Denn das kann dabei helfen, nicht nur die Beziehung zu verbessern, sondern auch das Stresserleben auf beiden Seiten zu reduzieren. Für das Familienmitglied, das sich aufopfert, oder den Freund, dem seine Unterstützung viel abverlangt, ist es extrem wichtig, nicht nur auf die eigenen Grenzen zu achten, sondern diese dem Gegenüber auch zu kommunizieren – und dabei zu wissen, dass dies nichts mit Egoismus oder Kaltherzigkeit zu tun hat. Vielmehr verhält es sich hier wie bei den Sicherheitshinweisen vor einem Flug: bei einem Abfall des Kabinendrucks zuerst die eigene Sauerstoffmaske aufsetzen und, sobald man gut atmen kann, dem Sitznachbarn bei Bedarf helfen. Denn nur wer selbst genügend Luft bekommt, kann andere unterstützen.

Leider läuft die so gut gemeinte wie intuitiv als gut befundene Unterstützung oft ins Leere. Viele Hilfestellungen sind therapeutisch unwirksam, manchmal sogar schädlich, was eine nachhaltige Verbesserung der Symptome verhindern kann – darüber werden Sie in Kapitel 4 mehr erfahren. Oft müssen helfende Angehörige oder Freundinnen und Freunde auch erst lernen, sich nicht dafür verantwortlich zu fühlen, dass es dem oder der Erkrankten (wieder) besser geht. Am wirksamsten gelingt dies, wenn sie die Betroffenen zu einer Therapie motivieren und bei der nicht immer ganz einfachen Suche behilflich sind. Gelingt es, einen Therapeuten oder eine Therapeutin mit ins Boot zu holen, kann dies tatsächlich der Anfang des Ausstiegs aus dem Teufelskreis »Ich mache immer mehr, es wird aber nicht besser« bedeuten.

Obwohl diese und sicherlich noch weitere Aspekte der Beziehung zwischen Erkrankten und helfenden Angehörigen unserer Ansicht nach für den Therapieerfolg eine große Bedeutung haben, wurden sie in der Fachliteratur bisher kaum berücksichtigt. Deshalb möchten wir in den folgenden Abschnitten nicht nur betroffene Patientinnen und Patienten, die bei uns in der Angstambulanz behandelt werden oder wurden, zu Wort kommen lassen, sondern auch die indirekt Betroffenen, die Unterstützerinnen und Unterstützer, die mal Angehörige, mal Freundinnen, mal Partner sind. Sie sollen die Berichte der Patientinnen und Patienten ergänzen. So können die einen ihre Geschichte erzählen und die anderen über ihre Erfahrungen, Gefühle und ihr Verhalten im Zusammenhang mit der Erkrankung berichten. Auf diese Weise kann deutlich werden, dass das Erleben der Erkrankung und der Umgang damit so unterschiedlich sind wie die Menschen selbst, aber auch, dass es möglich ist, trotz all der Belastungen, die eine Angsterkrankung für alle Seiten mitbringt, ein gutes Leben zu führen.

Im Folgenden stellen wir die einzelnen Angststörungen hinsichtlich ihrer Symptomatik und Charakteristika dar und schauen uns genau an, was die Besonderheiten des jeweiligen Beschwerdebildes sind und wie sie sich voneinander unterschieden.

Die Panikstörung und die Agoraphobie

Eine Panikstörung und eine Platzangst (Agoraphobie) hängen sehr eng zusammen, obwohl sie ganz unterschiedlich verlaufen. Manche Menschen mit Agoraphobie haben keine Panikattacken oder erleben sie nur in angstauslösenden Situationen. Andere Menschen mit Platzangst entwickeln mit der Zeit unerwartete Panikattacken, also solche, die auch in Situationen ohne Platzangst auftreten. Aber auch eine umgekehrte Entwicklung ist möglich: Um Panikattacken zu verhindern, meiden manche Menschen Situationen, die Platzangst auslösen könnten – und entwickeln dadurch eine Agoraphobie. Zwar treten durch ein solches Vermeidungsverhalten tatsächlich oft weniger Panikattacken auf. Doch in Extremfällen verlassen die Betroffenen schließlich die eigene Wohnung gar nicht mehr und sind in ihrer alltäglichen Lebensführung kontinuierlich auf die Unterstützung anderer Menschen angewiesen.

Wiederkehrende und unerwartete Panikattacken

Panikattacken stellen eine prototypische Erscheinungsform von Angst dar und treten bei etwa 10 bis 30 Prozent der Bevölkerung auf. Aber nur bei rund jedem zehnten von ihnen entwickelt sich daraus eine Erkrankung, sodass nach aktuellen Daten etwa zwei Prozent der Allgemeinbevölkerung in Deutschland an einer Panikstörung leiden. In diesen Fällen kommen die Panikattacken wiederkehrend und unerwartet, also ohne offensichtlichen Hinweisreiz oder Auslöser. Die Attacke taucht scheinbar aus heiterem Himmel auf, etwa wenn man entspannt ist oder nachts aufwacht (nächtliche Panikattacke). Plötzlich steigt intensive Angst oder ein intensives Unbehagen in einem auf, das innerhalb von wenigen Minuten ein Maximum erreicht. Dieser Zustand hält eine Weile an und bildet sich dann wieder zurück. Insgesamt dauert eine Panikattacke zwischen 30 und 60 Minuten. Neben den unerwarteten gibt es auch erwartete Panikattacken, für die es offensichtliche Hinweisreize oder Auslöser gibt. Das können bestimmte Situationen sein, etwa wenn jemand, der an einer Spinnenphobie leidet, mit einer Spinne konfrontiert wird. Rund die Hälfte der Personen mit Panikstörung haben sowohl unerwartete als auch erwartete Panikattacken.

Für die Diagnose einer Panikattacke müssen vier der folgenden 13 körperlichen oder psychischen Symptome auftreten. Vielleicht kommen Ihnen einige davon bekannt vor:

1. Palpitationen: Herzrasen, Herzstolpern, Herzklopfen oder beschleunigter Puls
2. Schwitzen
3. Zittern oder Beben
4. Gefühl der Kurzatmigkeit oder Atemnot
5. Erstickungsgefühle
6. Schmerzen oder Beklemmungsgefühle in der Brust
7. Übelkeit oder Magen-Darm-Beschwerden
8. Schwindelgefühle, Unsicherheit, Benommenheit oder das Gefühl, einer Ohnmacht nahe zu sein

9. Kälteschauer oder Hitzegefühle
10. Taubheit oder Kribbelgefühle (Parästhesien)
11. Gefühl der Unwirklichkeit (Derealisation) oder Gefühl, von der eigenen Person losgelöst zu sein (Depersonalisation)
12. Angst, die Kontrolle zu verlieren oder »verrückt« zu werden
13. Angst zu sterben

Es wird zudem unterschieden zwischen vollständigen (mehr als vier Symptome) und unvollständigen Panikattacken mit weniger als vier Symptomen, was sich auch im Schweregrad abbildet: Je mehr Symptome, umso stärker ist in der Regel die Attacke. Doch keine Panikattacke ist wie die andere, vielmehr unterscheidet sich die Anzahl und Art der Symptome häufig von einer Attacke zur anderen. Auch die Häufigkeit und Schwere von Panikattacken variieren meist stark. Betroffene können monatelang nur einmal pro Woche, aber auch eine Zeitlang täglich Attacken erleben, dann kann es wieder Phasen geben, in denen keine oder nur wenige Panikattacken auftreten. Etwa ein Viertel der Menschen mit einer Panikstörung hat auch nächtliche, also aus dem Schlaf heraus auftretende Panikattacken.

Weil Panikattacken so plötzlich und heftig auftreten können, sind sie oft sehr beängstigend, dabei geht es um die Panikattacken selbst und um deren Konsequenzen. Denn die Betroffenen bringen eine Panikattacke ja nicht zwangsläufig mit einer beispielsweise falsch gelernten Verknüpfung in Verbindung. Typisch ist zum Beispiel die Angst, dass hinter den Panikattacken lebensbedrohliche Erkrankungen wie ein Herzinfarkt oder ein Schlaganfall stecken könnten. Aber auch die Befürchtung, sich peinlich zu verhalten oder von anderen negativ bewertet zu werden, spielt eine wichtige Rolle, ebenso wie die Angst, die Kontrolle zu verlieren oder »verrückt« zu werden. Viele Patientinnen und Patienten mit einer Panikstörung berichten von Ängsten, die sich auf ihre körperliche oder psychische Gesundheit beziehen. Sie fürchten zum Beispiel die Nebenwirkungen von Medikamenten oder die katastrophalen Folgen einer Krankheit, obwohl sie nur leichte körperliche Beschwerden haben. Oder sie sorgen sich übermäßig um ihre Leistungsfähigkeit im Alltag und die Widerstandsfähigkeit im Umgang mit Belastungen. Um Panikattacken zu kontrollieren, konsumieren Betroffene manchmal auch bedenkliche Substanzen wie Alkohol, Medikamente oder Drogen, oder sie zeigen extreme Verhaltensweisen, etwa in ihrer Ernährung.

Daneben wächst die Furcht vor erneuten Panikattacken. Die Angst vor der Angst, also eine »Erwartungsangst«, führt dazu, dass die Betroffenen Situationen und Aktivitäten vermeiden, die ein erhöhtes Risiko für eine Panikattacke bergen oder Symptome erzeugen, die denen einer Panikattacke ähneln. Sie ändern ihr Verhalten und vermeiden beispielsweise körperliche Anstrengung, um nicht zu schwitzen oder kein Herzrasen zu entwickeln – weil das bei einer Panikattacke ein bedeutendes Symptom ist. Oder sie gestalten ihr Leben neu, um sicherzustellen, dass im Falle einer Panikattacke Hilfe verfügbar ist. Manche Betroffene schränken ihren Alltag ein und vermeiden es zunehmend, das Haus zu verlassen oder öffentliche Verkehrsmittel zu benutzen oder einkaufen zu gehen. Sie erhoffen sich dadurch, Panikattacken und deren Konsequenzen zu minimieren oder ganz zu verhindern.

Im Schnitt treten Panikattacken, die zu einer Panikstörung führen, erstmals im Alter zwischen 20 und 24 Jahren auf, nur bei wenigen Menschen bereits in der Kindheit. Ein Beginn nach dem 60. Lebensjahr ist sehr untypisch. Menschen mit einer Panikstörung haben starke soziale, berufliche und körperliche Einschränkungen, was hohe Kosten verursacht, und sie sind häufig beim Arzt. Die Belastung und Beeinträchtigung ist besonders hoch, wenn gleichzeitig auch noch eine Agoraphobie (siehe unten) besteht. Nicht zu vernachlässigen ist auch die erhöhte Rate von Suizidgedanken und Suizidversuchen bei Menschen mit einer Panikstörung. Diese ist jedoch meist auf eine gleichzeitig bestehende Depression zurückzuführen, die wiederum aufgrund der Belastung bzw. Beeinträchtigung durch die Angsterkrankung entstanden sein kann.

Platzangst

Phobien sind Angsterkrankungen, bei denen immer eine besondere Situation oder ein Gegenstand beziehungsweise ein Tier die Angst auslöst. Werden die Betroffenen damit konfrontiert, führt das zu einer Angstreaktion. Häufig genügt sogar schon der Gedanke daran. Bei einer Agoraphobie besteht eine ausgeprägte, intensive Furcht oder Angst vor einer tatsächlichen oder erwarteten Konfrontation mit verschiedenen Situationen. Mindestens zwei der folgenden fünf Situationen rufen Symptome hervor:

1. Benutzung (öffentlicher) Verkehrsmittel wie Bus, Zug, Schiff, Flugzeug, aber auch das Auto

2. Offene, freie Flächen wie Parkplatz, Marktplatz, Brücke
3. Geschlossene Räume wie Geschäft, Theater, Kino
4. Schlange stehen oder in einer Menschenmenge sein
5. Alleine außer Haus oder weit weg von zu Hause sein

Typischerweise befürchten Menschen in diesen Situationen, dass ihnen etwas Schreckliches passieren könnte, sie im Notfall nicht fliehen könnten oder keine Hilfe verfügbar sei, wenn panikartige Symptome, wie Herzrasen und Erstickungsgefühle, oder andere peinliche oder beeinträchtigende Symptome, wie Schweißausbruch, Zittern, »abwesend wirken«, auftreten. Das Ausmaß der Angst ist häufig stärker, je näher die gefürchtete Situation rückt; manchmal reicht es aber auch schon aus, die Situation zu erwarten, um Angst oder eine Panikattacke auszulösen. Soweit dies möglich ist, werden die gefürchteten Situationen deshalb aktiv vermieden, oder man lenkt sich in der Situation ab, indem man sich mit etwas anderem beschäftigt, etwas liest, trinkt, Musik hört oder zu reden anfängt. Den Betroffenen fällt es zudem häufig leichter, die gefürchteten Situationen in Begleitung anderer aufzusuchen. Manche Betroffene vermeiden es jedoch ganz, ihr Zuhause zu verlassen, und halten sich nur noch in ihrer Wohnung auf.

Eine Agoraphobie verläuft meist chronisch. Ohne Behandlung bilden sich die Symptome selten komplett zurück. Kommen noch andere psychische Erkrankungen hinzu, zum Beispiel eine andere Angsterkrankung, eine Depression oder eine substanzgebundene Erkrankung wie ein Missbrauch oder eine Abhängigkeit von Alkohol oder Beruhigungsmitteln, kann das den Verlauf verkomplizieren. Die Krankheit wird meist erstmals in der Jugend und im frühen Erwachsenenalter sichtbar. Bei knapp zwei Prozent der Jugendlichen und Erwachsenen besteht eine Agoraphobie. Etwa 30 bis 50 Prozent der Menschen mit Agoraphobie haben zuvor bereits Panikattacken oder eine Panikstörung entwickelt. Umgekehrt hat der Großteil der Menschen mit einer Panikstörung im Vorfeld agoraphobische Ängste.

Über die Lebensspanne hinweg sind die messbaren Symptome einer Agoraphobie relativ vergleichbar. Allerdings können sich die Art der agoraphobischen Situationen wie auch die Art der Befürchtungen ändern. So haben Kinder am häufigsten Angst davor, allein außerhalb von ihrem Zuhause zu sein. Hier muss man jedoch die Trennungsangst bei Kindern abgrenzen, die in den meisten Fällen eine entwicklungsbedingte und damit vorübergehende Angst darstellt und die Sie im Verlauf des Buches noch näher kennenlernen werden. Ältere Erwachsene hingegen fürchten eher Geschäfte, das Schlangestehen oder sich auf freien Flächen aufzuhalten. Befürchtungen beziehen sich bei Kindern oft darauf, verloren zu gehen, bei Erwachsenen eher darauf, Paniksymptome zu bekommen, wobei ältere Erwachsene oft Angst haben zu stürzen. In allen Fällen geht die Angst, die in einer entsprechenden Situation ausgelöst wird, über das Ausmaß der tatsächlichen Gefahr, die von der Situation ausgeht, hinaus, weshalb Nicht-Betroffene sie als unverhältnismäßig ansehen.

Auch bei verschiedenen körperlichen Erkrankungen werden bestimmte Situationen vermieden. Dazu zählen zum Beispiel neurodegenerative Erkrankungen wie Parkinson oder Multiple Sklerose, bei denen eine Angst zu stürzen zum Krankheitsbild gehört, aber auch Herz-Kreislauf-Erkrankungen, an die eine befürchtete Ohnmacht gekoppelt ist. Nur wenn die Angst beziehungsweise die Vermeidung weit über das Ausmaß hinausgeht, das normalerweise im Zusammenhang mit dieser körperlichen Erkrankung zu erwarten ist, wird zusätzlich eine Agoraphobie diagnostiziert.

Einen anschaulichen Bericht über die Auswirkungen einer Panikstörung mit Agoraphobie auf alle möglichen Lebensbereiche gibt Philip Auer. Sein Name, wie auch die aller anderen, die in diesem Buch von sich berichten, wurde geändert.

Philip Auer, 40 Jahre, Hoteldirektor
Mein Leben mit einer Panikstörung mit Agoraphobie

Vor elf Jahren hatte ich ein Burnout, weshalb ich auf Anraten meines damaligen Arztes mit einer tiefenpsychologischen Therapie angefangen hatte. Zwei Jahre später, also vor neun Jahren, traten dann erstmals die Panikattacken auf. Für mich kam es wegen des Burnouts zwar nicht aus heiterem Himmel, sondern hat sich schon ein bisschen angekündigt. Aber ich dachte erst mal nicht an eine Panikstörung, weil ich vor allem Schwindel, Kreislaufstörungen und eine ganz starke Brustenge hatte. Erstmals traten diese Symptome auf, als ich im Zuge meines Jobwechsels vor neun Jahren eine Art Abschiedstour gemacht habe, mit Kunden in Hamburg. Ich ging vor Ort auch gleich zu einem Arzt, aber der konnte mir nicht rich-

tig helfen, sondern hat mir nur Beruhigungsmittel verschrieben.
Die erste richtige Panikattacke hatte ich dann wenig später bei der Eröffnung einer Großveranstaltung, die mein Mann organisiert hatte. Dort bin ich auf dem roten Teppich zusammengebrochen. Ich hatte dieselben Symptome wie in dem Hotel in Hamburg, nur stärker, und habe zusätzlich ganz heftig und unkontrolliert angefangen zu weinen. Ich konnte mich gar nicht mehr beruhigen und habe nicht richtig Luft bekommen. Es entstand ein Panikgefühl, so als stünde man kurz vor einem Autounfall. Die Schrecksekunde, wenn einem klar wird, dass man jemandem hintendrauf fährt – so habe ich mich die ganze Zeit gefühlt. Glücklicherweise waren meine Schwiegereltern dabei. Sie haben sich um mich gekümmert und mich nach Hause gebracht. Erst dort hat sich meine Panik beruhigt. Aber als ich daran dachte, dass ich am nächsten Tag zum Arzt gehen muss, löste allein die Vorstellung, dabei Menschen zu begegnen, in mir eine furchtbare Angst aus. Ich habe mir nicht zugetraut, den kurzen Weg zu laufen, also habe ich ein Taxi genommen.
Ich hatte mir eine Auszeit von sechs Wochen genommen, während der Umzugsphase. Alles hat sich dann auch verzögert. In dieser Zeit habe ich mich sehr in mich zurückgezogen. Nach sechs Wochen habe ich den neuen Job angefangen, was aber eigentlich eine Katastrophe war, denn es ging mir zu der Zeit sehr, sehr schlecht. Ich habe immer mehr Angst vor der Angst entwickelt. Am schlimmsten war die Panik, wenn ich mich in Situationen begeben musste, in denen etwas von mir gefordert war, wenn ich

zum Beispiel ein Gespräch mit wichtigen Kunden führen musste, wo ich nicht einfach rauskonnte, nicht sagen konnte »tut mir leid, ich muss jetzt gehen«. Vor solchen Situationen hatte ich am meisten Angst. Da habe ich mich dann total reingesteigert. Wenn ich wusste, ich habe am nächsten Tag einen Kundentermin, konnte ich schon nicht mehr richtig essen und schlafen.

Die Panik zeigte sich dann an vielen Stellen: Ich habe extrem geschwitzt, mein ganzes Haar war nass, auch das Gesicht, die Tropfen liefen mir vom Kinn runter. Dazu kamen ein ganz schneller Herzschlag, ein hoher Puls, rote Haut, Durchfall, Magenkrämpfe. Ich flehte innerlich: Lass es endlich aufhören, ach wäre es nur schon vorbei!

Im Nachhinein wundert es mich, wie viel Kraft ich zu der Zeit hatte. Offensichtlich hat man mir das alles bei der Arbeit auch gar nicht angemerkt, im Gegenteil, ich wurde sogar noch befördert, was ich gar nicht verstehen konnte. Denn ich selbst hatte das Gefühl, gar nicht das geben zu können, was im gesunden Zustand möglich gewesen wäre. Ich habe mit eiserner Disziplin funktioniert, habe mir keinen einzigen Krankheitstag oder irgendwas zugestanden. Das war einerseits bestimmt nicht richtig, andererseits habe ich mich immer wieder in Situationen hineinbegeben, die meine Ängste ausgelöst haben. Dadurch war es für mich wohl letztlich leichter, wieder in eine Normalität zurückzukehren.

Im Lauf der Jahre wurde es zwischendurch immer mal ein wenig besser, aber es blieb im Prinzip die ganzen Jahre ähnlich. Es fühlte sich so an, als ob es nie vorbeigehen würde. Nicht zu wissen, wann das alles ein Ende haben wird, hat mir noch mehr Angst gemacht. Bei einem Bein-

bruch weiß man wenigstens, dass es nach sechs Wochen vorbei ist.
Auch auf mein Privatleben hatte meine Angst Auswirkungen. Wenn mich meine Eltern besucht haben, hat mich das ziemlich gestresst, das hat mir gar nicht gepasst. Wenn dagegen Freundinnen und Freunde zu Besuch kamen, ging es, da hatte ich keine Panikattacken. Aber wenn mein Partner und ich ins Restaurant gehen wollten oder etwas anderes vorhatten, wusste ich nie, ob ich darauf vertrauen konnte, dass ich keine Panik kriege, aus Angst, da nicht mehr raus zu können. Es war schwer, etwas zu planen und gemeinsam etwas zu unternehmen.
Ich konnte in der Zeit kaum Nähe zulassen, das fiel mir echt schwer, sogar bei meinem Partner. Auch in puncto Sexualität war es schwierig, dafür hatte ich einfach keinen Kopf, wahrscheinlich auch wegen der Antidepressiva, die ich einnahm. Das ist bis heute der einzige Punkt, der schwierig geblieben ist in unserer Beziehung. Andererseits ist unsere Partnerschaft in all der Zeit wahnsinnig vertrauensvoll geworden, weil ich erfahren habe, dass mein Partner zu mir hält, egal, was ist. Wir sind unsere Lebenspartnerschaft eingegangen, als ich wegen der Panikstörung auf dem Tiefpunkt meines Lebens war. Das hat mir viel Sicherheit gegeben. Da ist jemand, der geht mit mir durch dick und dünn, der ist nicht nur daran interessiert, dass ich immer Ja sage und ihm gefalle.
Neben meiner Schwiegermutter, zu der ich einen sehr guten Draht habe, war vor allem mein Mann in all den Jahren eine sehr große Stütze. Wenn ich Panikattacken hatte, war er für mich da und hat mir geholfen. Vor zwei Jahren hatte ich so eine heftige Attacke, am Flughafen,

da konnte ich nicht ins Flugzeug einsteigen und wollte wieder nach Hause fahren. Da hat er gesagt: »Du bleibst jetzt da und steigst da ein. Wir stehen das zusammen durch. Ich werde dir das nicht gestatten, dass du jetzt nach Hause fährst. Wovor hast du denn eigentlich Angst, hier steht niemand, der dich umbringen möchte. Was du erlebst, ist surreal. Wir steigen jetzt in das Flugzeug und werden ein schönes Wochenende in Paris haben.« Das hat mir schon geholfen, in dem Moment zu reflektieren und die Situation auszuhalten. Trotzdem habe ich innerlich geflucht und ihn verdammt, dass er mich gar nicht ernst nimmt und mich nicht nach Hause lässt. Aber einige Tage später habe ich ihn dafür geliebt, dass er das getan hat und wir so ein schönes Wochenende miteinander verbringen durften. Mir ist auch deutlich geworden, dass es alles vielleicht noch viel schlimmer gemacht hätte, wenn ich nicht in diesen Flieger gestiegen wäre. Wer weiß, ob ich dann ins nächste Flugzeug gestiegen wäre. Er hat mir dadurch wirklich geholfen, und unsere Beziehung ist noch wesentlich partnerschaftlicher geworden. Er ist mein Mensch fürs Leben, mein Verbündeter, mein bester Freund, mit dem ich auch diese Sachen besprechen kann. Im Rahmen der Therapie habe ich vor sechs Jahren entschieden, meinen Job zu wechseln. Der Druck, den ich bei einer großen Hotelkette hatte, war einfach zu stark. So bin ich als Hoteldirektor an ein kleines, privates Haus gegangen. Das war ein echter Befreiungsschlag für mich. Ich hatte zwar noch immer einen gewissen Druck, war aber mein eigener Herr und hatte Aufgaben, die mich sehr interessierten. Es hat mir auch Mut abverlangt, von einem sehr gut dotierten Job auf einen unsicheren zu wechseln.

Aber ich wollte das unbedingt, auch weil ich mit dem alten Job viele »Panikerlebnisse« verbunden habe, die sich stark in meine Erinnerung eingebrannt haben.
Heute kommen nur noch selten leichte Panikattacken, letztes Jahr hatte ich zwei kleine, in einer sehr stressigen Zeit, aber die konnte ich sehr gut bewältigen. Ich weiß heute, woher die Angst kommt, merke, wenn sie im Anmarsch ist. Das hat sich ganz maßgeblich verändert, was mir auch mein Selbstvertrauen zurückgegeben hat. Dabei helfen mir auch die Übungen, die ich in der Verhaltenstherapie gelernt habe. Die kann ich anwenden, wenn sich eine Panikattacke ankündigt, vor allem helfen mir Achtsamkeitsübungen, Meditation und Yoga. Auch Ausdauertraining bringt mir sehr, sehr viel. Es befördert die Stresshormone weg, wenn ich abends nach der Arbeit noch mal joggen gehe. Als ich das mal vernachlässigt habe, weniger auf mich geachtet habe, weil ich so viel Stress in der Arbeit hatte, und auch noch die Medikamente abgesetzt hatte, kam auch prompt ein Rückfall. Aber den hatte ich relativ schnell wieder im Griff. Wie ich überhaupt das Gefühl habe, meine Panikstörung im Griff zu haben.

Was bedeutet eine Panikstörung mit Agoraphobie für das Umfeld?

Wie lebt ein Angehöriger mit dieser Diagnose? Was macht eine Partnerin, ein Vater, eine Freundin, wenn der nahestehende Mensch eine Panikattacke bekommt, wenn er eine Reise abbrechen will, weil ihn im Flugzeug plötzlich

Platzangst überfällt? Selbstverständlich lebt jede und jeder anders damit, keine Angststörung gleicht der anderen. Trotzdem gibt es typische Reaktionsweisen und Empfindungen, auch auf Seiten der indirekt Betroffenen, der Angehörigen. Schließlich ist auch deren eigenes Leben eingeschränkt, wenn es gilt, mit den Situationen umzugehen, umzuplanen, eine Reise oder ein Essen abzubrechen, weil der andere es aufgrund seiner Angsterkrankung einfach nicht schafft. Eine Panikstörung und eine Agoraphobie verlangen den Angehörigen einiges ab. Möglicherweise sind sie gefordert, den Betroffenen manches abzunehmen, was diese nicht (mehr) selbst schaffen, vielleicht das Einkaufen oder das Autofahren. Andererseits müssen sie womöglich auf etwas verzichten, was sie vielleicht gern mit ihrem Partner oder der Freundin zusammen unternommen hätten, einen Theaterbesuch oder einen Wochenendtrip mit der Bahn. Angehörige teilen außerdem anfänglich oft die Sorge, dass eine schwere körperliche Erkrankung vorliegen könnte, und auch im weiteren Verlauf die wiederholten Zweifel der Betroffenen, ob nicht doch eine körperliche Erkrankung besteht bzw. zu einer Gefährdung führen kann.

Der Ehemann von Philip Auer schildert, wie er mit solchen Situationen umgeht und wie sich die Angsterkrankung auf sein und das gemeinsame Leben auswirkt.

Lukas Auer, 36 Jahre, Partner von Philip Auer (Diagnose: Panikstörung mit Agoraphobie)

Die erste Panikattacke hatte mein Partner vor neun Jahren. Sie traf uns beide völlig unerwartet. Mein Partner war zu der Zeit viel beruflich unterwegs, auch ich habe viel gearbeitet. Zwei Monate lang war ich damit beschäftigt, eine Großveranstaltung vorzubereiten. Das waren stressige Wochen, in denen ich meist erst nachts zu Hause war und morgens früh wieder wegmusste. Wir haben uns wenig gesehen, hatten kaum Zeit für Gespräche.
Am Tag der Eröffnung des Festivals war auch mein Partner unter den 1500 Gästen. Und dann ist es passiert. Er brach wie aus dem Nichts zusammen. Ich war völlig hilflos in dieser Situation, hatte keine Ahnung, was mit ihm los war. Ich dachte an einen Schwächeanfall, vielleicht etwas mit dem Kreislauf. Zum Glück war auch meine Mutter anwesend und konnte sich um ihn kümmern. Sie half mir, ihn in einen Raum zu legen, und sorgte dafür, dass er nach Hause gebracht wurde. Ich konnte praktisch nichts machen, denn ich war ja verantwortlich für die Veranstaltung, die auch noch auswärts stattfand. Ganze fünf Tage lang konnte ich kaum zu meinem Partner. Zwar hab ich ihn zwischendurch mal angerufen, aber es gab zu wenig Zeit für Gespräche. Ich konnte nicht das machen, was ich eigentlich wollte in dieser Situation: mich um ihn kümmern. Das war hart, für uns beide.
Erst als die Veranstaltung endlich beendet war, konnte ich wieder für ihn da sein. Nach wie vor war mir der Zusammenbruch meines Partners unerklärlich. Noch nie vorher hatte ich so etwas erlebt, auch mit Angststörun-

gen war ich noch nie konfrontiert gewesen. Ich hätte nie erwartet, dass Angst mal so ein großes Thema werden könnte. Klar war anfangs nur, dass es ein psychischer Zusammenbruch war. Aber ich konnte mir nicht erklären, wo das herkam, was für ein Auslöser dahintersteckte. Bis heute ist nicht klar, was genau die erste Attacke ausgelöst hat. Vielleicht kam einfach viel zusammen. Meine berufsbedingte Abwesenheit, unser anstehender Umzug nach Berlin. Er hat hier einen neuen Job angefangen, deshalb blieb uns auch nichts anderes übrig, als den Umzug durchzuziehen. Diese Zeit war sehr dominiert von den Panikattacken, die regelmäßig auftraten, wenn wir unter Menschen waren. Für uns beide bedeutete das viele Einschränkungen. Damit mussten wir beide umgehen. Wir gingen abends eben nicht mehr ins Restaurant, weil er davor Angst hatte. Mit der Zeit wurde es besser, und mein Partner konnte auch wieder zur Arbeit gehen.
Wenn er seine Attacken bekam, habe ich mich jedes Mal sehr hilflos gefühlt. Ich konnte erst mal gar nichts für ihn tun, ihm nicht gut zureden, gar nichts. Da habe ich mich komplett hilflos gefühlt. Wenn ich nicht vor Ort war, während mein Partner eine Panikattacke hatte, kam bei mir Angst auf, dass er da jetzt allein durchgehen muss und ich ihn nicht unterstützen kann. Ich weiß ja, dass ihm dann sehr destruktive Gedanken durch den Kopf gehen. Auch wenn ich nie das Gefühl hatte, dass ein Suizid im Raum stehen würde, hatte ich dabei ein ganz schlechtes Gefühl.
Im Lauf der Jahre gab es immer wieder völlig unerwartet Situationen, in denen mein Partner plötzlich eine Panikattacke hatte. Sie kamen eigentlich immer unvorhersehbar,

eher aber in entspannten Situationen wie im Urlaub, etwa wenn wir abends essen gehen wollten – da ist die Angst einfach ausgebrochen. Ich erinnere mich an eine Situation vor einigen Jahren, als wir am Flughafen waren und wegfliegen wollten. Da bekam mein Partner eine Panikattacke und konnte nicht ins Flugzeug steigen. Ich fühlte mich zuerst wieder komplett hilflos, habe dann aber versucht, ihm zuzureden, damit er doch noch einsteigt. Am Ende hat es irgendwie funktioniert, in einem Moment, als er noch mal allen Mut zusammengenommen hat. Das war, glaube ich, ganz gut. Sonst wäre vielleicht immer, wenn wir am Flughafen gewesen wären, diese negative Assoziation da gewesen. Aber diese Situation war für uns beide ein großer Kraftakt.

Mittlerweile hat mein Partner seine Angst ganz gut im Griff. Und ich weiß, dass ich ihn zu bestimmten Sachen, etwa in eine große Menschenmenge zu gehen, nicht drängen muss. In letzter Zeit hatte er zwar keine Panikattacken mehr, aber mich würde es nicht wundern, wenn es noch mal so wäre. Ich weiß nicht genau, wie ich heute reagieren würde, wenn eine heftige Attacke käme. Vielleicht wäre ich eher beunruhigt, weil ich mir Sorgen machen würde, dass die erlernten Mechanismen aus der Therapie nicht greifen. Aber Angst vor einer Attacke spüre ich trotzdem nicht. Ich habe das Gefühl, dass ich ihn die ganzen Jahre als Partner wirklich unterstützen und ihm Rückhalt geben konnte, etwa indem ich nicht darauf gedrungen habe, etwas zu unternehmen, was er nicht wollte. Ich glaube, ich bin für ihn als Konstante wichtig und gebe ihm das Gefühl, sich auf mich verlassen zu können. Das ist sicher ein wichtiger Bestandteil des Genesungsprozesses.

Wir leben nun seit über 15 Jahren zusammen. In den ersten sechs Jahren habe ich meinen Partner als sehr kontaktfreudig erlebt. Da hatte er noch keine Panikattacken, nichts, was darauf hindeutete. Rückblickend hat das alles unsere Beziehung verändert, ganz klar. Mein Partner zeigt heute andere Verhaltensmuster, die auch seinem Selbstschutz dienen. Ich finde aber nicht, dass sich seine Angststörung negativ auf unsere Partnerschaft ausgewirkt hat, es hat uns eher noch mehr verbunden, weil wir da zusammen durchgegangen sind und ich im Lauf der Zeit auch mehr darauf eingehen konnte. Später hat mir mein Partner erzählt, dass sich schon im Vorfeld der ersten Angstattacke angedeutet hat, dass er eine Angsterkrankung entwickelt. So hat er zum Beispiel mal in einem Hotel Beklemmungen gehabt, von denen ich aber nichts mitbekommen habe. Er hatte mir von all dem nichts erzählt, weil er mich in der stressigen Zeit schonen wollte und auch erst mal für sich damit klarkommen wollte. Er hat schon immer vieles mit sich ausgemacht. Aber heute kann er bestimmte Dinge artikulieren, was er vorher nicht konnte. Und er kann auch mal Nein sagen.

Die generalisierte Angststörung

Die generalisierte Angststörung, kurz GAS, betrifft etwa zwei Prozent der Bevölkerung. Sie kann sowohl im Kindes- als auch im Erwachsenenalter auftreten, typischerweise zwischen sechs und zwölf Jahren und/oder ab Mitte 30. Auch ein deutlich späterer Beginn ab dem 40. oder

50. Lebensjahr ist möglich. Zentrale Merkmale der GAS sind Sorgen und Befürchtungen in Bezug auf verschiedene Aspekte des täglichen Lebens. Hier können theoretisch alle Bereiche, auch im Wechsel, Thema sein, was den Begriff »generalisiert« erklärt. Typischerweise sind von der GAS mehrere Lebensbereiche gleichzeitig betroffen, wie beispielsweise die gesundheitliche, die sicherheitsbezogene, die partnerschaftliche oder die allgemeine soziale Situation beziehungsweise Perspektive. Die Sorgen können sich auf die eigene Person beziehen, sie können aber auch (zusätzlich) nahestehende Menschen betreffen, wie beispielsweise die Eltern, Geschwister, den Partner, die Partnerin, die Kinder, Enkelkinder, Freundinnen und Freunde.

Konkret bedeutet dies, Menschen mit einer generalisierten Angststörung befürchten möglicherweise, dass sie oder andere zum Beispiel erkranken, einen Unfall haben, arbeitslos werden oder sozial abstürzen könnten. Sie können aber auch Angst davor haben, dass die Partnerschaft auseinanderbricht und/oder andere nahestehende Menschen sich abwenden könnten und sie dann alleine dastehen. Die Sorgen können aber auch globalerer oder abstrakterer Natur sein und sich auf Kriege, Naturkatastrophen, Terroranschläge oder unkontrollierbare Epidemien beziehen.

Eine Spirale aus Sorgen

In vielen Fällen sind die einzelnen Sorgeninhalte miteinander verbunden und bilden eine Art »Sorgenkaskade«, die dazu führt, dass die Dynamik sich immer weiter aufschaukelt: »Wenn ich morgen einen anderen Arbeitsbereich zugewiesen bekomme, weiß ich nicht, ob ich das auf Anhieb hinbekomme. Dann wird der Chef sehen, dass ich eigentlich nichts draufhabe. Bei der nächsten Kündigungswelle trifft es mich dann bestimmt als einen der Ersten. Was wird dann aus den Raten für das Auto und das Haus? Oh Gott! Wir werden finanziell in extreme Schwierigkeiten geraten und alles verkaufen müssen. Dann stehen wir auf der Straße und haben nichts mehr. Die Familie wird zugrunde gehen.« Viele Betroffene schlagen auf diese Weise gedanklich einen kurzen Bogen von einer (marginalen) Veränderung zu einer katastrophalen Perspektive und besitzen keine oder kaum Möglichkeiten, diesen durch Rationalisierung oder objektives Abwägen von Wahrscheinlichkeiten zu durchbrechen. Häufig sind auch Sorgen um die Gesundheit, ausgelöst durch Krankheitsfälle im Familien- und Bekanntenkreis oder durch entsprechende Berichte in den Medien, Ausgangspunkt für die »Katastrophengedanken«. Diese verselbstständigen sich dann frei nach dem Motto: »Wenn ich (oder mein Angehöriger) diese oder jene Erkrankung auch bekomme, dann …«

Um eine GAS zu diagnostizieren, müssen gemäß der Definition der WHO die Sorgen seit mindestens einigen Monaten bestehen, sie müssen »exzessiv und nicht kontrollierbar« sein und die Betroffenen die meiste Zeit des Tages beschäftigen. Wichtig für die Diagnosestellung ist darüber hinaus, dass es objektiv gesehen keine nachvollziehbaren konkreten Gründe für die Sorgen gibt oder die Gründe nach objektiven Maßstäben bei weitem nicht ausreichen, um das Ausmaß der Sorgen zu rechtfertigen. Wenn sich die Mutter beispielsweise übermäßige Sorgen darüber macht, ihr Sohn könnte in der Zukunft erkranken, dieser jedoch kerngesund ist, sind die Sorgen objektiv überzogen, auch wenn es sich für die betroffene Mutter anders anfühlt.

Wie bei jeder Angststörung gibt es auch bei der generalisierten Angststörung ein Vermeidungsverhalten. Dies bezieht sich auf das Vermeiden von Triggern (Auslösern), die mit den jeweils relevanten Sorgenthemen in Verbindung stehen. So führen sicherheits- oder gesundheitsbezogene Sorgen dazu, dass Nachrichten im Fernsehen oder in Newsportalen im Internet nicht mehr angesehen oder gelesen werden, da man »das ganze Schlechte in der Welt nicht mehr aushalten« kann oder man Details über Erkrankungen »gar nicht so genau wissen« will, um den Sorgen keine Nahrung zu geben. Sind Verwandte unterwegs oder auf Reisen, nehmen viele GAS-Betroffene regelmäßig Kontakt auf oder fordern ihn ein, um sich zu versichern, dass es allen gut geht. Das mit der Angst verknüpfte Sicherheitsverhalten ist im Fall der GAS also typischerweise ein Rückversicherungsverhalten. »Ganz katastrophal« kann es für die Betroffenen werden, wenn sie sich nicht rückversichern können – wenn also im konkreten Fall kein Handy verfügbar ist, die Person nicht ans Telefon geht oder gar zu einem zuvor verabredeten Zeitpunkt nicht erreichbar ist. Dann laufen vor dem inneren Auge schnell Katastrophenszenarien ab, und der schrecklichste Unfall oder eine Gewalttat erscheinen dann als Grund sehr viel plausibler als ein leerer Akku oder ein wichtiger anderer Termin – was objektiv sehr viel wahrscheinlicher ist.

Typische körperliche Symptome

Da sich die Betroffenen permanent Sorgen machen, ist ihr Stresserleben dauerhaft erhöht. Als Folge davon entstehen charakteristische körperliche Symptome. Anders als bei einer Panikattacke oder einer phobischen Reaktion sind diese Symptome meist in unterschiedlicher Ausprägung mehr oder weniger konstant vorhanden. So kommt es häufig zu Magen-Darm-Problemen wie chronischer Übelkeit, Magenbrennen oder Durchfall, aber auch zu Kopf- und Gliederschmerzen, die oft aus einer muskulären Verspannung resultieren. Diese typischen Begleitsymptome der GAS drücken die psychische Anspannung auf körperlicher Ebene aus.

Manchmal registrieren die Betroffenen vor allem ihre körperlichen Beschwerden, weil die schon lange bestehenden Sorgen als normal wahrgenommen werden oder weil sie sich der Sorgen (noch) nicht bewusst sind. Sie suchen dann zunächst (wiederholt) die Hausärztin oder bestimmte Fachärzte (etwa Neurologen, Rheumatologen oder Orthopäden) auf, womit eine Odyssee beginnt, die insbesondere bei bereits bestehenden gesundheitsbezogenen Sorgen die psychische Symptomatik weiter anheizt. Oft erst nach mehreren Zwischenstationen und auch häufig nur auf Anraten der Ärzte kommen die Betroffenen schließlich zur Psychiaterin oder zum Psychologen, wo dann die dahinterliegenden Sorgen gemeinsam herausgearbeitet werden können – und die generalisierte Angststörung diagnostiziert werden kann.

Da sie häufig zum Arzt gehen, gelten Menschen, die von einer GAS betroffen sind, oft als Hypochonder. Doch das ist falsch, denn sie konsultieren die Ärztin aufgrund ihrer Angst vor (zukünftigen) körperlichen Erkrankungen und um sich hinsichtlich ihrer konkreten Befürchtungen zu beruhigen. Hingegen gehen Menschen mit einer hypochondrischen Störung zum Arzt, weil sie überzeugt sind, krank zu sein oder an einer ganz bestimmten Krankheit zu leiden. Bekommen sie dann einen negativen Befund, zweifeln sie diesen meist an. Dagegen genügt es Menschen, die von einer GAS betroffen sind, wenn ihnen ein oder vielleicht zwei Ärzte sagen, dass es keine Hinweise auf eine bestimmte Erkrankung gibt. Damit ist die Angst in Bezug auf das konkrete Thema häufig deutlich schwächer oder sogar ganz weg. Tritt jedoch ein neues körperliches Symptom auf, das die Betroffenen nicht interpretieren können, oder erkrankt jemand im sozialen Umfeld oder werden sie mit einer weiteren Krankheit über die Medien konfrontiert, besteht die Gefahr, dass das neue Thema das alte ablöst – und der Kreislauf von vorne beginnt.

Eine typische Begleiterscheinung der GAS sind Schlafstörungen. Die Betroffenen liegen im Bett, ihre Gedanken kreisen um die ganzen Sorgen – und verhindern so das Einschlafen oder das Durchschlafen. Viele Betroffene berichten, dass sie stundenlang wachliegen und über dies und das nachdenken oder mitten in der Nacht aufwachen – und schon sind die Gedanken da. Vor allem deshalb kann die GAS auch mit einer Depression verwechselt werden, bei der typischerweise ebenfalls Schlafstörungen und Grübeln eine Rolle spielen. Doch bezieht sich das Grübeln bei einer Depression häufig auf Ereignisse oder Situationen in der Vergangenheit und ist oft mit einer Empfindung von Schuld verbunden. Dagegen sind die Gedanken bei der

GAS nahezu ausschließlich auf die Zukunft gerichtet und durch »Was, wenn …« geprägt.

Obwohl meist ein großer Leidensdruck besteht, empfinden viele Betroffene ihre Sorgen bis zu einem gewissen Grad als berechtigt, nach dem Motto: »Sorge ist Vorsorge.« Und zwar auch dann, wenn ihre Umgebung etwas anderes sagt. Kinder beziehen ihre Sorgen häufig auf den schulischen Bereich oder ihre sozialen Beziehungen. Typischerweise drehen sich ihre Gedanken in der Grundschulzeit hauptsächlich um die eigene Leistungsfähigkeit, etwa: Kann ich gute Leistungen in der Schule bringen? In der Adoleszenz rücken eher Vergleiche mit Gleichaltrigen in den Vordergrund: Werde ich Freundinnen und Freunde finden? Werde ich ausgegrenzt? Aber auch Angst vor Kriegen oder Naturkatastrophen, meistens beginnend im Vorschulalter, können das Krankheitsbild prägen, vor allem dann, wenn die Kinder in Filmen oder in den Medien damit konfrontiert werden. Die genannten Themen können für die jeweiligen Entwicklungsstufen bei Kindern und Jugendlichen völlig normal sein und gehören mitunter zur Entwicklung. Wenn diese Themen jedoch stark im Vordergrund stehen und womöglich den Alltag längerfristig bestimmen, sollte dies ärztlich oder psychotherapeutisch abgeklärt werden. Da bei Kindern aus den Sorgen oft Konzentrationsstörungen und eine gewisse Unruhe resultieren, wird häufig auch eine Aufmerksamkeitsdefizit-Hyperaktivitätsstörung (ADHS) vermutet. Beide Erkrankungen auseinanderzuhalten und die zugrundeliegenden Sorgen gegebenenfalls diagnostisch gut herauszuarbeiten ist von zentraler Bedeutung, da sich die Behandlungen beider Krankheitsbilder deutlich unterscheiden.

Wie sie mit einer generalisierten Angststörung lebt, hat die Journalistin Barbara Schmidt für uns aufgeschrieben.

Barbara Schmidt, 56 Jahre, Journalistin
Mein Leben mit einer generalisierten Angststörung

Ich wache um halb vier Uhr auf. Ich kriege etwa vier Stunden Schlaf, manchmal weniger. Ich wache nicht langsam auf, sondern schrecke abrupt hoch, als hätte mir jemand einen Elektroschock versetzt. Das Entsetzen ist sofort da. Ich weiß, dass ich nicht wieder einschlafen werde, egal wie müde ich bin. Dennoch bleibe ich liegen, als wären meine Glieder gelähmt. Verzweifelt hoffe ich darauf, dass es vielleicht doch gelingt, eine Weile zurück in die Bewusstlosigkeit zu sinken. Bewusstlosigkeit ist der einzige Zustand, in dem es mir gut geht. Ich liege regungslos, während in mir das Rasen beginnt. Das unermüdliche Rasen der Gedanken, einer schlimmer als der andere. Ich versuche bestimmte Gedanken zu vermeiden. Aber eigentlich gibt es keinen, der nicht Schrecken auslöst. Ein Interview, das ich führen muss. Eine Überweisung, die ich tätigen muss. Die Kinder, die größer werden und sich von mir entfernen, während ich die wertvolle Zeit vergeude, ohne ihnen nahe zu sein. Weil ich in mir selbst eingeschlossen bin, ewig qualvoll um mich selbst kreise. Das ist schlimm: die permanente Gewissheit, dass ich mein Leben vergeude. Und die Vorstellung, dass es doch eigentlich ganz einfach wäre: Hier sein. Dankbar sein. Das Schöne genießen.
Ich muss jetzt sofort etwas tun! Ich muss mich zusammenreißen. Ich muss eine Lösung finden, ich muss aus diesem

Zustand heraus. Es ist eine Krankheit, so heißt es. Zu diesem Zeitpunkt wird sie noch Depression genannt. Eine Krankheit mit guten Heilungschancen. Also doch ein neues Medikament ausprobieren? Keines dieser Medikamente wirkt schnell. Es kann drei Wochen dauern, vier. Und vielleicht machen die Medikamente alles ja nur schlimmer? Vielleicht wäre es besser, alles abzusetzen. Mehr Yoga zu machen. Zu meditieren. Einfach loszulassen, dem Leben vertrauen, der Selbstheilung. Denn was, bitte schön, ist in meinem Leben schlimm? Ich habe es gut! Meine Gefühle sind völlig fehl am Platz. Ich habe einen Mann, der zu mir steht. Ein schönes Haus, einen interessanten Job, tolle Kinder.

Ich kann das niemandem erklären. Es gibt höfliches – auch liebendes – Bemühen um Einfühlung, dabei bleibt der unüberwindliche Abgrund. Daher behalte ich das Grauen für mich, versuche mir nichts anmerken zu lassen. Vor Kollegen, sogar Freundinnen und Freunden, gelingt es mir recht gut, das Ausmaß des Leidens zu verbergen.

Meine Schwester hat mir von einem Medikament erzählt, das gut helfen soll. Ich muss sofort die Ärztin anrufen. Aber bis die Praxis öffnet, sind es noch mindestens fünf Stunden. Das Horror-Programm nimmt Fahrt auf. Wie soll ich fünf Stunden durchhalten? Ich brauche einen verlässlichen Plan, Hilfe, jetzt sofort. Einmal mehr google ich Wirkstoffe – Fluoxetin, Citalopram, Bupropion. Schaue mir die Zeichnungen der Wirkstoffformeln an, die aussehen wie Honigwaben. Manchmal google ich auch Methoden des Selbstmords. Angeblich kann man sich mit Trockeneis das Leben nehmen. Trockeneis kann man im Internet bestellen. Tabletten jedenfalls sind zu unsicher.

Am besten ist springen. Ein kurzer Moment der Überwindung, und dann bin ich erlöst. Aber ich weiß, dass ich das meinem Mann und meinen Kindern nicht antun kann. Und ich will ja auch gar nicht sterben, im Grunde wünsche ich mir nichts mehr, als leben zu können.
Ich muss mich zwingen aufzustehen! Unbeweglich daliegen ist das Schlimmste. Wenn ich etwas tue, wird es besser. Aber ich kann nicht. Schlafen. Wenn ich doch nur schlafen könnte. Meine Lider brennen vor Müdigkeit.
Ich schmiege mich an den Rücken meines schlafenden Mannes, spüre seine Wärme. Tu doch etwas, denke ich, aber ich wecke ihn nicht. Ich weiß, dass er mir nicht helfen kann. Er möchte es wirklich, er bemüht sich um Geduld, aber ich weiß, dass er nicht verstehen kann, was mit mir los ist, und ich spüre, dass es ihm schwerfällt, sich seine Frustration nicht anmerken zu lassen. Meinem Mann ist es wichtig, seine Familie großzügig zu versorgen, alles zu tun, damit es uns gut geht. Die Kehrseite davon ist, dass er sein Selbstwertgefühl genau daran knüpft: dass es uns gut geht. Früh in der Beziehung haben wir uns unbewusst auf ein Muster geeinigt: Er ist derjenige, der funktioniert. Daher, so glaubt er, kann er sich den Luxus der Introspektion nicht leisten.
Irgendwann schaffe ich es endlich aufzustehen. Es ist halb sechs. Das Licht des Frühsommermorgens fällt ins Zimmer, das Zwitschern der Vögel, draußen auf dem Gras liegt Tau. Ich sehe die Welt um mich herum, ich sehe ihre Schönheit. Aber ich kann sie nicht fühlen.
Im Garten eine Atemübung machen. Einatmend bis zehn zählen und dabei langsam die Arme zur Seite ausbreiten, ausatmend die Arme vor der Brust falten. Dabei durch

die Bäume ins Nachbarhaus schauen. Ein Mann und eine Frau sitzen reglos am Tisch, wie auf einem Gemälde von Edward Hopper.

Oder laufen gehen. Körperliche Bewegung baut die Stresshormone im Körper ab. Ich weiß alles über Stresshormone. Ich weiß alles über Serotonin und Noradrenalin. Ich weiß von der Wirkung achtsamkeitsbasierter Stressreduktion und progressiver Muskelentspannung, kenne jede verdammte Entspannungstechnik. Ich weiß von Vulnerabilitätsschwellen und dass das eigentliche Problem nicht Gefühle sind, sondern ihre Bewertung. Ich lese alles und tu alles, was empfohlen wird. Aber bei mir hilft nichts. Manchmal frage ich mich, ob diese Aussichtslosigkeit eine Perversion des Wunsches ist, herausragend zu sein. Immerhin: Meine Verzweiflung ist absolut, bodenlos und nicht mit billigen Tricks zu überwinden.

Ich laufe an den Gärten entlang, durch den kleinen Park. So oft tu ich das in den Wochen und Monaten der Qual, dass bereits der Anblick dieser freundlichen Vorstadtstraßen mich erschauern lässt. Wieder zurück ist es immer noch früh. Ich sacke auf dem Sofa zusammen und schließe die Augen. Manchmal döse ich tatsächlich für ein paar Minuten ein. Ich gehe ins Bad und sehe mich im Spiegel. Die vor Schreck geweiteten Augen, die tiefen Falten zwischen Nase und Mundwinkeln. Ich zittere am ganzen Körper, und manchmal muss ich mich übergeben.

Irgendwann ist es endlich Zeit, mit der üblichen Morgenroutine zu beginnen. Teewasser aufsetzen, Frühstück machen für die Kinder, Schulbrote und Apfelstücke in Dosen packen. Handgriffe, Abläufe. Ich funktioniere wie eine Maschine. Ich kümmere mich um meine Kinder, meinen

Haushalt, erledige zuverlässig meine beruflichen Aufgaben. Ich kann alles tun. Nur dass ich mich dabei innerlich in einem Mahlstrom befinde, einem Strudel, der mich immer tiefer hinunterzieht. Während ich die Teller aus der Spülmaschine in den Schrank räume, hänge ich in Wirklichkeit an einem dürren Ast über dem Abgrund und spüre, wie meine Kräfte nachlassen.

Schon in der Kindheit hat mich die Angst begleitet. Schon damals schreckte ich aus dem Schlaf hoch und fühlte mich gefangen in einem merkwürdigen Zustand zwischen Schlafen und Wachen, in dem die Welt ins Sonderbare verzerrt schien. In dem die Dinge zu groß waren, Töne merkwürdig hallten, wo sich riesige amorphe Formen aus dem Boden schoben. Der dunkle weite Raum des Grauens. »Pavor nocturnus« lautete die Diagnose der Kinderärztin, »nächtlicher Schrecken«. Es herrschte in diesem Zustand eine existenzielle Dringlichkeit, das innere Rasen, das ich später wiedererkennen werde.

Als Kleinkind hänge ich wie ein Hündchen am Bein meiner Mutter. Sie sagt: »Ich konnte noch nicht einmal alleine aufs Klo gehen.« In meiner Erinnerung ist es eher so, dass ich sie bewachen musste, dass ich es für dringend hielt, dass mir keine ihrer Regungen entgeht. Es fällt mir schwer, ihre Gefühle zu entziffern, weil sie sie selbst nicht begreift. Die Ehe meiner Eltern funktioniert nicht. Sie sagen es mir nicht, aber ich spüre es. Ich werde zum Gefäß für ihren Schmerz. Zum Gefäß für jeden Schmerz. Er lagert sich an mir ab wie Grünspan. Man kann das auf meinen Kinderfotos sehen, auf denen mein Gesichtsausdruck immer besorgt wirkt, die dunklen Augen ängstlich geweitet, viel zu ernst.

Meine Mutter sagt, dass ich als Baby schnell durchgeschlafen habe. Dass sie mich alleine lassen konnten, um ins Kino zu gehen. Ich stelle mir vor, wie ich im Dunkeln aufwache, verlassen in meinem Babybett. Mein Körper erinnert sich an das Gefühl der Hilflosigkeit, daran, dass ich etwas tun wollte, Arme und Beine aber nicht kontrollieren konnte.

Ich lerne früh von der Veranlagung, den Genen, die so etwas bedeuten wie Schicksal. Ich sehe die Hände meiner Großmutter, die immer zittern vom Lithium, mit dem ihre bipolare Störung behandelt wird. Die Großmutter, die meine Mutter als Baby hungern ließ, weil sie an einer postnatalen Depression litt. Die in einen Raum ohne Türklinke gesperrt wurde und mit Elektroschocks behandelt. Meine intellektuelle Großmutter hat in der Klinik Teppiche gewebt, wie meine Mutter mir erzählt hat, als ich, Jahre später, selbst in einer psychiatrischen Klinik war.

Irgendwann erfahre ich auch, dass der Bruder meines Vaters versucht hat, sich das Leben zu nehmen. Mein Vater schluckt große Mengen Valium, um seinen Alltag zu bewältigen, gelegentlich bekomme ich ein Stückchen ab und staune über das sofortige Wohlgefühl, das sich in mir ausbreitet. So wird früh mein Verhältnis zu Psychopharmaka geprägt, das zwischen Heilserwartung und radikaler Ablehnung hin und her schwankt.

In der Jugend und den jungen Erwachsenenjahren zieht sich die Angst zurück, wird abgelöst von neugierigem Hunger nach Erfahrungen aller Art. Ich habe keine Angst davor, zu Fremden ins Auto zu steigen, mit 15 allein in die USA zu reisen, alle verfügbaren Drogen auszuprobieren. Ich schließe problemlos und mit guten Noten Schule und Studium ab. Zum Ende des Studiums lerne ich meinen Mann kennen und werde nach wenigen gemeinsamen Wochen schwanger. Wir hatten das so nicht geplant, aber wir freuen uns. Auch heiraten, Schwangerschaft, Geburt, Muttersein machen mir keine Angst. Ich bleibe ein paar Jahre zu Hause, bekomme ein zweites Kind, während mein Mann für den Familienunterhalt sorgt.

Als mein zweites Kind in den Kindergarten kommt, beginne ich als Journalistin zu arbeiten, zunächst als freie Autorin, dann als Redakteurin bei einem Stadtmagazin. Mit der beruflichen Verantwortung, dem Wunsch, alles gut zu machen, wächst die nervöse Unruhe. 2008, ich bin 44 Jahre alt, bekomme ich die Chance, ein von mir entwickeltes Magazin-Projekt umzusetzen. Ich freue mich, aber die zunehmende Anspannung trübt die Freude.

Die Angst hält mich nicht ab, meinen Job gut zu machen, sondern davon, den Erfolg zu genießen, mein Leben zu genießen. Zunehmend treibt mich dieser eine Gedanke um: Ich könnte ein gutes Leben führen, wenn nicht … Wenn nicht was? Wenn da nicht diese Sache wäre. Diese eine Sache, die nicht stimmt mit mir. Eine Fehlsteuerung. Ein Hebel, der klemmt. Ein Knopf, den ich drücken müsste. Und es macht mich rasend, dass ich nicht dahinterkomme, was es ist. Dass es mir, egal wie sehr ich mich anstrenge, nicht gelingt, das Rätsel zu lösen.

Als sich eines Tages auf dem Heimweg vom Büro die Anspannung zur Panikattacke steigert, beschließe ich eine Psychiaterin aufzusuchen. Sie verschreibt mir ein Antidepressivum. Angst und Unruhe verstärken sich. Es ist, als hätte ich eine Tür in meinem Inneren geöffnet, die in bisher unbetretene Abgründe führt. Eine neue Dimension des Schreckens, die damit zusammenhängt, dass ich jetzt nicht mehr weiß, ob das, was ich fühle, von den Medikamenten gelöst oder ausgelöst wird.

Nach knapp drei Wochen setzt die Wirkung ein. So plötzlich, dass ich immer noch die Situation im Café vor Augen habe, als ich auf einmal von einem warmen Glücksgefühl durchströmt werde. Es hält an, auch deshalb, weil ich daran glaube, dass es tatsächlich das kleine chemische Ungleichgewicht in meinem Gehirn war, das all mein Unbehagen verursacht hat – und dass das mit dem Medikament behoben ist.

Ich beginne dennoch die empfohlene Therapie, eine von mehreren mit verhaltenstherapeutischem Ansatz. Ich weiß, dass diese bei Depressionen und Angststörungen als wirkungsvoll angesehen werden. Ich weiß aber inzwischen auch, dass dieser Ansatz für mich nicht sehr hilfreich ist. Meine Neigung, Probleme durch Nachdenken zu lösen, Gefühle durch intellektuelles Verstehen in den Griff zu bekommen, steigerte sich in der psychischen Krankheit zu einem ununterbrochenen Gedankenrasen, das durch die therapeutischen Gespräche eher verstärkt wird. Auch führte meine Begabung und Bereitschaft, Dinge in Worte zu fassen, dazu, dass das Reden zu einer Art Abwehrschirm gegen das Einlassen auf Gefühle wurde.

Das wurde mir bewusst, als ich eine strukturelle Körpertherapie begann, um meine Knieschmerzen loszuwerden. In dieser Therapie, die auf dem Rolfing basiert, geht man davon aus, dass Verletzungen und Fehlhaltungen – auch seelische – zu Verhärtungen im Bindegewebe führen, die Schmerzen verursachen können. Durch Druck-

und Massagetechniken werden diese Verhärtungen gelöst. Bei mir wurden dadurch sehr intensive Emotionen freigesetzt, an die ich durch Gespräche nie herangekommen war. Der Therapeut leitete mich an, diesen Emotionen Raum zu geben, sie wahrzunehmen. Ich glaube heute, dass die Angst vor schwierigen und schmerzhaften Emotionen die psychologische Ursache meiner Angststörung ist. Das ging so weit, dass ich Gefühle gar nicht richtig wahrnehmen konnte. Ich staunte, als mich eine Ärztin, nachdem ich ausführlich meine unangenehmen Zustände beschrieben hatte, verblüfft ansah und mir sagte: »Das ist Angst.«

Was mir am meisten geholfen hat und immer noch hilft, sind daher Formen von Therapie, die mich mit meinen Gefühlen in Kontakt bringen. Dadurch, dass ich sie wahrnehme, so wie sie sind, und vor allem dadurch, dass ich wahrnehme, wie sie kommen und gehen, wird die Angst beruhigt. Fast täglich übe ich Yoga Nidra, eine Meditationstechnik, in der es darum geht, aufmerksam und wohlwollend anzunehmen, was da ist. Das hilft mir sehr und bietet Erholung in Phasen der Schlaflosigkeit.

Eineinhalb Jahre ging es mir mit dem Medikament stabil gut. Ich übte viel Yoga und reiste das erste Mal nach Indien zu einem Yoga-Festival. In der Welt des Yoga und der alternativen Medizin kam ich in ein Dilemma: Einerseits sind achtsamkeitsbasierte Übungen sehr hilfreich, andererseits werden Psychopharmaka oft als Gift verteufelt, das der »eigentlichen« Heilung im Weg steht. Ich war bereit, das zu glauben, auch weil Medikamente für mich für den dysfunktionalen Umgang meiner Eltern mit psychischen Problemen standen. So setzte ich das Medikament ab.

Drei Monate später ging es mir wieder so schlecht, dass ich beschloss, es doch wieder zu nehmen. Die Eingewöhnung war diesmal allerdings viel schlimmer, die Angstzustände wurden so heftig, dass ich die Behandlung abbrach. Dieses Hin und Her wiederholte ich mehrere Male mit unterschiedlichen Medikamenten, während ich immer verzweifelter wurde. Immer noch war von »Depression« die Rede, auch wenn ich zunehmend den Eindruck hatte, dass das nicht stimmte. Ich war doch nicht antriebsschwach und unfähig, meinen Alltag zu bewältigen. Ich fand keinen Arzt, dem ich vertraute, dafür immer wieder welche, die mir irgendetwas verschrieben. Mein Leben schrumpfte immer mehr auf die akribische Beobachtung meines Zustands. Egal, ob ich arbeitete, mich um meine Kinder kümmerte oder mit meinem Mann ausging – meine Aufmerksamkeit war immer argwöhnisch auf mein Befinden gerichtet. Ich habe nicht wirklich wahrgenommen, wie es meinem Mann und meinen Kindern ging. Sie machten sich Sorgen, hatten Verständnis, aber es war schlimm für sie, dass dieses eine alles beherrschende Thema über uns hing wie eine Wolke. Ich hatte das ununterbrochene Bedürfnis, darüber zu sprechen, wie es mir ging, und habe damit vor allem meine damals 18-/19-jährige Tochter überlastet. Als sie mit Anfang 20 auszog, war mir klar, dass sie vor mir floh.

Daher war es für alle, glaube ich, auch eine Erleichterung, als ich 2012 beschloss, mich in eine psychiatrische Klinik aufnehmen zu lassen. Die ganz offizielle Etikettierung meiner Zustände als Krankheit entlastete vor allem meinen Mann von der Sorge, etwas falsch zu machen, gar schuld daran zu sein, dass es mir nicht gut ging.

Ich war mehrfach in besonders schlimmen Nächten in die Notaufnahme gefahren, und die Ärzte hatten mir nahegelegt, nicht gleich wieder zu gehen. Was zunächst undenkbar schien, wurde zur letzten Hoffnung. Was folgte, war die schlimmste Zeit meines Lebens. Ich fühlte mich wie jemand, der sich mit einem offenen Beinbruch in eine Klinik schleppt und dort gesagt bekommt, er solle im Gang auf und ab gehen, um wieder richtig gehen zu lernen. Ich nahm zehn Kilo ab und schlief nur noch minutenweise. Jeden zweiten Tag saß ich vor dem Herrn Professor und den Oberärzten, die sich in seiner Gegenwart kaum zu sprechen trauten, wie vor einem Tribunal und versuchte herauszufinden, ob sie mit ihrer brutalen Art irgendeine Strategie verfolgten. Nach zwei Monaten und einer endlosen Reihe von Medikamenten war es die Kombination aus zwei Präparaten, mit der es ein wenig besser wurde – vielleicht war ich auch einfach nur zermürbt –, und ich kam wieder nach Hause.
Wieder ging es eine Weile besser, und wieder kam nach dem Absetzen des Medikaments die Angst zurück. Diesmal landete ich, dank der Vermittlung einer Freundin, in der Angstsprechstunde der Charité. Und zum ersten Mal stimmte die Diagnose genau mit meinen Symptomen überein. Ich bekam etwas verschrieben, was mich beruhigte. Trotzdem entschloss ich mich dazu, mich stationär behandeln zu lassen.
Diesmal hatte ich Glück. Heute, drei Jahre später, würde ich sagen, dass ich in dieser Klinik tatsächlich gesund geworden bin. Zunächst einmal war die Klinik mit ihrem wunderschönen Park, den schönen Räumen und den freundlichen Mitarbeitern eine wirkliche Oase, außer-

dem war das Therapieangebot für mich genau das richtige. Es hat mir sehr geholfen, dass ich mich zunächst einmal mithilfe von Beruhigungsmitteln erholen und wieder richtig schlafen durfte, um aus dem Panikmodus herauszukommen und aufnahmefähig für therapeutische Arbeit zu werden. Neben Einzeltherapie war es vor allem der prozess- und erfahrungsorientierte Ansatz der Bonding-Gruppentherapie, der sehr zu meiner Heilung beigetragen hat.
Ich nehme immer noch Medikamente, wenn auch in deutlich geringerer Dosis, und ich habe inzwischen viele Techniken und Methoden gefunden, besser mit mir selbst umzugehen. Ich sehe inzwischen keinen Widerspruch mehr darin, Energieheilmethoden mit Psychiatrie zu verbinden – ganz im Sinne von Woody Allen: »Whatever works.« Für mich persönlich ist spirituelle Praxis wichtig, weil die Verbindung mit etwas, das größer ist als ich selbst, mich Vertrauen lehrt. Und ich inzwischen weiß, dass das Gegenmittel gegen Angst nicht Kontrolle ist, sondern Vertrauen.

Was bedeutet eine generalisierte Angststörung für das Umfeld

Auch bei der GAS zeigt sich, wie sehr sich die Ängste auf das Umfeld auswirken. Unserer Erfahrung nach stehen Angehörige sowie Freundinnen und Freunde den »ausufernden« Sorgen häufig hilflos gegenüber. Alle gut gemeinten Rationalisierungsversuche greifen langfristig nicht. Oft entsteht so das Gefühl, immer über die gleichen, für die

Betroffenen sorgenbesetzten Themen sprechen zu müssen, ohne dass die eigene Sicht auf die Dinge angenommen werden kann oder Ratschläge und Empfehlungen wirklich helfen. Dies lässt die Betroffenen manchmal fälschlicherweise egozentriert wirken, da eigene Themen der Bezugspersonen keinen oder keinen angemessenen Platz mehr finden.

Zentral ist jedoch meist die Belastung, die aus dem Rückversicherungsverhalten der Betroffenen resultiert: Wenn der gefühlt hundertste Anruf während der Geschäftsreise auch keine Sicherheit bringt, dass alles in Ordnung ist, wenn der Urlaub noch einmal verschoben werden muss, da durch einen erneuten Arztbesuch die aktuellsten Gesundheitssorgen beruhigt werden müssen, wenn die neue Aufgabenstellung am Arbeitsplatz wieder und wieder durchgesprochen werden muss, um Fehler auszuschließen, kann dies zunehmend zu Unverständnis, Ärger und manchmal auch Wut führen.

Wie Julia Schmidt die Symptomatik ihrer Mutter erlebt hat und wie sie mit ihr umgegangen ist, lesen Sie im folgenden Abschnitt.

Julia Schmidt, 29 Jahre, Tochter von Barbara Schmidt (Diagnose: generalisierte Angststörung)

In meiner Kindheit habe ich nicht mitbekommen, dass es meiner Mutter schlecht gegangen wäre. Sie hat zwar immer mal eine Therapie gemacht, aber ich hatte nicht den Eindruck, dass sich das negativ auf unser Leben ausgewirkt hat. Erst vor acht Jahren wurde das so richtig deutlich.

Anfangs war für mich gar nicht klar, woran meine Mutter eigentlich litt. Ich habe bei ihr vor allem eine Traurigkeit und Bedrücktheit wahrgenommen. Ich habe einfach gemerkt, dass es ihr nicht gut geht. Damals lautete die Diagnose noch »Depression«. Sie hat dann Medikamente bekommen und eine Therapie angefangen. Erst vor drei Jahren kam dann die Diagnose »Angststörung«.
Als wir noch alle zusammenlebten, meine Eltern, mein fünf Jahre jüngerer Bruder und ich, war ich die hauptsächliche Ansprechpartnerin meiner Mama, zumindest war das mein Eindruck. Wir hatten schon immer ein sehr enges Verhältnis, haben immer viel miteinander geredet, auch in den Phasen, in denen es ihr so schlecht ging. Und das war einfach zu viel, weil sich wirklich jedes Gespräch nur um sie gedreht hat, darum, dass es ihr schlecht geht, worüber sie alles nachdenkt, dass alles nicht besser wird … Wenn ich morgens aufstand, saß meine Mama schon völlig erschöpft und ausgebrannt am Frühstückstisch. Dann ging es los: »Ich habe schon wieder nicht geschlafen. Ich war schon joggen, ich hab schon meditiert, ich hab schon dies, ich hab schon das … Es geht mir trotzdem schlecht.« Ich habe auch mitbekommen, dass sie mit meinem Papa viel darüber gesprochen hat, geweint hat, gestresst und angespannt war, traurig war. So als hätte jemand ganz schlimm Liebeskummer, der einfach nicht weggeht. Anfangs habe ich noch gedacht, dass es ihr jetzt eben schlecht geht, dass es aber auch wieder besser und irgendwann vorbei sein wird – und dann werden wir alle wieder lachen. Aber es wurde nicht besser, es hörte nicht auf, man konnte mit ihr nicht mehr lachen, nicht mehr über irgendetwas anderes reden. Sie hat sich an

allen anderen Gesprächen einfach nicht beteiligt. Ich habe mir wirklich Sorgen um meine Mutter gemacht.
Wenn sie die Ängste hat, erlebe ich meine Mutter als sehr egozentriert. Sie wirkt dann extrem unglücklich, gar nicht mehr fröhlich. Sie ist sehr unruhig und isst nicht mehr. Sie hört nicht mehr zu, ist nicht rücksichtsvoll, sondern extrem auf sich fokussiert. Sie redet unheimlich viel, permanent das Gleiche, kaum, dass ich mal etwas einwerfen kann, schon redet sie weiter. Es gibt bei ihr dann keinen Platz für etwas anderes, außer: »Warum geht's mir schlecht? Was kann ich tun? Ich habe dies und jenes gelesen …« Meine Mutter geht mit diesem Thema ganz intellektuell um, liest, recherchiert, informiert sich und macht sich unendlich viele Gedanken. Sie redet mit vielen Menschen darüber, meist nur über dieses eine Thema.
Ich hatte in all den Jahren immer das Gefühl, wir müssen es meiner Mutter möglichst leicht machen, ihr viel im Haushalt abnehmen, sie entlasten und besonders rücksichtsvoll sein. Ich habe auch versucht, der Situation zu Hause aus dem Weg zu gehen und auf mich selbst und meine Gesundheit aufzupassen, eine Grenze zu ziehen. Trotzdem habe ich mich um sie gekümmert, wenn ich zu Hause war, ihr vorgeschlagen, gemeinsam einen Film anzusehen, etwas zu unternehmen, was ihr guttun könnte. Ich habe viel überlegt, was ich machen könnte, damit es ihr besser geht. Aber das hat alles nichts gebracht. Ich habe viel nachgedacht und versucht zu ergründen, woran es liegen könnte, dass es meiner Mutter so schlecht geht. Ob etwas schiefgelaufen ist bei uns. Aber ich konnte nichts finden. Bei uns war doch alles in Ordnung!

Diese Situation habe ich einfach irgendwann nicht mehr ausgehalten. Eigentlich hätte ich eine ganz normale Beziehung gebraucht, dass meine Mutter mir hilft, wenn ich sie brauche, mir zuhört. Aber dafür war einfach kein Raum. Ich habe gemerkt, dass ich mich nicht abgrenzen konnte und mich die Situation selbst sehr unglücklich macht und belastet. Also bin ich mit Anfang 20 ausgezogen. Ich brauchte meinen eigenen Raum.

Vor drei Jahren habe ich dann den Kontakt zu meiner Mutter abgebrochen. Sie hatte damals Witze darüber gemacht, dass sie sich umbringt. Ich konnte es einfach nicht mehr ertragen, dass sich alles die ganze Zeit nur darum dreht, wie schlecht es ihr geht. Wir alle versuchen, für sie da zu sein und ihr zu helfen, und sie macht dann Witze darüber, dass sie sich das Leben nimmt, als ob das eine lustige Situation wäre für uns alle. Kurz nachdem ich den Kontakt zu ihr abgebrochen hatte, ist sie noch mal in eine Klinik gegangen. Dort wurde es dann sehr schnell viel besser. Und seitdem ist es auch nicht wieder so schlimm geworden.

Wir hatten dann auch wieder Kontakt. Anfangs war es schwierig, weil ich mich sehr verletzt gefühlt habe. Gleichzeitig hatte ich ein schlechtes Gewissen, dass ich mich nicht mehr um sie kümmere. Ich habe auch gemerkt, dass es meine Mutter verunsichert hat, dass ich den Kontakt abgebrochen hatte. Sie wusste nicht so recht, wie sie mit mir umgehen sollte. Ich hatte ihr gesagt, wie schwer die Situation für mich war, wie ich darunter gelitten habe, wie sie sich verhalten hat. Da waren wir immer sehr offen zueinander. Vor allem in den Phasen, in denen es ihr besser ging, haben wir auch darüber geredet, was das alles mit mir gemacht hat.

Für mich war es wichtig, mal eine Zeitlang Abstand von der ganzen Sache zu haben. Inzwischen haben wir uns langsam wieder angenähert und haben heute wieder sehr innigen Kontakt. Jetzt erlebe ich, dass meine Mutter wieder auf mich eingeht und für mich da sein kann. Aber ich habe noch heute starke Angst davor, dass meine Mutter wieder solche Ängste bekommt und es ihr wieder so schlecht geht. Die Sorge bleibt.

Durch die Krankheit meiner Mutter habe ich gelernt, mich abzugrenzen, was in meinem Beruf als Sozialarbeiterin und Coach auch sehr wichtig ist. Ich kann die Probleme anderer bei ihnen lassen und mache sie nicht zu meinen. Außerdem habe ich gelernt, dass Angststörungen und Depressionen Krankheiten sind, die ärztliche Hilfe brauchen. Ich denke heute nicht mehr, dass wir uns einfach als Familie mehr um sie kümmern müssen, damit es ihr besser geht. Ich sehe die Verantwortung nicht mehr bei mir oder unserer Familie, sondern es braucht einfach professionelle Hilfe wie bei anderen Krankheiten auch. Da können auch Medikamente eine Hilfe sein, das habe ich bei meiner Mutter erlebt.

Ich selbst habe keine Unterstützung gesucht, sondern viel mit mir selbst abgemacht. Erst in letzter Zeit, seit ich ein bisschen Abstand dazu habe, habe ich mich mehr informiert über die Krankheit.

Die soziale Angststörung

Bei der sozialen Phobie besteht die Befürchtung, sich im Kontakt mit anderen Menschen peinlich zu verhalten, belächelt oder ausgelacht zu werden. Dabei geht es vor allem um Situationen, in denen der oder die Betroffene (vermeintlich) die Aufmerksamkeit anderer auf sich zieht oder eine Leistung vor anderen zeigen muss. Besonders gefürchtet sind neue soziale Kontakte, die eigene Person oder die eigene Leistung vor Dritten präsentieren zu müssen, Auftritte vor einem Publikum sowie in der Öffentlichkeit zu essen.

Die »soziale Angststörung«, wie die soziale Phobie immer häufiger bezeichnet wird, dreht sich dabei vor allem darum, durch andere Personen möglicherweise negativ bewertet zu werden. Typische Auslöser einer Angstreaktion sind der Besuch einer Party – insbesondere wenn die Betroffenen außer dem Gastgeber niemanden kennen – oder der soziale Austausch mit Kolleginnen und Kollegen. Auch ein Vortrag oder eine Präsentation vor Publikum, ein Vorstellungsgespräch, das Essen und Trinken in Bars, Restaurants oder an anderen öffentlichen Plätzen sind typische Auslöser, also Trigger.

Dabei ist die Angst nicht auf die Situation selbst beschränkt. Schon vor den entsprechenden Ereignissen treten Gedanken wie diese auf: »Werde ich mich blamieren? Hoffentlich komme ich nicht aufgeregt oder komisch rüber! Ich bin doch so uninteressant und werde sicherlich kein guter Gesprächspartner sein. Werde ich alle Fragen beantworten können?« In der Regel stellt sich deshalb

Stunden, oft sogar Tage vor dem jeweiligen Ereignis eine regelrechte Erwartungsangst ein: Je näher das Ereignis rückt, desto schlimmer werden in der Regel die Symptome. Neben starker Nervosität prägen häufig Ein- und Durchschlafstörungen, Magen-Darm-Probleme, ein Kribbeln an verschiedenen Körperstellen oder Kopfschmerzen das Beschwerdebild. Unmittelbar vor der jeweiligen Situation ist die Erwartungsangst bereits auf ein gefühltes Maximum gestiegen, wobei sich vor dem inneren Auge alle denkbaren katastrophalen Verläufe sowie die größtmögliche Blamage abspielen.

Ein Teufelskreis aus Angst

Nicht immer gelingt es den Betroffenen dann, sich auf die Herausforderung einzulassen. Stellen sie sich aber der Prüfung und gehen zum Beispiel gemeinsam mit ihrem Partner essen, halten den Vortrag oder treffen neue Menschen, dann werden in der konkreten Situation verschiedene Mechanismen wirksam, die die Angst noch einmal verstärken. Zunächst beobachten sie sich in der Situation permanent und überkritisch in Bezug auf ihr Verhalten und ihre Leistung, um jegliche potenzielle Kritik an ihrer Person bereits im Keim zu ersticken. In ihrem Kopf tauchen dann Sätze wie diese auf: »Ich muss auf jede Frage sofort antworten – zu langes Warten zeigt, dass ich es nicht weiß. Ich muss darauf achten, nicht wieder mit den Fingern zu spielen oder auf dem Stuhl hin und her zu rutschen, sonst merken alle, dass ich vor Angst fast sterbe. Oh nein, jetzt starre ich ja schon wieder komplett an Herrn X oder Frau Y vorbei, ich muss den Blick unbedingt halten!« Ein solches »Monitoring« in Form der Selbst-Überwachung sorgt jedoch dafür, dass der Stress weiter ansteigt und damit auch die körperlichen Symptome der Angstreaktion zwangsläufig immer weiter zunehmen.

Ein besonderes Problem ist hierbei für viele Betroffene der sogenannte Flush – das mehr oder weniger plötzliche Erröten als Folge der Stressreaktion. Denn diese lässt die Durchblutung ansteigen, was bei vielen Menschen an einer Rotfärbung der Haut, insbesondere im generell gut durchbluteten Kopf-Hals-Bereich sowie im Bereich des Dekolletés, zu beobachten ist. Dieses unkontrollierbare Zeichen einer Angst- und Stressreaktion fürchten sehr viele Menschen mit einer sozialen Phobie besonders. Führt es doch dem Gegenüber wie vielleicht kein zweites Zeichen ihre Angstreaktion vor Augen, was nach Ansicht der Betroffenen erst recht zu einer negativen sozialen Bewertung der eigenen Person führt. So triggert das Erröten die Grundproblematik noch einmal direkt an. Das erklärt auch, warum die »Erythrophobie«, also die »Angst vor dem Erröten« in der gefürchteten Situation, bei vielen Menschen mit einer sozialen Phobie oft ein ganz eigenes Problem darstellt und häufig einen eigenen Krankheitswert besitzt, was den Teufelskreis weiter antreibt: Situation mit Bewertung durch Dritte –> soziale Angst –> Stressreaktion –> Erröten –> Angst vor der negativen Bewertung der eigenen Person aufgrund des Errötens –> mehr Stress –> stärkeres Erröten.

Doch nicht nur vor oder während der angstauslösenden Situation, auch danach zeigen die Betroffenen in der Regel Denk- und Verhaltensweisen, die begünstigen, dass die Symptomatik bestehen bleibt. Meist gehen sie die Situation in der Rückschau noch einmal detailliert und überkritisch durch, um das sprichwörtliche Haar in der Suppe zu suchen – und zu finden. Details, die nach objektiver Einschätzung durch Dritte nicht oder kaum ins Gewicht fallen, wird eine übergroße Bedeutung zugeschrieben. So dient ein wiederholtes Räuspern, eine verzögerte Antwort oder ein einmaliges Stirnrunzeln des Gegenübers schon als Beweis für eine Blamage oder ein (erneutes) soziales Versagen. Durch eine solche selbstkritische Retrospektive wird die (Erwartungs-)Angst vor der nächsten sozialen Situation aufrechterhalten, eventuell sogar noch weiter gesteigert – und der Teufelskreis beginnt von vorn.

Von der Kindheit bis ins Berufsleben

Die soziale Angststörung betrifft etwa drei Prozent der Erwachsenen in Deutschland und beginnt frühestens im Grundschulalter. Die betroffenen Kinder fallen als sehr zurückhaltend und ruhig auf, haben Schwierigkeiten, ein gesundes Selbstbewusstsein zu entwickeln, und weinen häufig, wenn sie in den Mittelpunkt des Geschehens gestellt oder gedrängt werden. Da sie sich mit sozialen Interaktionen schwertun, finden sie oft nur mühsam Freundinnen und Freunde. Gerade im Jugendalter oder frühen Erwachsenenalter kann der soziale Rückzug oder das Vermeiden von Aktivitäten mit anderen Menschen die weitere Entwicklung stark behindern. Deshalb sollte eine soziale Angststörung frühzeitig therapiert werden.

Wird sie nicht behandelt, verschlechtert sich die Symptomatik meist im Laufe der Zeit. Auf Körperebene zeigen sich insbesondere Symptome wie ein Zittern der Hände, Erröten, Schwindel, ein trockener Mund oder ein flaues Gefühl im Magen. Im Erwachsenenalter leiden die Betroffenen zusätzlich zu den sozialen Ängsten unter einem meist deutlich verminderten Selbstbewusstsein und Selbstwertgefühl. Da soziale Interaktionen vermieden werden, birgt die soziale Phobie in besonderem Maße das Risiko, die allgemeine soziale Situation zu verschlechtern, was insbesondere für das Berufsleben zu einem großen Problem werden kann. So müssen zum Beispiel oft Arbeitsverhältnisse beendet werden, da für die Betroffenen und/oder den Arbeitgeber die sozialen Ängste nicht mit den Anforderungen an einen erforderlichen Kontakt zu Kunden zu vereinbaren sind. Manchmal stellt bereits die Interaktion mit Kolleginnen und Kollegen für die Betroffenen eine kaum oder nicht zu meisternde Herausforderung dar. In einigen Fällen kommt es erst gar nicht zum beruflichen Einstieg, da es aufgrund der Angst vor Bewertungen kaum möglich ist, mit dem Bewerbungsprozess zu beginnen und insbesondere Vorstellungsgespräche durchzuführen. In seltenen Fällen führen die Ängste sogar dazu, dass die Betroffenen in eine umfassende und durch die Symptomatik »erzwungene« soziale Isolation geraten. An diesem Punkt erreicht der Leidensdruck häufig noch einmal eine neue Dimension.

Um soziale Kontakte aufrechtzuerhalten, die Ausbildung fortzusetzen oder einen Beruf zu beginnen und ihn dauerhaft ausüben zu können, kämpfen viele Betroffene wiederholt und dauerhaft gegen ihre häufig stärker werdende Angst an und setzen sich den gefürchteten Situationen aus. Um diese erträglicher zu machen, gewöhnen sie sich häufig ein bestimmtes Verhalten an, das ihnen Sicherheit geben soll. Beispielsweise kneifen sie sich während einer sozialen Interaktion dauerhaft mit dem Fingernagel in ihre Hand, die sie in der Hosentasche verstecken, oder wickeln sich eine Kühlkompresse um das Handgelenk. In diesem Zusammenhang gibt es ein ganzes Repertoire an individuellen und im Einzelfall durchaus kreativen Sicherheitsmechanismen, deren gemeinsamer Zweck ist, einen körperlichen »Gegenreiz« zu setzen, der von der situativen Angst ablenken soll.

Nicht zu unterschätzen ist auch ein oft erheblicher Druck, der vom Umfeld ausgeübt wird, nach dem Motto: »Nun mach schon, stell dich nicht so an! Wenn du dies oder das nicht machst, wird dieses oder jenes passieren.« Ein solcher Druck erhöht die Gefahr, dass sich die Betroffenen nicht nur das oben beschriebene, relativ harmlose Sicherheitsverhalten angewöhnen, sondern dass sie auch Substanzen einnehmen, die kurzfristig die Angst reduzieren. Am kritischsten sind hier Alkohol und Beruhigungsmittel wie Benzodiazepine (etwa Alprazolam, Diazepam oder Lorazepam) zu sehen, die jeweils ein hohes Abhängigkeitspotenzial besitzen. Hierzu werden Sie in Kapitel 4 mehr erfahren.

Bei der sozialen Phobie wurden zudem relativ häufig Betablocker eingesetzt, bekannte Substanzen sind zum Beispiel Metoprolol, Bisoprolol oder Dociton. Diese Medikamente reduzieren die Effekte von Adrenalin und Noradrenalin auf den Herzmuskel sowie auf die sogenannten Skelettmuskeln, also die Muskeln an Kopf, Beinen, Armen und am Rumpf. Das führt einerseits zu einer Senkung der Herzfrequenz und damit des Blutdrucks – weshalb sie in der inneren Medizin in erster Linie als Blutdrucksenker eingesetzt werden. Sie reduzieren aber auch die Spannung der Skelettmuskeln, wodurch sich das Zittern, etwa bei Menschen mit einem ständig vorhandenen Muskelzittern, dem »idiopathischen Tremor«, verbessert. So können auch körperliche Symptome wie Herzrasen und Zittern, die überwiegend durch die Aktvierung des sympathischen Nervensystems hervorgerufen werden und bei Menschen mit sozialen Ängsten in sozialen Situationen auftreten, durch Betablocker abgemildert werden. Dadurch lässt sich der Teufelskreis aus erlebten Körpersymptomen und Angstaktivierung verlangsamen.

In der Vergangenheit war der Einsatz von Betablockern insbesondere bei Menschen mit Bewertungsängsten relativ weit verbreitet; er hat jedoch nicht zuletzt aufgrund der Verfügbarkeit von Medikamenten, die an den eigentlichen biologischen Ursachen der Angst im Gehirn ansetzen, weitgehend an Bedeutung verloren. Zudem waren und sind Betablocker im Zusammenhang mit der sozialen Phobie umstritten: Sie können zwar dazu beitragen, dass die Betroffenen die angstauslösenden Situationen wieder besser bewältigen können, ändern jedoch nichts an den eigentlichen Ursachen der Symptomatik und können psychotherapeutische Effekte sogar behindern. Dazu mehr in Kapitel 4.

Verschiedene Erscheinungsformen

Die soziale Phobie hat viele Facetten. Manchmal geht die Angst vor Bewertungen auch über ein, zwei oder drei soziale Situationen hinaus und übertrifft das übliche Ausmaß einer sozialen Angststörung deutlich. Dies kann so weit gehen, dass die Betroffenen ihrer sozialen Umwelt im wahrsten Sinne des Wortes »sprachlos« gegenüberstehen und deshalb die Diagnosekriterien des »selektiven Mutismus« erfüllen, den Sie weiter unten ab Seite 141 noch kennenlernen werden.

Gegenwärtig erfordern es die Kriterien zur Klassifikation von Krankheiten (ICD-10) zwar noch, dass zur Diagnose einer sozialen Phobie mindestens zwei soziale Situationen angstbesetzt sein müssen und den Betroffenen stark belasten und/oder beeinträchtigen. Das können beispielsweise die Präsentation der eigenen Person oder der eigenen Leistung vor einem Publikum sein sowie die Nahrungsaufnahme in der Öffentlichkeit oder die Interaktion mit anderen Personen. Handelt es sich um eine einzelne soziale Situation, wird zurzeit eine »spezifische Phobie« diagnostiziert, die wir noch erläutern werden. Auf Basis der neuen Klassifikation von Krankheiten, der ICD-11, die 2022 in Kraft tritt, wird es jedoch zukünftig möglich sein, eine soziale Angststörung auch bei Menschen zu diagnostizieren, die eine Angstreaktion ausschließlich dann zeigen, wenn es um die Bewertung der eigenen Leistung durch andere geht. Dieser »Nur-Leistungs-Subtyp« (im Englischen: »performance-only subtype«) beschreibt dann nicht nur die Angst vor dem Reden und Vortragen, sondern auch die sogenannte Auftrittsangst (»performance anxiety«), die insbesondere bei Musikerinnen und Schauspielern in Erscheinung treten und zum handfesten Problem werden kann.

Wie bedeutsam die Auftrittsangst für Musikerinnen und Musiker ist, hat in den letzten Jahren die Kooperation unserer Angstambulanz mit dem »Berliner Centrum für

Musikermedizin« (BCMM) an der Charité zeigen können. Durch das BCMM werden uns regelmäßig Musikerinnen und Musiker mit Auftrittsangst zugewiesen, von denen zwei in diesem Buch über ihre besonderen Erfahrungen und den Umgang mit ihren Ängsten berichten. Manche Künstlerinnen und Künstler haben eine solche Angst vor einer negativen Bewertung ihrer Darbietung entwickelt, dass sie sich nur noch unter Einsatz von Betablockern auf die Bühne trauen – oder sogar überhaupt nicht mehr. Auch wir haben gelernt, dass ein Vermeiden sozialer Interaktionen und das angstbedingte Absagen von Auftritten insbesondere in diesem Berufsfeld dramatische Folgen haben kann. Wer nur noch wenige Engagements annimmt oder Termine häufig absagt, kann in die Arbeitslosigkeit schlittern, mit all ihren sozialen und persönlichen Konsequenzen.

Wie die soziale Angststörung sich auf das Leben der Orchestermusikerin Nina Bromm auswirkt, erzählt sie auf den folgenden Seiten.

Nina Bromm, 30 Jahre, Orchestermusikerin
Mein Leben mit einer sozialen Angststörung

Eigentlich habe ich schon immer Angst, seit ich mich erinnern kann. Das wurde aber nie besonders thematisiert. Für mich war es ja auch normal, obwohl ich schon gesehen habe, dass es für alle anderen nicht normal ist, die offen auf andere zugehen können, was mir bis heute schwerfällt. Für mein Umfeld gelte ich eben als schüchtern und oft ernst. Vielleicht habe ich meine Ängste deshalb nicht als krankhaft empfunden, sondern einfach nur

als etwas ganz Unangenehmes, unter dem ich eben leide. Erst vor anderthalb Jahren wurde dann eine Angststörung, eine soziale Phobie, diagnostiziert.
Wenn ich mit Freundinnen und Freunden oder der Familie zusammen bin, geht es mir gut, aber sobald Menschen hinzukommen, die ich nicht so gut kenne, die mir nicht so vertraut sind oder ganz fremd, Menschen, von denen ich nicht weiß, ob sie mich mögen oder nicht, fängt meine Angst an.
Das war schon als Kind so, wenn andere zu Besuch kamen oder wir zu Besuch bei einer Familie waren und ich die anderen Kinder nicht gut kannte. Da habe ich mich schon immer extrem unwohl gefühlt, und ich war den anderen gegenüber sehr vorsichtig. Ich war dann ganz schüchtern und still. Als ich älter wurde, dachten auch manche, ich sei arrogant, weil ich mich einfach nicht traute, normal mit den Leuten zu reden. Da stand mir meine Kontaktangst im Weg.
In der Schulzeit hatte ich mit meinen Freundinnen und Freunden überhaupt kein Problem. Aber wenn Schüler aus anderen Klassen in der Nähe waren, wurde ich nervös. Schrecklich fühlte ich mich auch im Unterricht. Wenn mir der Lehrer eine Frage stellte, konnte ich darauf nicht antworten. So als ob mein Kopf leer wäre. Ich habe mich so unter Druck gefühlt und hatte solche Angst, dass ich mich blamiere und was Falsches sage, dass ich überhaupt nichts mehr sagen konnte. Mussten wir einen Text lesen und ihn anschließend zusammenfassen, konnte ich mich gar nicht auf den Text konzentrieren und habe nichts davon aufgenommen, weil ich die ganze Zeit Angst hatte, dass ich drankommen könnte.

Auch heute noch bin ich sehr nervös, wenn ich weiß, dass ich jemanden Neuen treffe. Am liebsten sage ich dann wieder ab, meistens im letzten Moment. Ganz oft gehe ich einfach nicht hin, wenn irgendwelche Feiern im Bekanntenkreis sind. Ich habe dann Angst, dass ich mich so schlecht fühle, dass ich es nicht aushalte. Wenn wir im Kollegenkreis weggehen, versuche ich auch oft, dem zu entkommen, aber immer kann ich mich ja schlecht raushalten. Dann halte ich mich an ein, zwei Kollegen, die ich ein bisschen besser kenne. Ansonsten bin ich eher still und halte mich aus den Gesprächen raus. Wenn ich dann doch was sage, mache ich mir hinterher tagelang Gedanken, dass das vielleicht falsch verstanden wurde und nicht passend war, oder ich fürchte, ich hätte was erzählt, was andere gar nicht erzählen würden, weil es viel zu privat war. Jedenfalls bin ich immer die Erste, die wieder nach Hause geht. Ich warte auf die erstbeste Gelegenheit, um mich zu verabschieden.

Im Nachhinein deute ich dann jeden Blick und frage mich, was er zu bedeuten hatte. Alle Entscheidungen, die ich treffe, ob ich zu einer Veranstaltung gehe oder nicht, ob ich Ja oder Nein sage, stelle ich hinterher in Frage. Es dauert dann ein paar Tage, bis ich mich damit abgefunden habe, dass das, was ich da gemacht habe, vielleicht auch okay war.

Ich denke, dass ich unter Kollegen als die Brave, Langweilige gelte. Den Kollegen, mit denen ich mehr zu tun habe, versuche ich zu erklären, dass ich abends nicht so gerne weggehe und eher meine Ruhe brauche. Da stoße ich dann auch auf Verständnis. Mit einigen, denen ich mehr vertraue, habe ich auch über meine Depressionen und die Medikamente gesprochen. Das gehört eben dazu, wenn sie mit mir befreundet sein wollen. Es hilft auch, dass sie mich besser verstehen und es nicht auf sich beziehen, wenn ich nach der Arbeit nicht mehr in der größeren Gruppe weggehen will.

Vor jedem Auftritt bin ich extrem nervös. Dann geht mir durch den Kopf, was die Kollegen wohl von mir denken und welchen Eindruck sie von mir haben könnten. Ich male mir sonst was für Szenarien aus, dass ich hinfalle, dass mir mein Instrument aus der Hand fällt, dass ich ganz laut brüllen muss, wenn alles still ist, oder eben richtig große Fehler während des Spielens mache und mich vor allen blamiere. Ich habe Angst davor, dass die Kollegen meinen könnten, ich hätte meine Stelle gar nicht verdient und könnte eigentlich nicht gut genug spielen. Doch sobald ich auf der Bühne bin und anfange zu spielen, wird es besser. Ich bin dann ruhiger und kann mich voll auf die Musik konzentrieren. Mit Musik fällt es mir viel leichter zu kommunizieren als verbal.

Das kam mir auch immer sehr zugute, wenn ich mich für eine Stelle in einem Orchester beworben habe. Beim Probespiel muss man nicht reden, sondern nur spielen. Doch natürlich muss ich im Orchesteralltag auch mit den Kollegen sprechen, über Fachliches bei den Proben, und in den Pausen unterhält man sich ja ganz normal. In der ersten Zeit habe ich mich kaum getraut, etwas zur Gruppe zu sagen, weil ich so große Angst davor hatte. Als ich mich dann endlich dazu überwunden hatte, habe ich mir vorher ganz genau überlegt, was ich sage, es auch manchmal aufgeschrieben. Danach ging es etwas leichter, und ich konnte zur ganzen Gruppe sprechen. Dieses Erfolgserlebnis hat mir sehr geholfen. Trotzdem ist es immer noch so, dass ich in solchen Situationen total nervös bin. Wenn ich Angst habe, spüre ich Beklemmungen, vor allem in der Brust zieht es sich dann zusammen. Wenn ich richtig nervös bin, bekomme ich auch Bauchschmerzen und Durchfall. Äußere Zeichen meiner Angsterkrankung gibt es eigentlich nicht. Das meiste spielt sich in meinem Kopf ab. Und darüber rede ich nur mit meinem Freund, mit dem ich seit zwei Jahren zusammen bin. Ihn belaste ich damit am meisten. Mit ihm kann ich ganz offen reden, er weiß sehr gut über meine Krankheit Bescheid. Mein Freund unterstützt mich ganz viel, auch in Situationen, wenn wir mit anderen zusammen sind. Dann kommt es auch schon mal vor, dass ich länger als sonst bei einem Treffen bleibe – je nachdem, wie ich mich fühle. Mit ihm ist das für mich sehr viel leichter auszuhalten, weil ich mir von ihm zwischendrin auch mal eine Rückmeldung holen kann, ob er etwas gerade genauso wahrnimmt wie ich. Wenn er es dann auch so sieht, dann bin ich schon viel entspannter.

Ich glaube, meine Eltern haben nie so richtig gemerkt, wie stark meine Ängste sind. Da ich mit zwölf Jahren ins Internat gegangen bin, haben sie nicht mehr so viel mitbekommen. Meine Mutter und meine Schwestern sind sehr viel lockerer im Umgang mit anderen Personen. Sie genießen es, viele Leute um sich zu haben. Das bewundere ich schon immer. Manchmal rufe ich meine Schwestern an und erzähle ihnen, wenn ich sehr aufgeregt bin und irgendwo gar nicht hin will. Sie versuchen mir dann für die jeweilige Situation einen Tipp zu geben und mich zu beruhigen. Sie sehen das wohl nicht als so großes Thema.

Ich bin ja auch anders, wenn ich mit meiner Familie oder meinen Freundinnen und Freunden zusammen bin. Da erzähle ich gern viel, bin offener, freier, manchmal auch aufbrausend – wie ausgewechselt.
Heute kann ich, auch dank der Therapien, besser zu mir stehen und verurteile mich weniger. Ich kann meine Ängste besser zulassen und sie im besten Fall auch akzeptieren. Gegenüber meiner vertrauten Umwelt kann ich inzwischen besser ausdrücken, was mich umtreibt, welche Ängste ich habe und was in mir vorgeht. Ich erhoffe mir, dass ich mal so weit bin, dass ich nicht mehr so sehr an mir zweifle und auch mit meinen Kollegen offener über meine Ängste reden kann. Ich bekomme von ihnen die Rückmeldung, dass sie mich mögen, dass ich zwar anders bin als meine Vorgänger, doch dass sie mich gernhaben und gut finden. Das ist aber noch nicht so richtig bei mir angekommen. Die Angst ist noch immer da, dass mich beim kleinsten Fehltritt niemand mehr mag.

Was bedeutet eine soziale Angststörung für das Umfeld?

Die Einschränkungen des eigenen Soziallebens sind nach unserer Erfahrung ein zentraler Punkt, mit dem die Bezugspersonen von Betroffenen mit einer sozialen Angststörung zu kämpfen haben. Der gemeinsame Besuch von Partys, die Einladung bei den neuen Nachbarn oder das romantische Dinner zu zweit im Restaurant ist nicht möglich oder muss frühzeitig abgebrochen werden, da die Bewertungsangst zu groß ist oder im Laufe des Abends unerträglich wird. Dadurch entsteht manchmal – mehr oder weniger bewusst – das Gefühl, in die Isolation getrieben zu werden. Häufig thematisieren Angehörige auch die Belastung, die daraus resultiert, zum »Sprachrohr« der Betroffenen geworden zu sein, wenn diese nicht mehr in der Lage sind, Anliegen selbstständig im »Live-Kontakt« oder sogar am Telefon vorzubringen. Der damit verbundene Verlust an Selbstständigkeit wird dann häufig selbst zum Problem.

Gleichzeitig ist das »Verstummen« der Betroffenen in Gesellschaft und ihr sichtbares Leiden, wenn sie sich doch zum Mitkommen überwinden, für viele Angehörige kaum auszuhalten, und sie leiden mit. Schließlich können auch die indirekten Folgen der sozialen Angst gerade in einer Partnerschaft zum Problem werden, etwa wenn der Beruf aufgrund der Symptomatik nicht mehr ausgeübt werden kann und die daraus resultierenden finanziellen Aspekte die gemeinsame Lebensplanung negativ beeinflussen.

Oftmals erleben Partner oder Familienmitglieder die Betroffenen im vertrauten, heimischen Umfeld ganz anders: redselig, mutig und aufgeweckt, absolut nicht ängstlich. Der Unterschied zum Verhalten in Gesellschaft wird dann besonders deutlich und kann nicht nur zu Irritationen führen, sondern auch als »Anstellen« oder »Attitude« verkannt werden.

Welche Erfahrungen der Partner von Nina Bromm mit der Erkrankung gemacht hat, beschreibt er auf den folgenden Seiten.

Christian Liebscher, 33 Jahre, Partner von Nina Bromm (Diagnose: soziale Angststörung)

Ich wusste schon, bevor wir zusammenkamen, von den Ängsten meiner Freundin. Da ich mit meinen eigenen Ängsten sehr offen umgehe, hatte ich ihr davon erzählt und dabei gespürt, dass sie sehr sensibel dafür ist. Wir haben dann angefangen, darüber zu reden und uns auszutauschen, zunächst auf einer eher oberflächlichen Ebene, dann immer mehr. Das erste Mal erlebt habe ich ihre Angst, als wir mit unserer Band Fotos machen wollten und sie dafür ihre Wohnung zur Verfügung gestellt hat. Da ist mir aufgefallen, dass sie sich dauernd für etwas entschuldigt hat, zum Beispiel dass etwas nicht ordentlich war oder sie mal nicht aufmerksam war. Dass sie sich dafür entschuldigen musste, hatte was Gezwungenes oder Systematisches. Solche Situationen habe ich immer wieder mit ihr erlebt, auch als wir dann zusammen waren. Bestimmte Situationen stressen sie einfach mehr, als man es gewöhnt ist. Ich habe nicht immer das Gefühl, es ihr ansehen zu können, ob sie sich grade in einem Loch befindet oder wie stark die Angst im Moment da ist. Ich bemerke es dann eher an kleinen Sachen, wenn wir mit anderen Leuten zusammen sind, dass sie dann stiller wird, weniger redet, weniger entspannt redet, ihr Gesicht sich ein bisschen verengt. Dann merke ich, dass sie anfängt, sich ein bisschen zurückzuziehen.

Da ich sie von Anfang an mit ihren Ängsten kannte, ist das für mich kein Problem. Dadurch, dass ich das selbst auch sehr gut kenne, habe ich immer erst mal eine wohlwollende Haltung der Situation gegenüber. Ich erkenne in diesen Momenten, was mit ihr passiert, habe auch eine Idee, wieso es passiert, weiß, wie sich das anfühlt, und kann es daher erst mal so annehmen. Es tut mir zwar leid für sie, aber es irritiert mich nicht, sondern ich nehme es als ganz selbstverständlich wahr. Manchmal beruhigt es mich auch, weil ich bestimmte Situationen selbst ebenfalls schwierig finde und dann weiß, dass es mich nicht nur einfach überfordert, »weil ich selbst so sensibel bin«, sondern die Situation eben als stressig wahrgenommen werden kann. Das verbindet mich dann noch mehr mit ihr, und es werden in mir dann keine negativen Gefühle ausgelöst wie sonst, wenn ich diesen Spiegel nicht habe. Ganz selten ist es mal so, dass ich genervt bin, wenn sie sich ausklinkt, ich aber gern was von ihr dazu gehört hätte. Meist kann ich ihre Reaktionen aber gut nachvollziehen, und es stört mich nicht weiter. In den Situationen selbst bin ich oft eher auf mich fixiert, denke viel darüber nach, wie ich gerade wirke oder bin. Da habe ich kaum Kapazitäten für sie übrig. Wenn ich allerdings merke, dass sie schwerer atmet, meinen Blick sucht, dann sehe ich sie an und versuche, ihr mit meinem Blick Vertrauen zu geben, atme demonstrativ tief durch, halte ihre Hand oder gebe ihr sonst ein Signal, dass es okay ist und sie durchhalten soll und dass sie darauf achtet, sich nicht hineinzusteigern. Aber ich glaube nicht, dass das in diesen Momenten so bei ihr ankommt, dass es ihr wirklich hilft. Sie registriert zwar meine Zeichen, aber es hat wohl keinen direkten Einfluss auf ihre Stimmung.

Hinterher, wenn sie allein ist mit mir, bricht es dann oft aus ihr heraus, und sie weint dann auch. Da tut sie mir leid. Wenn wir die Situationen dann besprechen, erzählt

sie mir von ihren Gefühlen und Ängsten. Solche vertrauten Gespräche verbinden uns sehr. Ich finde nicht, dass sich die Ängste meiner Freundin negativ auf unsere Beziehung auswirken, in der Folge eher positiv, weil wir beide ganz da sind. Jeder zeigt alle seine Teile, auch die schwachen, das lässt sich gar nicht vermeiden. Dadurch gibt es keine versteckten Anteile, was der Beziehung eine besondere Tiefe gibt, in den guten und in den schlechten Zeiten. Ich genieße die Zeit mit ihr sehr. Ich habe das Gefühl, dass wir an einem ähnlichen Punkt miteinander stehen. Nur ganz selten stellen sich unsere Ängste mal gegeneinander, dann gibt es Stress. Wenn ich beispielsweise mal Zeit für mich brauche, empfindet sie das als starke Zurückweisung. Dann können wir auch mal kurz richtig aneinandergeraten. Da nehme ich sie dann ganz neu wahr, eher aggressiv und kämpferisch. Das passiert schon immer mal wieder. Aber die meiste Zeit finden wir über diese Momente sehr gut zusammen, sind uns sehr nah und sehr vertraut. Wir können den anderen auch sein lassen und machen lassen.
In meinem Kopf habe ich abgespeichert, dass bestimmte Situationen für sie oder für uns einfach stressig sind. Denen gehe ich dann eher aus dem Weg, oder ich gehe mal ohne sie zu bestimmten Treffen, obwohl sie mir zuliebe mitkommen würde. Ich habe auch keine »Angst vor der Angst« meiner Freundin, wenn wir zusammen irgendwo sind. Denn es verunsichert mich selbst nicht so sehr, wenn bei ihr Ängste ausbrechen. Es ist vielleicht manchmal schwierig, damit umzugehen, vor allem wenn es lange dauert und ich merke, dass der Versuch, sie zu beruhigen, eher das Gegenteil auslöst. Aber ich habe keine Angst

davor. Ich bin dem gegenüber wirklich sorgenfrei. Das zeigt sich auch daran, dass ich noch nie das Bedürfnis hatte, das Thema in meiner eigenen Therapie anzusprechen, in der ich sonst sehr offen über Dinge rede, die mich stören und verunsichern.

Spezifische Phobien

Wer eine ausgeprägte Angst vor einem bestimmten Objekt oder einer bestimmten Situation hat, leidet an einer spezifischen Phobie. Kinder drücken diese Furcht oft durch Weinen, Wut, Erstarren oder Anklammern aus. Dabei ruft die Konfrontation mit dem Objekt oder der Situation fast immer eine unmittelbare Angstreaktion hervor. Die Betroffenen versuchen, die angstauslösende Situation oder das Objekt zu vermeiden. Gelingt dies nicht, ertragen sie die beängstigende Situation oder das furchteinflößende Objekt nur sehr schwer. Da die Angst über die tatsächliche Gefahr der Situation oder des Objektes hinausgeht, wird sie von der Umgebung als unverhältnismäßig gewertet. Führt die Symptomatik zudem zu einer Beeinträchtigung des Betroffenen, spricht man von einer Angsterkrankung. Ähnlich wie bei anderen psychischen Krankheitsbildern muss die entsprechende Symptomatik über einen gewissen Zeitraum – typischerweise sechs Monate – konstant vorhanden gewesen sein. Insbesondere bei Kindern sind vorübergehende situative oder objektbezogene Ängste relativ weit verbreitet und können zu einer normalen Entwicklung dazugehören.

Man unterscheidet bei der spezifischen Phobie folgende Typen:

- *Tier-Typ:* Angst vor Spinnen, Insekten, Hunden oder anderen Tieren
- *Umwelt-Typ:* Angst vor Höhen, Stürmen, Wasser, Feuer oder anderen Umweltbedingungen
- *Blut-Spritzen-Verletzungs-Typ:* Angst vor Blut, Spritzen, der Blutentnahme, invasiven medizinischen Verfahren wie Transfusionen oder Ähnlichem
- *Situativer Typ:* Angst vor Fahrstühlen, Flugzeugen, engen geschlossenen Räumen oder Ähnlichem; im Gegensatz zur Agoraphobie wird hier nur eine Situation gefürchtet bzw. vermieden
- *Anderer Typ:* Angst vor anderen als den genannten Situationen, beispielsweise Angst davor, zu ersticken oder zu erbrechen

Häufig liegen bei Betroffenen mehrere der typischen Phobien vor. Im Durchschnitt fürchten Menschen mit einer spezifischen Phobie drei Objekte oder Situationen, ungefähr drei Viertel der Betroffenen fürchten mehr als eine Situation oder ein Objekt. Das Ausmaß der erlebten Angst hängt häufig von der räumlichen oder zeitlichen Nähe zum gefürchteten Objekt oder zur gefürchteten Situation ab. Manchmal genügt auch schon die Vorstellung oder Erwartung des jeweiligen Auslösers, um Angst zu erzeugen. Die Angst äußert sich oft mit Symptomen, die einer typischen Panikattacke ähneln (siehe oben). Für das Ausmaß der Furcht kann der Zusammenhang, in dem ein phobisches Objekt auftritt, bedeutsam sein. Um der Angst aus dem Weg zu gehen, vermeiden die Betroffenen die Konfrontation mit der Situation oder dem Objekt (Vermeidungsverhalten). Das führt bei manchen Menschen zu ausgeprägten sozialen oder beruflichen Konsequenzen, etwa wenn Dienstreisen (Flugzeug), Arzt- und Zahnarztbesuche oder andere Aktivitäten vermieden werden.

Während die meisten spezifischen Phobien, ähnlich wie andere Angsterkrankungen, bei Frauen etwa doppelt so häufig sind, tritt die Blut-Spritzen-Verletzungs-Phobie bei beiden Geschlechtern gleich häufig auf. Und noch eine Besonderheit findet sich bei diesem Subtyp: Es kann zu einer kurzzeitigen Bewusstlosigkeit kommen (dem »Fainting«), während es bei den anderen Varianten der spezifischen Phobie zu einer »klassischen« Angstreaktion mit einer Aktivierung des sympathischen Nervensystems kommt. Obwohl die Betroffenen auch bei vielen anderen Angsterkrankungen eine »Ohnmacht« befürchten, tritt diese nur bei der Blut-Spritzen-Verletzungs-Phobie tatsächlich manchmal ein. Es handelt sich hier um eine vasovagale Synkope, also eine Bewusstlosigkeit, die sich aufgrund eines massiven Blutdruckabfalls infolge einer starken Aktivierung des Vagusnervs entwickelt. Wie bereits erwähnt, ist die Angstreaktion ansonsten immer von einer starken Aktivierung des Sympathikus begleitet.

Spezifische Phobien entwickeln sich auf unterschiedliche Weise: Manchmal entstehen sie nach einem bedrohlichen oder traumatischen Erlebnis, aber auch, wenn ein solches Ereignis bei anderen beobachtet wurde. Manchmal nach einer unerwarteten Panikattacke in einer bestimmten Situation (etwa in der U-Bahn) oder auch durch Medienberichte, etwa über einen Flugzeugabsturz. Bemerkenswerterweise erinnern sich viele Betroffene jedoch an kein spezifisches Ereignis, was bei einigen daran liegen kann, dass sie noch zu jung waren. Denn das mittlere Erkrankungsalter liegt zwischen sieben und elf Jahren, wobei sich der situative Typ eher später entwickelt als der Umwelt- oder der Blut-Spritzen-Verletzungs-Typ. Besteht eine spezifische Phobie bis ins Erwachsenenalter fort, ist es unwahrscheinlich, dass sie sich ohne Behandlung wieder zurückbildet.

Wie sich eine spezifische Phobie in Form einer Auftrittsangst auf sein Leben auswirkt, erzählt ein Trompeter auf den folgenden Seiten.

Jean Fischer, 28 Jahre, Musiker
Mein Leben mit einer Auftrittsangst (spezifische Phobie)

Trompete und Musik sind mein Leben. Ich richte meinen ganzen Tagesablauf danach, brauche täglich sechs bis sieben Stunden Zeit, damit ich inklusive der Pausen auf vier Stunden Übungszeit komme, weil man leider nicht durchgehend Trompete spielen kann, das lässt die Mundmuskulatur nicht zu. Dennoch ist es mir oft passiert, dass ich sie überstrapaziert habe. Früher habe ich sogar acht bis zehn Stunden mit Üben verbracht, um besser zu werden und damit das Lampenfieber weggeht. Meine Eltern und Lehrer haben versucht, mich zu bremsen, Luft rauszunehmen, das hat aber nicht viel gebracht. Der Druck kam nicht von meiner Familie oder meinen Lehrern, den Druck habe ich mir selbst gemacht. Meine Eltern haben das erkannt und gesagt, ich müsse keinem was beweisen. Aber natürlich wollte ich mir was beweisen, da war ich selbst mein allergrößter Feind.

Das Üben für mich alleine, im stillen Kämmerlein, machte mir schon immer viel Spaß. Aber das Auftreten wurde immer schwieriger. Das ging schon in der Pubertät los. Schon mit zwölf, dreizehn Jahren wusste ich, dass es eigentlich gut läuft mit dem Trompetespielen, dass ich das schon ganz gut kann. Aber dann habe ich gemerkt, sobald zwei, drei Leute dasitzen, die mich bewerten und anschauen, gerate ich zunehmend in Stress. Das war auf einmal ganz, ganz schlimm für mich. Ich fühlte mich wie nackt. Ich fand gar nichts mehr gut, was ich zum Besten gab, war immer unzufrieden mit meiner Leistung. Die anderen haben das sicher anders eingeschätzt, aber für mich war mein Vorspielen nie gut genug. Jeder falsche Ton eine Katastrophe – obwohl das ja immer mal passiert, das ist ganz normal. Mich hat das immer mehr belastet. Jedes Vorspielen war wie ein Mount Everest für mich. Es wurde so schlimm, dass ich schon zwei Wochen vor einem Auftritt nicht mehr schlafen konnte. Die Angst hat mich zunehmend aufgefressen. Ich wollte unbedingt, dass das Konzert perfekt wird, dass wirklich jeder Ton stimmt. Die Angst hat sich um mein ganzes Leben geschlungen, wir sind eine ungesunde Symbiose eingegangen.

Durch die Angst habe ich viele soziale Kompetenzen verloren, hatte auch lange Zeit Probleme, mich zu binden. Das hatte phasenweise auch leicht autistische Züge, denn als Musiker bist du ohnehin immer allein im Übungszimmer und machst vieles allein. Wenn ich dann mit meiner Familie oder später mit meiner Freundin zusammen war, war ich oft abwesend, konnte kaum über etwas anderes sprechen und hatte immer im Kopf, dass ich ja noch üben muss, damit das nächste Konzert gelingt, damit ich ja keinen Fehler mache. Meine Umgebung hat das natürlich bemerkt und anfangs auch entschuldigt, weil ich in ihren Augen eben nervös war. Sie haben mir geraten, mich doch mal zu entspannen und mir nicht so einen Kopf zu machen. Ich solle doch mal einen Tag nicht üben und versuchen abzuschalten. Da habe ich mich aber nicht verstanden gefühlt. Ich hatte keine Ahnung, wie ich das machen sollte, dazu war ich viel zu verbissen. Mein Perfektionismus und mein Bestreben, jedem zu gefallen, das ist eine explosive Mischung, dadurch wird die Angst noch potenziert. Der Perfektionismus und die sehr hohen Ansprüche, die ich an mich stelle, sind gepaart mit sehr viel Sturheit. Ich gebe nicht so schnell auf.

Ich erinnere mich noch an meinen ersten Wettbewerb bei »Jugend musiziert« mit 13 Jahren. Da habe ich zum ersten Mal gemerkt: Oh, das ist schon anders, wenn da Leute sitzen und zuhören und dich bewerten. Zunächst habe ich das immer wieder verdrängt, mir eingeredet, es wäre nur eine Phase, die vorbeiginge. Es würde schon besser werden, wenn ich älter werde und mehr Erfahrung habe, wenn ich technisch versierter bin in meinem Spiel. Ich habe das immer nur noch verdrängt und mich nicht damit auseinandergesetzt, was da jedes Mal abgelaufen ist, wenn ich aufgetreten bin. Und dann wurde es immer schlimmer.

Mit 18 Jahren hatte ich ein kleines Klassenvorspiel im Konservatorium. Ich war einmal mehr gar nicht zufrieden mit meiner Leistung, habe die Töne nicht so bekommen, wie ich wollte, habe gezittert … Nach dem Vorspiel bin ich sehr mürrisch und verbissen von der Bühne abgegangen und dann rausgelaufen. Jeder konnte sehen, wie unglaublich zornig ich war. Ich habe die Noten zerknüllt und in den Müll geworfen und bin rausgerannt. Dann bin ich einfach weggefahren, in einem irren Tempo. Das war wirklich gefährlich, nicht nur für mich, auch für die anderen Verkehrsteilnehmer. Da wurde mir bewusst: Puh, das wird gefährlich. Auch meine Eltern und mein Lehrer haben deutlich reagiert und mich gewarnt, dass mein Verhalten jetzt Ausmaße annimmt, die sehr ungesund sind. Da bin ich zum ersten Mal zu einer Therapie gegangen, das waren aber nur wenige Sitzungen bei einer öffentlichen Einrichtung. Da hieß es: »Du machst dir ein bisschen zu viel Druck, du willst jedem gefallen. Also mach mal weniger und entspanne dich. Dann wird das schon wieder.« Aber das eigentliche Problem wurde nicht erkannt. Als ich wenig später bei einem Konzert als Solist für das Weihnachtsoratorium gebucht war, war ich so nervös, dass mein Hals einfach zuging, dass immer weniger Töne rauskamen. Ich war wie vom Blitz getroffen, wie paralysiert, total benommen, schon als das Konzert losging. Das steigerte sich dann noch, mein Schweiß floss überallhin, und aus der Trompete kam kein Ton mehr. Man hörte nur den Sänger und das Orchester, aber keine Trompete mehr. Ich habe bei jeder Passage versucht, mich neu aufzubäumen, aber es gelang mir nicht, es wurde nicht besser. Ich wollte am liebsten weinen, so schlimm war das. Ich spielte »Jauchzet, frohlocket«, aber mir war zum Weinen zumute. Das, was aus meiner Trompete kam, war so schlecht, es war mir richtig peinlich, sodass ich einfach rausgelaufen bin. Ich habe mich nicht mal getraut, nach der Gage zu fragen, so peinlich war mir das alles, so missglückt war der Auftritt aus meiner Sicht. Ich habe gemerkt, dass sich alle gefragt haben, wer das denn ist, ob da ein Anfänger spielt. Es war total misslungen.

Zu der Zeit litt ich vor und während der Auftritte an Herzrasen, an Schlafstörungen und schwitzigen Händen, die haben sogar den Lack meiner Trompete verfärbt. Aber ich hielt das alles noch immer für Lampenfieber. Dabei war doch längst klar, das ist kein Lampenfieber mehr. Ich habe geglaubt, es würde schon besser, wenn ich noch mehr übe und endlich fehlerfrei spiele. Also habe ich weiter total verbissen und kopflos geübt. Es gab ein extremes Auf und Ab, mal war ich überzeugt, ich kann das, wenn ich nur noch mehr übe, dann war ich so frustriert, weil ich mit dem Ergebnis nicht zufrieden war, und habe gedacht, ich höre auf, das macht ja alles keinen Sinn. Eigentlich liebe ich nichts mehr als meine Musik. Aber wegen meiner Auftrittsangst habe ich immer wieder daran gedacht, mit dem Trompetespielen aufzuhören und irgendetwas anderes zu machen, egal was. Hauptsache, die Angst hat ein Ende. Ich hatte schon eine Zusage für einen Studienplatz in Volkswirtschaft, aber kurz bevor es losging, habe ich einen Rückzieher gemacht. Es war einfach nicht meins, ich wollte nichts anderes tun als trompeten.

Die Schlafstörungen wurden mit der Zeit immer schlimmer, hinzu kamen noch Verdauungsprobleme, ein unregelmäßiger Stuhlgang. Die Symptome, die ich auf der Bühne hatte, kamen nun auch nachts: Mit Alpträumen und Schweißausbrüchen wachte ich auf. Es wurde so schlimm, dass meine Freundin sagte, jetzt müssen wir was machen. Das war vor drei Jahren. Ich bin dann zur Charité gegangen, wo ich die Diagnose »Angststörung« erhielt. Mein großes Glück war, dass es dort eine Anlaufstelle für Musiker gibt, das Kurt-Singer-Institut. Hier laufen alle Zahnräder zusammen, und ich bekam sehr schnell sehr gute Hilfe. Von da an besserte sich mein Zustand deutlich. Meine Angehörigen waren auch so froh, endlich zu wissen, was los ist mit mir. Sie fühlten sich bestätigt durch die Diagnose, genauso wie ich. Plötzlich ergab alles einen Sinn. Und sie hörten auf nachzubohren, warum es mir denn nicht gut geht. Seit ich eine feste Stelle in einem Orchester habe, ist es noch einmal wesentlich besser geworden. Und ich habe mich bewusst entschieden, eine feste Stelle zu suchen, wo ich nicht als Solist, sondern als zweite Trompete eingesetzt bin. Da fühle ich mich viel wohler. Die Auftrittsangst ist noch da, aber wesentlich weniger, sie ist wie ein Passagier, ein stiller Begleiter. Sie wird auch nicht ganz weggehen, aber ich lerne, damit umzugehen. Wenn ich heute sehe, ein extra Konzerttermin wird mir zu viel, sage ich ihn einfach ab. Ich rede auch viel mit anderen über meine Ängste, das hilft mir. Männern fällt es ja oft noch schwerer, sich Ängste einzugestehen und sich helfen zu lassen. Aber das Problem habe ich zum Glück nicht.

Was bedeutet eine spezifische Phobie für das Umfeld?

Die Einschränkungen und Belastungen, die Bezugspersonen von Menschen mit einer spezifischen Phobie erleben, können sehr unterschiedlich sein und hängen nicht nur vom Schweregrad, sondern auch von der Art der Phobie ab. Welche Relevanz hat die phobisch besetzte Situation oder das gefürchtete Objekt für das soziale Umfeld? Wenn beispielsweise der Partner eines von einer Höhenphobie betroffenen Menschen ebenfalls kein Freund von Bergwandern ist, einen Turm nur in Ausnahmefällen besteigt und nicht auf die Idee kommen würde, einen Klettergarten zu besuchen, wird die Erkrankung ihn bzw. die Beziehung wahrscheinlich nur wenig tangieren. Lernt jedoch eine Hundeliebhaberin, die mehrere Doggen besitzt, jemanden kennen, der unter einer ausgeprägten Kynophobie (Angst vor Hunden) leidet, kann dies eine Herausforderung für die sich anbahnende Partnerschaft oder Freundschaft darstellen. Wie bei der sozialen Phobie kann auch bei einer spezifischen Phobie die jeweilige Symptomatik und vor allem die damit verbundene Erwartungsangst sowie das Sicherheits- und Vermeidungsverhalten dazu führen, dass das Leben von Dritten stark eingeschränkt wird, und so die Beziehung zu Partnern und Freunden, aber auch zu Kindern oder Eltern beeinflussen. Claudia Fischer-Altmann berichtet, wie sie die Auftrittsangst ihres Sohnes Jean erlebt hat.

Claudia Fischer-Altmann, 54 Jahre, Mutter von Jean Fischer (Diagnose: spezifische Phobie, Auftrittsangst)

Dass mein Sohn an einer Angststörung leidet, wusste ich bis vor kurzem nicht. Ich wäre früher auch nicht auf die Idee gekommen, dass es sich um eine Angststörung handelt. Was ich immer schon bemerkt habe, schon sehr früh, ist, dass er sehr, sehr ehrgeizig ist. Das fing schon vor der Schule an und ging in der Grundschule weiter, wenn er mit seinem Freund um die besten Noten konkurriert hat. Er wollte immer der Beste sein, immer die volle Punktzahl haben. Wo dieser Ehrgeiz herkam, konnten wir uns nicht erklären. Weder sein Vater noch ich sind besonders ehrgeizig, schon gar nicht in der Schule.

Ich hatte nicht erwartet, dass sich dieser Ehrgeiz später mit der Musik so zuspitzen würde. Beim Trompetespielen ist er regelrecht ausgeartet. Und es kam so eine Ängstlichkeit dazu. In der Schule hatte er nie Angst vor Prüfungen. Aber im Zusammenhang mit seiner Musik hat sich das anders entwickelt. Ich erinnere mich an eine Prüfung mit der Trompete, da hat er vorgespielt. Dann bekam er das Ergebnis und hat sofort auf die Punkte geschaut. 60 waren möglich, er hatte nicht alle Punkte. Und dann ist er vollkommen ausgerastet, hat die Noten auf den Boden geschmissen und ist rausgerannt. Das war richtig komisch, wie er da reagiert hat. Ich weiß nicht, ob das etwas mit Angst zu tun hatte, damit, nicht so perfekt zu sein. Wir haben das nicht verstanden, weil die Note ja immer noch sehr gut war, er hat einen ersten Preis gemacht und war der Beste der Klasse. Aber er war nicht zufrieden mit sich. Das ist, glaube ich, sein größtes Problem: Er ist nie mit sich zufrieden.

Um seinen 18. Geburtstag war es dann schon ziemlich stark. Doch auf mich wirkte es weniger wie Angst, sondern eher wie ein kleines Burnout. Da hatte er ein paar Gespräche mit einem Psychologen, den wir privat kannten. Danach hatte es sich etwas gelegt. Aber es kam

immer mal wieder. Wann genau das angefangen hat, kann ich gar nicht sagen. Es kam immer so phasenweise. Rückblickend ist mir aufgefallen, dass seine Pubertät sehr ruhig verlaufen ist. Bei ihm kam die Pubertätskrise eher später. Er hatte als Teenager schon mal Schwankungen, aber nicht so schlimm. Er hat sich ganz auf seine Trompete konzentriert. Schon mit neun Jahren hat er in einem Schulaufsatz geschrieben, dass er mal Trompeter werden will. Später hat er sogar mit dem Fußballspielen aufgehört, was er auch sehr gut und gern tat, damit er weiter als Jungstudent am Konservatorium unterrichtet werden konnte. Es war für ihn gar keine Frage, dass er sich fürs Trompetespielen entscheidet.
Sein Ehrgeiz zeigt sich vor allem während der Proben und wenn er auftreten muss. Er übt extrem viel, hat immer seine Trompete dabei, auch im Urlaub. Er wird nervös, wenn er nicht proben kann. Schon als Kind mussten wir ihn manchmal bremsen, weil er so viel geübt hat. Und wenn mal ein Auftritt nicht so lief, wie er es sich vorgenommen hatte, war es ganz schlimm. Einmal ist er als Solist bei einem Konzert aufgetreten. Da lief es wirklich nicht so gut, das haben wir als Eltern auch gemerkt, aber andere vielleicht nicht. Ich weiß nicht, ob er wegen der Angst nicht so gut spielte oder keinen guten Tag hatte, das kann ja mal sein. Jedenfalls lief er danach regelrecht weg, ist mit seinem Auto einfach auf und davon, ohne beim Schlussapplaus noch mal auf die Bühne zu kommen. Er schickte eine SMS, dass er jetzt nach Hause fährt, weil er sich so blamiert hat und nicht mehr kann. Vor einer solchen Situation habe ich heute noch manchmal Angst, dass er als Solist vorspielt und noch einmal so etwas pas-

siert, unter dem er so leidet. Wenn ich im Publikum sitze und er hat einen kleinen Solopart im Orchester zu spielen, erwische ich mich noch heute dabei, dass ich mitzittere und hoffe, dass alles gut geht.

Phasenweise haben sein Ehrgeiz und seine spätere Angst unsere Mutter-Sohn-Beziehung ganz schön belastet. Wir alle in der Familie haben ihn immer sehr unterstützt. Aber manchmal kamen wir einfach nicht mehr an ihn ran. Obwohl er eigentlich ein sehr kommunikativer Junge ist, er schreibt uns viele SMS, schickt allerlei Fotos, wenn er unterwegs ist und ein Vorspiel hat. Aber wenn er so fixiert war auf seine Musik und nicht zufrieden war mit einem Vorspiel, dann konnte man gar nicht mehr mit ihm reden. Er hat sich geweigert, mit mir oder anderen zu reden, hat sich total verschlossen. Das fand ich sehr belastend, weil ich gern über alles reden und solche Missstimmungen aufklären will. Schließlich wollte ich ihm ja helfen. Aber das hat ihm nicht geholfen. Er wollte allein sein und hat sich zurückgezogen. Ich fühlte mich dann so hilflos. Irgendwann kam er dann und hat geweint oder auch geschrien. Aber erst mal hat er sich völlig zurückgezogen. Aus der Ferne war es besonders schlimm für mich, mit seiner Verschlossenheit umzugehen. Er will dann niemanden, der bei ihm ist oder ihm hilft, auch Freundinnen und Freunde nicht.

Eine Zeitlang hat die Situation auch die Beziehung mit meinem Mann belastet, weil wir damit sehr unterschiedlich umgegangen sind. Mein Mann war da rationaler, hat gemeint, unser Sohn muss jetzt schauen, dass er auf eigenen Beinen steht und allein damit klarkommt. Das fiel mir als Mutter sehr schwer, weil ich da eher eine »Glucke«

bin. Ich selbst habe viel mit Freundinnen darüber geredet. Das tat mir sehr gut. Eine der Freundinnen ist Verhaltenstherapeutin, das hat mir sehr geholfen. Sie konnte mich gut aufbauen.
Heute denke ich, dass es auch Zukunftsängste sind, die ihn belasten. Seit er eine feste Stelle in einem Orchester hat, ist er viel ruhiger geworden und nicht mehr so ehrgeizig. Ich glaube, es hat ihn auch sehr belastet, nicht zu wissen, wie es beruflich weitergeht, und von den Eltern finanziell noch irgendwie abhängig zu sein. Jetzt ist unsere Beziehung wesentlich besser und entspannter geworden. Ich sehe jetzt, wie wichtig es ist, in solchen Situationen Geduld zu bewahren. Man darf nicht alles zu persönlich nehmen und nicht zu viel grübeln, ob es die eigene Schuld ist, dass der Sohn Angst hat. Ich bemühe mich, ihm gut zuzuhören, wenn er reden will, und zu respektieren, wenn er mit sich allein sein will. Das fällt mir aber immer noch schwer.

Die Trennungsangst

Die Trennungsangst im Erwachsenenalter ist eine der zwei »neuen« Angsterkrankungen, die in die letzte Überarbeitung der internationalen Klassifikation der Krankheiten, die ICD-11, erstmalig aufgenommen wurden. Trotzdem ist die Trennungsangst an sich natürlich kein neues Phänomen – und krankhaft ist sie auch nicht in jedem Fall. Bei Kindern etwa ist die Trennungsangst bereits lange bekannt und im Rahmen der kindlichen Entwicklung völlig normal, solange sie im richtigen Alter und ausschließlich vorübergehend auftritt. Nahezu alle Kinder protestieren im Alter zwischen sechs Monaten und anderthalb Jahren mehr oder weniger stark, wenn sich ihre Eltern oder andere nahe Bezugspersonen räumlich von ihnen entfernen.

Wahrscheinlich hat dieses Verhalten eine evolutionäre Grundlage, da Kinder in diesem Alter einerseits in der Lage sind, ihre Bezugspersonen optisch als ihre Versorger und Beschützer zu identifizieren, sich aber andererseits noch nicht selbst versorgen oder schnell genug aus einer Gefahrensituation befreien können. Entsprechend schreien und weinen Kinder in Trennungssituationen und hören erst auf, wenn die Bezugsperson wieder vor Ort präsent und sichtbar ist.

Hält eine Trennungsangst jedoch über dieses Alter hinaus an oder beginnt sogar erst danach, ist sie nicht mehr im entwicklungspsychologisch »normalen« Bereich. Zur Krankheit wird die Trennungsangst, wenn sie die Betroffenen beziehungsweise die Bezugspersonen belastet oder beeinträchtigt. Studien konnten zeigen, dass der Beginn einer solchen pathologischen Trennungsangst im Kindesalter meist um das siebte Lebensjahr beginnt und häufig bis zur Pubertät wieder abnimmt. In diesem Alter können Kinder ihre Ängste bereits gut verbalisieren und äußern oft die Befürchtung, dass die Eltern in ihrer Abwesenheit einen Unfall haben oder Opfer eines Verbrechens werden könnten. Entsprechend häufig ist der Gang zur Kita oder Schule mit Schreien oder Aggressionen verbunden, und meist muss ein Elternteil dabei sein, wenn das Kind Freunde besucht oder bei Verwandten bleiben soll. Typisch für die Trennungsangst im Kindesalter sind auch körperliche Beschwerden wie Bauch- oder Kopfschmerzen, die sich schon im Vorfeld einer bevorstehenden Trennung einstellen und später noch einmal intensivieren können. Sie zeigen auf körperlicher Ebene das erhöhte Angst- und Stresslevel an, das durch die Trennung entsteht.

Es ist leicht vorstellbar, dass die beschriebene Symptomatik die Kinder stark belastet und die Ausbildung sozialer Beziehungen massiv behindern kann. Zudem können insbesondere die Einschränkungen des Aktionsradius und der Lebensqualität das Verhältnis der Eltern zu ihrem Kind negativ beeinflussen. Auch die Partnerschaft der Eltern wird auf eine Probe gestellt, vor allem dann, wenn unterschiedliche Ansichten in Bezug auf den »richtigen« Umgang mit der Symptomatik oder mit dem Kind bestehen.

Auch Erwachsene sind betroffen

Eine Trennungsangst kann als eigenständige Krankheit bis in das Erwachsenenalter anhalten und in einigen Fällen auch erst im Erwachsenenalter beginnen. Aktuelle Daten weisen sogar darauf hin, dass eine bei Erwachsenen diagnostizierte Trennungsangst in etwa 40 Prozent der Fälle erstmals nach Vollendung des 18. Lebensjahres aufgetreten ist. Bei Erwachsenen beziehen sich die Trennungsängste in der Regel aber nicht mehr auf die Eltern, sondern auf Personen, die für die Betroffenen in diesem Lebensabschnitt am wichtigsten sind. Insbesondere die Partner, Kinder oder auch Geschwister stehen im Fokus der Ängste.

Meist unabhängig von der Situation leiden die Betroffenen häufig unter der Sorge, dass sie ihre Bezugspersonen verlieren könnten, etwa durch einen Unfall oder ein Gewaltverbrechen. Insbesondere in Situationen, in denen eine längere räumliche Trennung bevorsteht oder vollzogen wird, beispielsweise durch eine Geschäfts- oder Urlaubsreise des Partners oder einen Auslandsaufenthalt der Tochter, steigert sich die Sorge der Betroffenen noch einmal deutlich und wird zur ganz konkreten Angst. Bei vielen ist zur Aktivierung der Trennungsängste jedoch keine »Ausnahmesituation« erforderlich, sondern sie werden bereits durch den alltäglichen Weg zur Arbeit, zur Schule oder zum Wochenendeinkauf ausgelöst. Die umgekehrte Situation ist meist ein ebenso großes Problem. Für Betroffene ist es sehr schwer oder sogar unmöglich, Bezugspersonen allein zurückzulassen. Viele Betroffene vermeiden oder verweigern es, alltägliche Dinge alleine zu erledigen oder generell ohne ihren Partner oder ihre Kinder das Haus zu verlassen, um stets bei ihnen sein zu können.

Im Rahmen einer nicht zu umgehenden Trennungssituation kann sich die Angst bis hin zu Panikattacken steigern, und es setzt meist ein Rückversicherungsverhalten ein – sehr ähnlich dem der generalisierten Angststörung. Die Betroffenen halten meist telefonisch Kontakt zu ihren Bezugspersonen, um sich stets rückzuversichern. Weitere Ähnlichkeiten zur GAS sind Ein- und Durchschlafstörungen, die sich auch hier durch angstbesetzte Gedankenschleifen in Bezug auf die Trennung oder einen möglichen Verlust einstellen, sowie meist mehr oder weniger dauerhaft vorhandene körperliche Stresssymptome. Anders als bei der GAS beziehen sich die Ängste jedoch ausschließlich auf den Aspekt der Trennung, und es existieren keine nennenswerten Sorgen in Bezug auf weitere Lebensbereiche.

Für Deutschland liegen noch keine Zahlen hinsichtlich der Häufigkeit der Trennungsangst bei Erwachsenen vor. Eine große US-amerikanische Studie konnte zeigen, dass etwa ein Prozent der Allgemeinbevölkerung in den USA die Diagnosekriterien erfüllt. Wie für die meisten Angsterkrankungen sind auch bei der Trennungsangst sowohl im Kindes- als auch im Erwachsenenalter mehr weibliche als männliche Personen betroffen. Allerdings relativiert sich das mit zunehmendem Alter, und aktuelle Studienergebnisse deuten sogar darauf hin, dass ein Erkrankungsbeginn nach dem 18. Lebensjahr mehr Männer als Frauen betrifft.

Wie sich eine Trennungsangst, die erst im frühen Erwachsenenalter entstanden ist, auf das Leben von Hanna Stamm auswirkt, erzählt sie auf den folgenden Seiten.

Hanna Stamm, 35 Jahre, Erzieherin
Mein Leben mit einer Trennungsangst

Angefangen hat alles mit der Trennung meiner Eltern vor 16 Jahren. Sie haben sich nach 25 Jahren auf sehr unschöne Weise getrennt, das kam für mich völlig unerwartet. Sie waren als Eltern und als Paar immer ein Vorbild für mich, deshalb hat mich das total überrascht. Ich hatte eine schöne Kindheit und ein sehr gutes Verhältnis zu meinen Eltern. Ihre Trennung hat das angeknackst. Meine Mutter war auf einmal weg, bei ihrem neuen Partner. Gleichzeitig ist auch meine ältere Schwester ausgezogen. Dann war ich allein mit meinem Vater und meinen beiden jüngeren Brüdern. Ich habe viel abfangen müssen, psychisch bei meinem Vater, und um meine Brüder habe ich mich noch mehr als sonst gekümmert. Der Kontakt zu meiner Mutter kam dann zwar wieder, aber sehr eingeschränkt und belastet. Zum Zeitpunkt der Trennung waren meine Brüder 14 und 16 Jahre alt. Mein Vater hat vieles schleifen lassen, er war mit allem überfordert. Meine Brüder haben einiges ausprobiert und gemacht, wo ein Vater hätte einschreiten müssen. Aber er tat es nicht, er war im Grunde ohnmächtig und mit seinem Schmerz beschäftigt.

Meine Brüder und ich haben meinen Vater zwei Jahre lang aufgefangen, waren für ihn da, auch nachts, wenn er uns gerufen hat, weil er reden wollte. Die Trennung hat ihn sehr mitgenommen, er konnte nicht mehr so arbeiten wie vorher, war viel zu Hause. Die ganze Situation war für uns alle sehr belastend. Ans Ausziehen war für mich gar nicht zu denken, das hätte mein Vater nicht zugelassen. Er hat immer betont, dass er mich braucht, dass wir vier der Rest der Familie sind. Dabei wurde meine große Schwester auch schon ausgeklammert, weil sie ja ausgezogen war. Ich habe schon Druck gespürt, aber andererseits wurde das Verhältnis zu meinem Vater dadurch inniger. Wenn ich zu der Zeit meiner Mutter gesagt habe, dass ich das alles nicht mehr packe, meinte sie, ich solle trotzdem versuchen auszuziehen. Aber da sah ich keine Möglichkeit. Wie sollte ich das denn machen? Mein Vater brauchte mich doch. Wäre ich ausgezogen, wäre ich sozusagen genauso »raus« gewesen wie meine Mutter und Schwester.

Zwei Jahre nach der Trennung ist mein Vater plötzlich schwer erkrankt und innerhalb kurzer Zeit dann auch verstorben. Zuerst hieß es noch, es wird alles wieder gut,

aber dann ist er nicht mehr aus dem Koma aufgewacht. Das Gericht hat dann alle Vollmachten auf mich übertragen, alles, was die Finanzen und seine Gesundheit betraf. Das hat mir mit 21 Jahren viel Druck gemacht, vor allem, als ich entscheiden musste, wie es mit ihm weitergeht. Dazu kam es dann aber doch nicht, denn die Ärzte konnten ihn wieder zurückholen. Doch nichts war mehr so wie vorher. Er hatte Speiseröhrenkrebs, und es blieb ihm nicht mehr viel Zeit. Ich war jeden Tag im Krankenhaus, habe dort fast gewohnt. Ich hatte immer das Gefühl, ich kann ihn doch nicht alleine lassen, er hatte ja sonst niemanden. Er wollte ja auch keinen Kontakt zu meiner Mutter, obwohl sie ihn gern gesehen hätte. Aber das durfte sie nicht. Als mein Vater dann wieder nach Hause kam, war er ein Pflegefall. Anfangs habe ich die Pflege noch selbst übernommen, aber das hat mich zunehmend überfordert, er konnte ja bald nichts mehr alleine machen. Deshalb habe ich mich um einen Pfleger bemüht, der sich um meinen Vater gekümmert hat, bis er zu Hause gestorben ist.
Im selben Jahr ist dann auch noch meine Mutter an Krebs erkrankt. Die Ärzte dachten nicht, dass sie es überleben wird, aber zum Glück hat sie es doch geschafft. Eine Zeitlang hatte ich befürchtet, dass wir beide Elternteile im selben Jahr verlieren. Das hat mich ziemlich geprägt. Vor zehn Jahren ist auch meine damalige Beziehung zerbrochen, weil mein früherer Freund mit der ganzen Situation bei mir nicht zurechtkam. Da fühlte ich mich, als ob noch ein Teil meines alten Lebens gestorben ist. In der Zeit habe ich zunehmend Angst entwickelt, dass den Menschen, die ich liebe, etwas passiert, dass mich alle verlassen.

Zwei Monate vor dem Tod meines Vaters bin ich ausgezogen. Ich wusste zu dem Zeitpunkt schon, dass wir das Haus verlieren würden. Nachdem mein Vater gestorben war, bin ich mit meinem jüngeren Bruder zusammengezogen, weil er ja niemanden hatte und auch nicht zu meiner Mutter konnte, die ja noch Krebs hatte. Irgendwie kam ich dann aus dieser Verantwortungsschiene gar nicht mehr raus. Da fing es auch an, dass mein Bruder mir immer sagen musste, wo er hingeht, und Bescheid geben musste, wenn er auf dem Rückweg war. Am Ende musste ich fast alles kontrollieren. War mein Bruder Milch kaufen, habe ich ihn angerufen, ob er an die Milch gedacht hat. Obwohl es ja nicht schlimm gewesen wäre, wenn nicht. Aber ich musste das irgendwie tun. Über all das konnte ich mit meinem Bruder immer sehr gut sprechen, das schätze ich sehr.

Vor acht Jahren bin ich dann ausgezogen, und ein sehr guter Freund ist zu meinem Bruder gezogen. Ich habe mir in der Nähe eine eigene Wohnung genommen. Das tat uns beiden gut, weil ich doch zu sehr in der Mutti-Rolle war. Das war einfach nicht gut und hat mich auch belastet. Das Alleineleben habe ich sehr genossen, aber es hat mir auch viel Angst gemacht. Bereits seit 13 Jahren hatte ich einen Kater, mein Vater hatte noch mit mir einen Namen ausgesucht. Der Kater hat mich all die Jahre begleitet, er war mein Ein und Alles, war mein ganzer Halt. Mit ihm ging es mir auch allein in der Wohnung gut, wir hatten ein ganz enges Verhältnis. Als ich anfing zu arbeiten, habe ich mir noch einen zweiten Kater geholt. Als der erste Kater vor zwei Jahren verstorben ist, war das für mich wirklich schlimm, das hat mich richtig umgehauen. Da habe ich ein richtiges Tief gehabt. Für mich war er einfach perfekt, er war sehr bezogen auf mich, hat sich immer zu mir hingelegt, gespürt, wenn es mir schlecht ging. Sein Tod war für mich emotional richtig heftig, fast noch schlimmer als der Tod meiner Oma zur selben Zeit. Sie wurde 96 Jahre alt und ist an Altersschwäche gestorben. Das war auch schlimm für mich, weil sie die Mutter von meinem Vater war. Mit ihr ist irgendwie noch der letzte Teil von ihm gestorben.

Dann ist auch noch eine Freundin von uns, die wir seit ihrer Geburt kennen, an Krebs erkrankt. Das war dann zu viel. Zuerst ist mein Bruder in eine psychosomatische Klinik gegangen, danach ich. Während dieser Zeit ist die Freundin verstorben. Zuerst hat meine Familie mir das nicht gesagt, um mich zu schonen und damit ich weiter in der Klinik bleibe. Ich habe ihnen dann versprochen, die Therapie fortzusetzen, aber nur, wenn ich zur Beerdigung darf.

Bis heute habe ich Angst, dass meine Mutter stirbt. Ich träume manchmal auch, dass meinem Bruder was passiert oder meiner Schwiegermutter, zu der ich ein sehr enges Verhältnis habe. Auch um meine sehr guten Freunde habe ich Angst. Ich mache mir Sorgen um sie, sie sollen mir schreiben, dass sie gut zu Hause angekommen sind. Aber bei meinem Mann ist es sehr exzessiv. Er muss da ganz schön was aushalten. Er muss mir immer sagen, wohin er fährt, wenn er angekommen ist und sich zwischendurch im Alltag mal melden. Er sagt aber, dass das für ihn okay ist. Wir sagen uns beide jeden Morgen, dass wir gut angekommen sind. Das brauchen wir beide irgendwie. Aber bei mir ist das schon sehr stark, ich habe auch zwischendurch Panikattacken, dass ihm was passiert, oder stelle mir vor, dass er nicht mehr da ist. Ich habe das Gefühl, ich kann gar nicht ohne ihn leben, was für ihn natürlich ein ganz krasser Druck ist, dass er mein ganzes Glück ist. Er sagt das zwar auch über mich. Trotzdem bleibt es meine größte Angst. Wir sind jetzt seit fünf Jahren zusammen, seit knapp vier Jahren verheiratet. Kennen tun wir uns aber schon seit zehn Jahren. Wir haben uns in der psychosomatischen Klinik kennengelernt, dort hat er seine damalige Freundin besucht. Ein paar Jahre später sind wir dann zusammengekommen.

Kürzlich musste er beruflich fast acht Stunden Auto fahren. Da hatte ich so eine Panik, dass ihm auf der Autobahn etwas passiert. Er hat den Führerschein auch erst seit zwei Jahren. Ständig habe ich ihm Nachrichten geschickt, obwohl ich ja wusste, dass er mir während der Fahrt nicht antworten kann. Ich habe ihm mitgeteilt, dass er nicht vergessen soll, Pausen zu machen, und mich anrufen soll, wenn er am Zielort angekommen ist.

Neben den Ängsten habe ich auch depressive Verstimmungen. Ich fange dann plötzlich an zu weinen, ohne genau zu wissen, warum. Mir schnürt es dann die Kehle zu, und ich habe Angst. Manchmal habe ich Angst vor der Zukunft generell, manchmal vor der Zukunft ohne meinen Mann … Früher hatte ich das manchmal ganz schlimm, da habe ich im Supermarkt plötzlich eine Panikattacke bekommen, geheult wie blöd und konnte nicht mehr sagen, als dass ich Angst habe. Mein Mann hält das zum Glück gut aus und gibt mir extrem viel Halt. Wir reden viel darüber, auch wie es ihm damit geht. Er sagt, es macht ihm nicht so Druck, ich kann das aber gar nicht richtig glauben. Er ist jedenfalls mein Ruhepol und erdet mich. Er hat mir noch nie das Gefühl gegeben, dass ich irgendwie falsch bin oder etwas nicht okay ist. Er hat immer akzeptiert, dass das zu meinem Leben gehört. Es tut uns gut, ganz viel miteinander zu reden, wirklich über alles.

Rückblickend wundere ich mich selbst ein bisschen, wie ich all die Jahre »funktioniert« habe. Ich hatte nur wenige Fehlzeiten im Beruf, habe mehrere Ausbildungen und Weiterbildungen abgeschlossen, immer mit sehr guten Ergebnissen. Eine wichtige Motivation war für mich, meinen Eltern zu zeigen, dass ich das schaffe. Heute kann ich mich aber besser abgrenzen, wenn ich merke, ich fange wieder an, mich zu viel um andere zu kümmern.

Was mir guttut, sind kleine Oasen im Alltag die ich mir geschaffen habe. Mit meinem Kater schmusen, ein Bad nehmen, mit Freunden reden. Ich habe heute akzeptiert, dass meine Angststörung eben eine Krankheit ist, ich nichts dafür kann und mich nicht dafür schämen muss. Es gehört einfach zu meinem Leben, ich habe halt diese Dinge erlebt.

Was bedeutet eine Trennungsangst für das Umfeld?

Menschen mit einer Trennungsangst sind stark auf ihre Bezugspersonen fokussiert, wodurch sich diese oft extrem vereinnahmt fühlen. Insbesondere die häufigen Kontrollen hinsichtlich des Aufenthaltsorts und Wohlergehens oder die Rückversicherungen bezogen auf die Intaktheit der Beziehung führen oft dazu, dass der Partner, die Kinder oder die Freundin einen Verlust von Autonomie beklagen und das Gefühl äußern, in der Beziehung nicht mehr frei atmen zu können. Dann geht der Sohn vielleicht für eine längere Zeit ins Ausland, die Partnerin nimmt eine »Auszeit«, oder der Freund will mal »eine Pause einlegen«. So werden auf paradoxe Weise die Befürchtungen der Betroffenen bestätigt oder weiter befeuert. Besonders schwierig ist der – aus Sicht der Bezugspersonen – »irrationale« Charakter der Ängste, dem auch mit vielen beruhigenden Gesprächen nicht beizukommen ist.

Wie Christoph Stamm mit der Trennungsangst seiner Frau lebt, erzählt er auf den folgenden Seiten.

Christoph Stamm, 30 Jahre,
Ehemann von Hanna Stamm
(Diagnose: Trennungsangst)

Ich wusste von Anfang an, dass meine Frau an einer Angststörung leidet. Wir haben uns in einer psychosomatischen Klinik kennengelernt, wo ich meine damalige Freundin besuchte, die dort ebenfalls als Patientin war. Erst einige Jahre später sind Hanna und ich zusammengekommen. Sie hat von Anfang an ganz offen über ihre Angststörung geredet, aber hautnah mitbekommen habe ich die Angst erst nach einem halben Jahr. Ich konnte das anfangs gar nicht richtig verstehen, was da bei ihr passiert. Aus einem nichtigen Anlass wird dann etwas Großes gemacht. Ich hatte ihr nicht erzählt, wo ich bin, und sie hat vergeblich versucht, mich telefonisch zu erreichen. Dabei war ich nur bei einem Freund und habe nicht aufs Handy geschaut. Sie aber dachte gleich an das

Schlimmste. Das konnte ich nicht verstehen und fand es erst mal nur übertrieben.
Anfangs dachte ich schon, was für ein Blödsinn, was soll denn das jetzt, dass meine Frau plötzlich solche Angst hat. Aber im Lauf der Jahre ist mein Verständnis dafür gewachsen. Es ist ganz klar, dass sie nichts dafür kann. Ich nehme viel Rücksicht auf die Erkrankung, treffe mich nicht so oft mit Freunden, wie ich es gern möchte – jedoch aus eigenem Willen. Ich stecke dann zurück und verbringe Zeit mit ihr. Aber nicht jeder meiner Freunde versteht das oder will es verstehen. Manche fragen dann: »Warum bist du denn schon wieder zu Hause? Kann sie nicht mal was alleine machen?« Nein, das kann sie eben nicht. Das ist für mich auch in Ordnung. Aber ich kann mir gut vorstellen, dass es in Beziehungen, wo das vielleicht anders läuft, irgendwann schon ein Problem werden kann. Dadurch, dass wir so viel miteinander reden und denselben Humor haben, gehen wir uns nicht auf die Nerven, egal wie oft wir uns sehen. Das macht schon viel aus.
Am meisten, glaube ich, kann ich sie unterstützen, wenn ich einfach für sie da bin. Meistens hilft ihr das. Sie sagt dann auch immer, dass sie mich braucht. Dadurch, dass wir über alles reden, ist es auch für mich besser nachzuvollziehen. Trotzdem passiert es immer mal, dass ich nicht weiterweiß, dass wir in der Situation gar nicht weiterkommen mit Reden. Dann nehme ich sie eben nur in den Arm, mache ihr einen Kakao oder sowas in der Art – und es hört irgendwann von alleine auf. Am Anfang war es wesentlich schlimmer mit den Ängsten, heute ist es schon deutlich besser geworden.

Stärker wurden die Ängste meiner Frau wieder, als ihr Bruder ins Ausland gegangen ist. Sie hat dann besonders viel Kontakt zu ihm gesucht und mir auch erzählt, wenn es schlimmer wurde mit ihrer Angst. Wenn sie nicht über ihre Gedanken redet, merke ich eigentlich nur an ihrer Stimmung oder indem sie plötzlich aus dem Nichts anfängt zu weinen, wie es ihr geht. Wenn ich dann frage, was los ist, erzählt sie, dass sie Angst hat. Sonst kriegt man das eigentlich nicht so mit. Das macht es ziemlich schwierig. Ich fühle mich zwar insgesamt schon eingeschränkt durch die Ängste meiner Frau, aber es geht für mich, es ist nicht dramatisch.

Meine Frau sucht auch viel Kontakt zu einzelnen Freundinnen, momentan vor allem zu einer bestimmten. Das finde ich ziemlich anstrengend, weil ich nicht jeden Tag jemanden sehen möchte, wenn ich abends von der Arbeit nach Hause komme. Da möchte ich lieber meine Ruhe und Zeit mit meiner Frau haben. Aber das ist dann nicht möglich, weil ihre Freundin bei uns ist. Ob ich will oder nicht, die Freundin ist eben da. Ich sag ihr das dann auch, dass ich gern mal wieder mehr Zeit mit ihr hätte oder mehr Ruhe haben möchte. Sie versteht das schon, aber sie braucht auch den Kontakt. Ich versuche zwar, das zu verstehen und nachzuvollziehen, aber es ist nicht so einfach. Ab und zu kommt es auch vor, dass die Situation für uns beide anstrengend wird. Dann sage ich ihr, dass ich das jetzt nicht will, dass jemand da ist. Für sie ist es in dem Moment aber wichtig, ihre Freundin da zu haben. und es fällt ihr schwer, ihre Bedürfnisse zurückzustellen. Dann eskaliert es eben mal, aber alles noch in einem verträglichen Rahmen.

Wenn sie nicht mehr aufhört zu weinen, fühle ich mich manchmal sehr hilflos. Dann weiß ich einfach nicht, was ich machen soll. Man kann einfach nichts machen, sitzt da und weiß nicht, was in ihr vorgeht. Alles, was ich vorschlage, lehnt sie ab. Ich grüble dann, warte, bis es vorbei ist, und bin einfach an ihrer Seite. Schwierig ist es vor allem abends, wenn sie eine Attacke hat und ich eigentlich schlafen muss, weil ich am nächsten Tag raus muss. Ich kann ja nicht einfach schlafen, während sie daliegt und weint. Sie fühlt sich dann schuldig, wenn ich wegen ihr nur drei Stunden Schlaf bekomme. Aber ich weiß ja, dass sie das nicht absichtlich macht.
Manchmal habe ich die Befürchtung, dass es wieder losgehen könnte, wenn ich mich mal verabrede mit Freunden. Dann hoffe ich, dass sie nicht wieder Panik bekommt. Am besten ist es, wenn ich meine Verabredungen lange vorher plane und ihr Bescheid geben kann. Dann kann sie sich darauf einstellen und leidet nicht unter der Situation. Aber spontan ist es sehr schwierig. Wenn ich mich mal kurzfristig mit meinem besten Freund verabrede und zu lange weg bin, dann fängt meine Frau an, sich Sorgen zu machen. Wenn sie mich dann wie früher gefühlte hunderttausendmal anruft, geht mir das schon aufs Gemüt. Ich werde dann auch mal ungehalten, da ich durch die Situation angespannt bin. Nicht immer konnte sie das verstehen, das ist aber viel besser geworden. Es ist auch nicht einfach, wenn wir mit Freunden weg sind und sie einen Weinanfall bekommt. Aber man gewöhnt sich an die Umstände. Die wirklich guten Freunde wissen Bescheid und können damit umgehen. Vieles wäre bestimmt einfacher, wenn die Menschen besser über die

Krankheit Bescheid wüssten, was das bedeutet, woran es liegt, wenn meine Frau urplötzlich anfängt zu weinen. Ich denke, das ist dann angenehmer für alle Beteiligten. Wenn die engsten Freunde Bescheid wissen, macht es das schon leichter für meine Frau und mich.

Selektiver Mutismus

Neben der Trennungsangst wurde auch der selektive Mutismus als »neue« Angsterkrankung in die internationale Klassifikation der Krankheiten, die ICD-11, aufgenommen, obwohl das teilweise Verstummen an sich kein neues Phänomen darstellt. Der selektive Mutismus ist charakterisiert durch eine mindestens vier Wochen andauernde Unfähigkeit, in bestimmten Situationen zu sprechen, in denen das Sprechen erwartet wird – wobei die Betroffenen in anderen Situationen durchaus sprechen. Die Betroffenen sind in der sozialen Kommunikation oder den schulischen oder beruflichen Leistungen beeinträchtigt, verfügen aber über normale sprachliche Fähigkeiten. Die Unfähigkeit zu sprechen hat also nichts damit zu tun, dass den Betroffenen Sprachkenntnisse fehlen, sie sich in der Sprache nicht wohlfühlen oder dass eine Kommunikationsstörung wie Stottern vorliegt. Auch ist die Symptomatik nicht auf eine andere psychische Erkrankung zurückzuführen, bei der ebenfalls ein vollständiges oder teilweises Verstummen auftreten kann, wie zum Beispiel bei Autismus oder einer Schizophrenie.

Begegnen Kinder mit selektivem Mutismus anderen Menschen in sozialen Situationen, dann beginnen sie kein

Gespräch oder zeigen kein wechsel- oder gegenseitiges Antwortverhalten, wenn sie angesprochen werden. Dies kann sowohl mit Erwachsenen als auch mit Kindern der Fall sein. Häufig sprechen Kinder mit selektivem Mutismus zu Hause mit nahen Angehörigen, oft jedoch schon nicht mehr vor engen Freunden oder entfernteren Verwandten.

Die Erkrankung ist häufig durch eine stark ausgeprägte soziale Angst gekennzeichnet. Oft weigern sich die Betroffenen, in der Schule zu sprechen, manchmal verwenden sie auch nonverbale Mittel der Kommunikation wie Zeigen, Schreiben oder Brummen. Typisch für dieses Krankheitsbild sind übermäßige Schüchternheit, Befangenheit in sozialen Situationen, soziale Isolierung sowie sozialer Rückzug und Anhänglichkeit. Häufig zeigen die Betroffenen aber auch zwanghaft anmutende Verhaltensweisen wie ein ausgeprägtes Bedürfnis nach Ordnung oder viele Rituale im Tagesablauf. Manchmal kommt es zu Wutanfällen oder leichtem oppositionellen Verhalten. Dann verhält sich das Kind etwas trotzig oder feindselig gegenüber Autoritätspersonen.

Insgesamt ist der selektive Mutismus eine seltene Erkrankung. Aktuelle Studien konnten zeigen, dass sich die Häufigkeit zwischen 0,03 und ein Prozent bewegt, wobei das Geschlecht oder die ethnische Gruppenzugehörigkeit keine Rolle zu spielen scheint. Allerdings sind jüngere Kinder eher betroffen als Jugendliche oder Erwachsene. Der Beginn eines selektiven Mutismus liegt häufig vor dem fünften Lebensjahr. Oft wird die Erkrankung aber erst mit dem Schuleintritt relevant, wenn vermehrt soziale Interaktion notwendig ist und Leistung gefordert wird.

Die Erkrankung kann zwar unterschiedlich lange dauern, nimmt mit zunehmendem Lebensalter aber meist an

Schwere ab und ist bei älteren Erwachsenen äußerst selten. Besteht gleichzeitig eine soziale Angststörung, bleibt diese jedoch oft auch im Erwachsenenalter bestehen. Sie ist auch die häufigste Erkrankung, die einen selektiven Mutismus begleitet, gefolgt von anderen Angsterkrankungen wie Trennungsangst und spezifischen Phobien. Ein selektiver Mutismus kann die soziale Entwicklung stark beeinträchtigen, da die Interaktion mit anderen häufig eingeschränkt ist beziehungsweise nicht erlernt wird. Das kann neben einer sozialen Isolation auch dazu führen, dass Kinder gehänselt werden.

Angststörungen und ihre Symptome

Generalisierte Angststörung
Generalisierte und anhaltende Angst, nicht auf bestimmte Umgebungsbedingungen oder Situationen beschränkt, »frei flottierend«. Vor allem Sorgen und Befürchtungen, die häufig die Familie, Gesundheit, Finanzen, Schule oder Arbeit betreffen, verbunden mit Muskelspannung, Unruhe, Aktivierung des sympathischen Nervensystems, Nervosität, Konzentrationsstörungen, erhöhter Reizbarkeit und Empfindlichkeit oder Schlafstörungen.

Panikstörung
Wiederholt und unerwartet auftretende Panikattacken. Panikattacken sind zeitlich begrenzte Episoden intensiver Angst oder Besorgnis mit plötzlich auftretenden Symptomen wie Herzrasen (Palpitationen),

beschleunigtem Puls, Schwitzen, Zittern, Atemnot, Brustschmerzen, Benommenheit, Hitze- oder Kältegefühl, Todesangst, Angst, die Kontrolle zu verlieren, einen Herzinfarkt oder Ähnliches zu erleiden oder zu sterben. Diese Panikattacken haben für den Betroffenen Konsequenzen, etwa im Sinne einer Erwartungsangst oder eines Vermeidungsverhaltens.

Agoraphobie/Platzangst
Übersteigerte Angst und Furcht vor oder in Situationen, in denen Flucht nicht jederzeit möglich ist oder Hilfe nicht jederzeit verfügbar ist, etwa in öffentlichen Verkehrsmitteln, Menschenmengen, weit entfernt von zu Hause, in Geschäften, Theatern oder beim Schlangestehen. Beständige Sorge vor diesen Situationen aufgrund der Angst vor negativen Erfahrungen wie Panikattacken oder beeinträchtigenden oder peinlichen Symptomen (heftiges Schwitzen). Die Situationen werden aktiv vermieden oder nur mit großem Unwohlsein und großer Überwindung aufgesucht.

Panikstörung mit Agoraphobie
Unerwartete Panikattacken sowie Agoraphobie/Platzangst. Bei starker Vermeidung manchmal keine weiteren Panikattacken mehr.

Soziale Phobie
Ausgeprägte und übersteigerte Angst vor sozialen Situationen oder sozialen Interaktionen. Häufig begleitet von der Sorge, negativ bewertet zu werden oder sich peinlich zu verhalten. Die Situationen wer-

den vermieden oder nur unter intensiver Angst und Anspannung ertragen.

Spezifische Phobie
Ausgeprägte und übersteigerte Angst vor bestimmten Situationen oder Objekten, wie bestimmten Tieren, Höhe, Fliegen, beengenden Räumen, Blut oder Verletzungen.

Trennungsangst
Übersteigerte Angst vor der Trennung von wichtigen Bezugspersonen. Häufig im/seit dem Kindesalter, kann jedoch auch im Erwachsenenalter erstmalig auftreten.

Selektiver Mutismus
Unfähigkeit, in bestimmten Situationen zu sprechen, während dies in anderen Situationen kein Problem ist. Tritt meist in der Kindheit auf, kann jedoch im Erwachsenenalter fortbestehen.

Mögliche Folgen von Angststörungen

Menschen mit Angsterkrankungen leiden manchmal auch an anderen psychischen Erkrankungen oder beschreiben problematische Verhaltensweisen, die auf die hohe psychische Belastung durch die Angst zurückzuführen sind. In diesem Zusammenhang sind die Depression und der Konsum von Substanzen mit Suchtpotenzial zwei besonders wichtige Faktoren.

Depression als Folgeerkrankung

Studien konnten zeigen, dass viele Betroffene, die an einer Angsterkrankung leiden, während des Krankheitsverlaufs mindestens einmal an einer Depression erkranken. In der Regel entwickelte sich die Depression erst nach oder infolge der Angsterkrankung. Diese Beobachtung können wir aus unseren Erfahrungen, die wir im Rahmen der Sprechstunde in der Angstambulanz der Charité sammeln konnten, bestätigen. Relativ viele Betroffene, die zu uns kommen, beschreiben oder zeigen zusätzlich zu ihrer jeweiligen Angsterkrankung seit mindestens zwei Wochen eine typische Symptomkonstellation, die aus folgenden Merkmalen besteht: gedrückte Stimmung, Verlust von Antrieb und Motivation, reduzierte Fähigkeit, sich zu freuen, Interessenverlust, verringerte Konzentrations- und Merkfähigkeit, reduzierter Appetit, Veränderungen des Sexuallebens (etwa Libidoverlust, Orgasmus- oder Erektionsschwierigkeiten) sowie Ein- und Durchschlafstörungen. Damit sind die Kriterien einer – in diesem Fall mittelschweren bis schweren – depressiven Episode erfüllt.

Die meisten der Betroffenen berichten dann im Rahmen der Anamnese, also der Erhebung ihrer Vorgeschichte, dass sich die depressive Symptomatik im Anschluss an die Angsterkrankung entwickelt hat und dass sie die Angst auch als ursächlich für die Entstehung der Depression ansehen. Sie erzählen eindrücklich und emotional, wie die Belastung und Beeinträchtigung aus den wiederholten und nicht kalkulierbaren Panikattacken oder den überbordenden Sorgen zur Entwicklung der Depression beigetragen haben. Aber auch Patientinnen und Patienten mit einer sozialen Angststörung oder einer Agoraphobie schildern häufig gut nachvollziehbar, wie sie sich durch ihre immer mehr Raum einnehmenden Ängste beziehungsweise durch das jeweils spezifische Vermeidungsverhalten zunehmend sozial isoliert und ihren Aktionsradius eingeschränkt hätten. Sie hätten liebgewonnene Aktivitäten aufgegeben, und ihre Lebensqualität sei schließlich nahezu gegen null gegangen. Im Laufe der Zeit haben die Betroffenen dann nach eigenen Aussagen im wahrsten Sinne des Wortes immer mehr der Vergangenheit nachgetrauert, die Stimmung sei immer schlechter geworden, und schließlich hätten sich nach und nach die anderen Charakteristika der Depression eingestellt.

Es ist wichtig zu wissen, dass sowohl die Angsterkrankungen als auch die Depression zu den »stressreaktiven« psychischen Erkrankungen gehören, also zu denjenigen, bei denen Stress in der Entstehung und Aufrechterhaltung eine wichtige Rolle spielt. (Über die Rolle von Stress bei Angsterkrankungen werden wir in Kapitel 3 noch ausführlich sprechen). Bei beiden Erkrankungen ist die Wirksamkeit des Botenstoffs Serotonin gestört, der im Gehirn eine Schlüsselfunktion bei der Regulierung von Stress und Emotionen innehat. Und hier beißt sich die Katze in den Schwanz: Bei Menschen, die aufgrund einer erhöhten Stressempfindlichkeit eine Angsterkrankung entwickelt haben, entsteht durch die krankheitsbedingte Belastung und Beeinträchtigung ein wiederum deutlich erhöhtes Stresslevel. Dieses kann durch die bereits bestehende Stress(über) -empfindlichkeit vergleichsweise schlecht kompensiert werden, was die Entstehung einer Depression gerade bei diesen Personen begünstigt. Andererseits lassen sich gerade wegen der Gemeinsamkeiten in den biologischen Ursachen sowohl eine Angsterkrankung als auch eine Depression in der Regel mit denselben medikamentösen Mitteln wirksam behandeln. Auch die kognitive Verhaltenstherapie ist sowohl bei Angststörungen und bei der Depression die Psychotherapiemethode der ersten Wahl und bei beiden Erkrankungen sehr wirksam.

Der Konsum von Alkohol

Angsterkrankungen können zu einem problematischen Konsum von Substanzen mit Suchtpotenzial führen – insbesondere dann, wenn die emotionale Belastung durch eine zusätzliche Depression noch einmal stark gestiegen ist. Dabei spielt Alkohol vergleichsweise oft eine wichtige Rolle, besser gesagt wird er mit der Zeit für einige Betroffene zum stetigen Begleiter. Das liegt vor allem daran, dass Alkohol kurzfristig einen angstreduzierenden und entspannenden Effekt hat. Die meisten Menschen kennen das aus eigener Erfahrung: Nach zwei, drei Gläschen fühlt man sich leichter, lockerer und traut sich etwas, das man nach dem Genuss der gleichen Menge Mineralwasser eher nicht tun würde. Auch berichten viele, dass die Wirkung von Alkohol einen gewissen mentalen Abstand zum Alltag herstellt – und damit häufig auch zu den psychischen Belastungen und Ängsten.

Deshalb ist es durchaus nachvollziehbar, dass Menschen mit einer Angsterkrankung besonders empfänglich für die »Vorzüge« von Alkohol sein können. Vielleicht ist es für jemanden mit einer sozialen Angststörung erst nach einigen Gläsern Bier, Sekt oder Wein möglich, die Partnerin oder den Partner zu einer Feier zu begleiten und dort mit anderen Gästen unbefangen zu sprechen. Auch macht Alkohol es möglicherweise leichter, ein Bewerbungsgespräch zu meistern oder die Quartalszahlen vor Kolleginnen und Kollegen zu präsentieren. Und das »Gläschen danach« hilft vielleicht dabei, eine gefühlte Blamage wie das Stottern während einer Prüfung zumindest kurz zu vergessen. Speziell bei einer Agoraphobie kann ein moderater Alkoholspiegel dazu führen, dass der Weg zur Arbeit oder zu Bekannten mit den öffentlichen Verkehrsmitteln nun doch zu bewältigen ist und man so Konflikten am Arbeitsplatz oder einer zunehmenden sozialen Isolierung entgegenwirken kann. Schließlich lassen sich – zumindest subjektiv – auch die Sorgen bei der GAS oder der Trennungsangst sprichwörtlich »ertränken«, weshalb gerade der Alkoholkonsum am Abend in diesen Patientengruppen kurzfristig sogar zu einer verbesserten Schlafqualität führen kann.

Aus all diesen Gründen kann es schnell passieren, dass ein unbedenklicher Konsum von Alkohol überschritten wird. Dieser bewegt sich nach den gegenwärtigen Empfehlungen der Deutschen Hauptstelle für Suchtfragen bei einer maximalen Tagesmenge von 24 Gramm für Männer und 12 Gramm für Frauen, was etwa einem Viertel- beziehungsweise einem Achtelliter Wein entspricht – bei zwei trinkfreien Tagen pro Woche. Wird dieser Wert regelmäßig überschritten und steigt die Trinkmenge und/oder die Trinkhäufigkeit an, kann es zu einem riskanten Konsum und schließlich zu einem schädlichen Gebrauch von Alkohol kommen. Dies bedeutet, dass aufgrund seiner angstreduzierenden Wirkung weiterhin Alkohol konsumiert wird, obwohl bereits negative körperliche und/oder soziale Folgen eingetreten sind. Zum Beispiel sind die entsprechenden Leberwerte auffällig, oder der Chef hat einen aufgrund der nicht zu überriechenden »Fahne« angesprochen oder verwarnt. Im ungünstigsten Fall kann diese Entwicklung in einer Alkoholabhängigkeit münden. Diese ist durch eine Reihe von Kriterien gekennzeichnet, die unter anderem folgende Aspekte umfassen: die »Toleranzentwicklung« (es muss eine immer größere Menge Alkohol konsumiert werden, um die gleiche Wirkung zu erzielen), den »Kontrollverlust« (es kann nicht mehr gesteuert werden, wo, wann und wie viel Alkohol konsumiert wird) und ein »Entzugssyndrom« (bei abruptem Weglassen des Alkohols stellt sich eine Symptomatik ein, die unter anderem durch Zittern, Schwitzen, Übelkeit, Blutdruckanstieg und starke Unruhe gekennzeichnet ist).

Eine Alkoholabhängigkeit macht es extrem schwer, die Angsterkrankung zu behandeln. Insbesondere eine wirksame Psychotherapie wird in vielen Fällen unmöglich. Denn gerade die Durchführung von mental herausfordernden, aber sehr wichtigen Therapieabschnitten wie eine Angstprovokation im Rahmen der Expositionstherapie (siehe Kapitel 4) führt bei einer Alkoholabhängigkeit häufig dazu, dass aufkommende Ängste oder andere negativ besetzte Emotionen durch den Konsum von Alkohol »heruntergedrückt« werden, wodurch eine effektive Bearbeitung blockiert wird. Deshalb sind bei einer bestehenden Alkoholabhängigkeit in der Regel zunächst ein ambulanter oder stationärer Alkoholentzug und eine sich daran anschließende stabile Abstinenzphase von mehreren Wochen bis Monaten notwendig, bevor die zugrundeliegende Angsterkrankung wirksam behandelt werden kann.

Die Einnahme von Beruhigungsmitteln

Ein zweites Problem sind der Gebrauch, Missbrauch oder die Abhängigkeit von Beruhigungsmitteln, in der Fachsprache Sedativa genannt. Dabei ist die Entwicklung bis zur Abhängigkeit im Grunde die gleiche wie beim Alkohol. Die relevanteste Arzneimittelgruppe sind hier die sogenannten Benzodiazepine, zu denen Substanzen wie Diazepam (z. B. Valium®), Lorazepam (z. B. Tavor®), Alprazolam (z. B. Tafil®), Bromazepam (z. B. Lexotanil®) oder Clonazepam (z. B. Rivotril®) gehören. Wir werden sie in Kapitel 4 noch ausführlich besprechen. Diese Substanzen wirken zwar einerseits schnell und zuverlässig beim Reduzieren der Angst, besitzen jedoch andererseits ein relativ hohes Suchtpotenzial. Bereits innerhalb weniger Wochen kann sich, insbesondere bei einer regelmäßigen Einnahme, eine Abhängigkeit entwickeln.

Das Problematische hierbei ist, dass sich oft eine »Abhängigkeit auf Rezept« entwickelt, da die Substanzen häufig sehr leichtfertig verschrieben werden. Manchmal werden die Betroffenen auch nicht ausreichend auf das Abhängigkeitspotenzial aufmerksam gemacht, oder die Behandelnden achten nicht auf einen zeitlich begrenzten Gebrauch. Häufig ist den Patientinnen und Patienten – ähnlich wie beim Alkohol – das Risiko zwar bewusst, sie erliegen jedoch dem »diabolischen Charme« der Substanzen, da das persönliche Leiden und die individuelle Beeinträchtigung einfach zu groß sind.

An dieser Stelle soll betont werden: Bei weitem nicht alle Menschen mit einer Angsterkrankung entwickeln eine Substanzabhängigkeit. Nicht wenige Betroffene berichten uns sogar, dass sie Alkohol, Benzodiazepine oder andere Drogen bewusst meiden, da ihnen das Risiko eines Kontrollverlustes zu hoch ist. Allerdings zeigen die einschlägigen Untersuchungen auch, dass es einen klaren Zusammenhang zwischen Angsterkrankungen und einem Missbrauch bzw. einer Abhängigkeit von unterschiedlichen Substanzen gibt. Deshalb sollten sowohl die Angsterkrankten selbst als auch die Menschen aus ihrem sozialen Umfeld ein besonderes Augenmerk darauf haben, um einem Missbrauch oder gar einer Abhängigkeit vorzubeugen. Insbesondere bei Alkohol sollten nicht nur die Trinkmenge und Trinkhäufigkeit in regelmäßigen Abständen (selbst-)kritisch beurteilt werden, sondern es sollte auch hinterfragt werden, welchem Zweck der Alkoholkonsum dient: Ist es noch reiner Genuss? Oder sollen damit auch Symptome reduziert werden?

Ist Angst immer ein Fall für den Psychiater?

Obwohl wir uns in diesem Buch primär mit den Angsterkrankungen beschäftigen, wollen wir auch einen Blick auf die zahlreichen körperlichen und psychischen Erkrankungen werfen, bei denen Angst typischerweise als ein Symptom unter mehreren auftritt. Denn Ängste bei einer Durchblutungsstörung des Herzens oder einer Sauerstoffunterversorgung des Körpers sollten als Hinweis auf eine mögliche Gefahr ebenso ernst genommen werden wie »normale« Ängste im Alltag. Körperliche Symptome wie ein beschleunigter Puls, Atemnot, Schwitzen oder Zittern können sowohl eine Angsterkrankung als auch eine andere psychische Erkrankung sowie eine körperliche Krankheit begleiten. In der Regel müssen Ärztinnen und Ärzte je nach Symptomen und individueller Situation beurteilen und medizinisch einschätzen, welche weiteren Untersuchungen sinnvollerweise durchgeführt werden sollen. Neben einer körperlichen und/oder psychischen Untersuchung kann eine Analyse von Blut, Urin oder anderem Gewebe notwendig sein, um eine Diagnose zu stellen.

Deshalb wird bei allen Menschen, die wegen des Verdachts auf eine Angsterkrankung zu uns in die Angstambulanz kommen, zunächst eine Blutuntersuchung gemacht. In vielen Fällen wird auch ein Elektrokardiogramm (EKG) durchgeführt – sofern dies nicht bereits beim Hausarzt oder der Internistin geschehen ist. Dies ist sinnvoll, denn gar nicht mal so selten berichten uns Menschen, dass es wiederholt spontan oder in bestimmten Situationen zu Herzrasen, Schwitzen, Zittern, Schwindel, Harn- oder Stuhldrang, einem plötzlichen Aufsteigen von Hitze, einem massiven Gefühl des Kontrollverlustes über die Situation sowie einem Fremdheitserleben gekommen sei und sich zudem eine ausgeprägte Erwartungsangst eingestellt habe. Dies sind die typischen Symptome einer Panikattacke. Ein Blick auf die Blutwerte offenbart in manchen Fällen jedoch Erstaunliches: eine zum Teil deutliche Veränderung der Schilddrüsenhormone, meist in einer Art, die auf eine Überfunktion der Schilddrüse, eine »Hyperthyreose«, hinweist. Mit dem nötigen Wissen lässt sich damit auch die Panik erklären.

Die Schilddrüse

Die Schilddrüse ist für unseren Stoffwechsel ein sehr wichtiges Organ. Sie produziert zwei Arten von Hormonen, die jeweils einen Zungenbrecher als Namen haben: Trijodthyronin (T3) und Tetrajodthyronin, auch Thyroxin (T4). Beide Hormone bewirken, dass der sogenannte Grundumsatz unseres Organismus gesteigert wird – und zwar an nahezu allen Organen. Die Hormonausschüttung ins Blut sorgt beispielsweise dafür, dass vermehrt Fett und Zucker verstoffwechselt werden. Weiter erhöhen die Hormone die Aktivität der Schweißdrüsen und des Darmtraktes sowie die Erregbarkeit von Muskel- und Nervenzellen. Diese Prozesse gehen mit einem erhöhten Energieverbrauch unseres Körpers einher, was wiederum zu einem Anstieg der Körpertemperatur führt. Zirkulieren T3 und/oder T4 also im Rahmen einer Schilddrüsenüberfunktion in zu hoher Konzentration im Blut, ist die Folge deshalb meist eine Kombination verschiedener Symptome wie Herzrasen, Blutdruckanstieg, Schwitzen, Zittern, schnelle Atmung, eine Neigung zu Durchfall, »Hitzewallungen«, Schwindel und starke Nervosität. Also ähnlich wie bei einer Panikattacke oder einer allgemeinen Angstreaktion.

Fragen wir die Patientinnen und Patienten dann gezielt nach weiteren Symptomen, wie sie typischerweise bei einer Schilddrüsenüberfunktion auftreten, etwa Schlaf- und Konzentrationsstörungen, einem ungewollten oder unerklärlichen Gewichtsverlust innerhalb der letzten Wochen oder Monate, Haarausfall oder sexuellen Funktionsstörungen wie einem Libidoverlust oder Erektionsstörungen, werden häufig viele, wenn auch nicht unbedingt alle dieser Symptome zusätzlich bejaht. Spätestens dann sollte eine Psychiaterin oder ein Psychologe erkennen, dass es nicht sinnvoll ist, diese Beschwerden wie eine Angsterkrankung zu behandeln. Denn eine »Therapie« der Schilddrüsenfehlfunktion mit Psychopharmaka oder mit einer Psychotherapie wird in der Regel nicht nur unwirksam sein, sondern kann für die Behandelnden auch peinlich werden.

Deshalb ist es zunächst wichtig, die Ursache der Schilddrüsenfehlfunktion herauszufinden. Diese ist in den meisten Fällen auf eine Autoimmunerkrankung, den »Morbus Basedow«, oder auf eine »Schilddrüsenautonomie« zurückzuführen, bei der vermehrt Schilddrüsenhormone produziert werden. Aber auch eher seltene Ursachen wie eine Entzündung des Schilddrüsengewebes oder ein hormonproduzierender Tumor der Schilddrüse kommen für eine Schilddrüsenüberfunktion in Frage. Eine weiterführende Diagnostik und Therapie sollte dann ein Allgemeinmediziner oder eine Fachärztin für Stoffwechselmedizin, eine Endokrinologin, durchführen. Je nach Ursache und Schwere der Schilddrüsenüberfunktion erfolgt eine Behandlung mit Medikamenten, die die Hormonproduktion blocken (Thyreostatika), eine Therapie mit radioaktivem Jod (Radiojodtherapie) oder auch eine Operation, um die Schilddrüsenüberfunktion zu beseitigen.

Gar nicht mal so selten finden wir allerdings noch einen anderen, eigentlich relativ trivialen Grund für eine zu hohe Konzentration an Schilddrüsenhormonen im Blut – und zwar bei Menschen, die eigentlich wegen des gegenteiligen Problems, einer Schilddrüsenunterfunktion (Hypothyreose), bereits in Behandlung sind. Bei der Hypothyreose werden zu wenige Schilddrüsenhormone produziert oder freigesetzt, was, je nach Ausprägung, zu ebenfalls sehr belastenden und beeinträchtigenden Symptomen führt. Diese sind überwiegend das genaue Gegenteil von denen einer Hyperthyreose, nämlich Müdigkeit, mangelnder Antrieb, Lethargie, erhöhtes Schlafbedürfnis, Gewichtszunahme, Verstopfung, verlangsamter Herzschlag und niedriger Blutdruck.

Menschen mit diesen Symptomen werden in der Regel durch ihre Hausärztin oder einen Endokrinologen mit Schilddrüsenhormonen behandelt, meist mit synthetisch hergestelltem T4 (L-Thyroxin). Da die Schilddrüsenfunktion nicht »statisch« ist und sich im Laufe der Behandlung ändern und auch verbessern kann, ist eine regelmäßige Kontrolle der Schilddrüsenparameter im Blut erforderlich. So kann beurteilt werden, ob die jeweilige L-Thyroxin-Dosis noch die richtige ist. Ist eine regelmäßige Blutuntersuchung jedoch – aus welchen Gründen auch immer – nicht möglich oder nicht erfolgt, kann es passieren, dass die Betroffenen durch die langfristig eingenommene Menge »überdosiert« sind. Das führt dann zu einer »künstlichen Schilddrüsenüberfunktion«, die wiederum mit den entsprechenden Symptomen einhergeht. Deshalb ist es wichtig, dass Patientinnen und Patienten, die wegen ihrer Schilddrüse in Behandlung sind, bei Symptomen von Panik oder Angst zunächst einmal ihre Schilddrüsenwerte überprüfen und gegebenenfalls ihre Medikation anpassen lassen.

Herzerkrankungen

Neben der Schilddrüse können auch andere körperliche Erkrankungen eine angstähnliche Symptomatik auslösen oder die Entstehung von Angst begünstigen. Dazu gehören insbesondere Herzerkrankungen. So können sich die Symptome eines Herzinfarkts und einer Panikattacke sehr stark ähneln. Beide gehen in der Regel mit schnell einsetzendem Herzrasen, Schwitzen, Übelkeit, einem ausgeprägten Angstgefühl, starker Unruhe und oft auch einem Enge- oder Druckgefühl in der Brust einher. Deshalb ist es insbesondere beim erstmaligen Auftreten einer entsprechenden Symptomatik wichtig, eine Notaufnahme aufzusuchen oder den Rettungswagen zu rufen. Das ist kein Akt übertriebener Vorsicht, sondern kann lebenswichtig sein, vor allem dann, wenn bereits eine Herzerkrankung vorliegt, wenn Risikofaktoren wie Bluthochdruck, ein hoher Cholesterinspiegel, Übergewicht, Diabetes oder ein höheres Lebensalter bestehen und/oder eine vermutete Panikattacke erstmals in einem dafür ungewöhnlichen Alter von über 50 Jahren auftritt. Durch ein EKG und die Bestimmung gewisser Laborparameter kann schnell das eine vom anderen unterschieden und anschließend das jeweils richtige therapeutische Vorgehen eingeleitet werden.

Viele Patientinnen und Patienten berichten uns bei ihrem ersten Besuch in der Angstambulanz, dass sie bereits drei- oder viermal wegen einer entsprechenden Symptomatik in der Notaufnahme gewesen seien oder den Notarzt gerufen hätten. Jedes Mal sei jedoch weder im EKG noch im Blutbild ein Hinweis auf eine akute Herzerkrankung gefunden worden. Sind in diesen Fällen auch die Schilddrüsenwerte unauffällig und liegt auch keine Lungenerkrankung, deren Bedeutung wir weiter unten erklären, vor, deutet vieles tatsächlich auf wiederholt auftretende Panik- und Angstzustände hin. Allerdings besteht noch die Möglichkeit, dass die Betroffenen unter Herzrhythmusstörungen leiden – insbesondere unter solchen, die nicht permanent vorhanden sind und die man deshalb in einem Standard-EKG von wenigen Sekunden nicht erkennen kann.

Herzrhythmusstörungen kann man (sehr grob) in solche einteilen, die ständig vorhanden sind (»chronische Herzrhythmusstörungen«), und solche, die immer mal wieder plötzlich einsetzen und von selbst, meist nach wenigen Sekunden, wieder verschwinden (»vorübergehende/intermittierende Herzrhythmusstörungen«). Chronische Herzrhythmusstörungen bemerken die Menschen häufig selbst nicht, wohingegen eine Vielzahl der Betroffenen den intermittierenden Subtyp als plötzliches »Herzstolpern« oder »Herzrasen« registriert. In diesen Fällen löst die organisch bedingte Veränderung des Herzrhythmus häufig Angst aus, die wiederum zu weiteren Symptomen einer Panikattacke wie Schwitzen, Zittern, Schwindel, Luftnot, einer verfremdeten Wahrnehmung der Umwelt (Derealisationserleben) sowie dem Gefühl des Kontrollverlustes führen. Da diese Symptome sich extrem schnell entwickeln, können die Betroffenen in der konkreten Situation jedoch meist nicht auseinanderhalten, was das Ganze ins Rollen gebracht hat, also ob durch das Herzrasen die Angst ausgelöst wurde oder umgekehrt. Deshalb vermuten sie dann fälschlicherweise Panikattacken oder eine Panikstörung.

Eine Möglichkeit, solche intermittierenden Herzrhythmusstörungen zu »demaskieren«, bietet ein Langzeit-EKG, bei dem über 24 bis 48 Stunden die Herzfunktion kontinuierlich protokolliert wird. Wie bei einem Standard-EKG werden den Patientinnen und Patienten hierfür Elektroden (Sensoren) auf die Brust geklebt und mit einem Aufzeichnungsgerät verbunden. Dieses ist heute nicht mehr größer als ein Handy und kann bequem am Gürtel angebracht oder an einer Schlaufe um den Hals gehängt und unter der Kleidung verborgen werden. Alternativ kann auch ein »Event-Recorder« genutzt werden, der in seiner Funktion einem Langzeit-EKG sehr ähnlich ist. Dieses Gerät registriert über einen Zeitraum von bis zu einer Woche den Herzrhythmus, zeichnet jedoch nur auf, wenn eine Herzrhythmusstörung entdeckt wird. Durch diese diagnostischen Möglichkeiten vergrößert sich zumindest die Chance, zu einem Befund zu kommen, der im Rahmen der Standarddiagnostik mit einiger Wahrscheinlichkeit nicht zu erheben gewesen wäre, für die weitere Behandlung jedoch entscheidend ist.

Es gibt aber auch »normale« Herzrhythmusstörungen, so zum Beispiel bei der respiratorischen Sinusarrhythmie, bei der sich die Herzfrequenz durch Ein- und Ausatmen ändert. Aber auch beim Sport und selbst im normalen Alltag kann es Extraschläge des Herzens, sogenannte Extrasystolen, geben. Diese werden teilweise als unangenehm erlebt, sind aber meist ungefährlich. Trainierte Sportler haben darüber hinaus häufig einen verlangsamten Puls, eine sogenannte Bradykardie. Bei ihnen kann das Herz mit weniger Schlägen den Kreislauf aufrechterhalten.

Lungenerkrankungen

Nicht nur eine Störung der Schilddrüsenfunktion oder des Herzrhythmus können eine Panikattacke begünstigen, auch Lungenerkrankungen wie Asthma oder die chronisch obstruktive Lungenerkrankung (COPD) kommen als Auslöser in Frage. Die COPD beruht auf einer Entzündung des Lungengewebes und tritt besonders häufig bei Rauchern oder Menschen auf, die in ihrem Berufsleben starker Staub- oder Schadstoffbelastung ausgesetzt waren. Durch die Entzündung kommt es zu einer Verengung der Luftwege, die das Atmen deutlich behindern kann.

Bei Lungenerkrankungen verhält es sich ähnlich wie bei der Herzrhythmusstörung, nur dass hier nicht das Herzrasen der Auslöser der Angstreaktion ist, sondern die Atemnot. Obwohl die Atemnot – je nach Art und Schwere der Lungenerkrankung – in vielen Fällen mehr oder weniger dauerhaft vorhanden ist, kann sie sich insbesondere unter emotionaler Belastung oder Stress noch einmal deutlich verschlechtern, etwa in Form eines Asthmaanfalls. Vor allem dann kann sie zu einer Panik führen. Im Unterschied zu den Fällen, in denen die Panikattacken durch intermittierende Herzrhythmusstörungen ausgelöst oder begünstigt werden, wissen Patientinnen und Patienten mit Asthma oder einer COPD im Normalfall bereits um ihre Erkrankung und sind mit der damit einhergehenden Atemnot als Trigger der Panik vertraut. Das macht es für die Betroffenen jedoch nicht unbedingt leichter, denn die Angst – nicht richtig atmen zu können und im Extremfall sogar zu ersticken – ist letztlich genauso belastend und beeinträchtigend.

Sowohl Herzrhythmusstörungen als auch die genannten Lungenerkrankungen sollten zunächst fachärztlich möglichst optimal behandelt werden, bevor eine Therapie einer möglicherweise zusätzlich bestehenden Angsterkrankung in Erwägung gezogen wird. Nur so kann die Bedeutung, die die jeweilige körperliche Erkrankung an der Gesamtsymptomatik hat, genau beurteilt und in der Behandlungsplanung berücksichtigt werden. In einigen Fällen ist bereits nach der Behandlung der körperlichen Komponente die Angst auf ein zufriedenstellendes Niveau gebessert oder sogar ganz verschwunden.

Mögliche Folgen körperlicher Vorerkrankungen

Es ist wichtig zu wissen, dass die entsprechenden körperlichen Vorerkrankungen nicht nur Panikattacken und damit eine wie aus heiterem Himmel auftretende Angstreaktion begünstigen, sondern auch bei der Entwicklung von phobischer Angst eine wichtige Rolle spielen können. Denn manche Situationen sind auch für Menschen ohne Angsterkrankungen nicht besonders angenehm und stressbesetzt. Dazu zählen etwa Konstellationen, aus denen man nicht sofort raus kann, in denen keine sofortige Hilfe erreichbar ist oder in denen man einer prüfenden Beurteilung durch andere ausgesetzt ist. Dieser Stress ist für Gesunde in der Regel jedoch gut zu bewältigen und löst noch keine übersteigerte Angstreaktion aus. Allerdings können die Veränderungen, die beispielsweise mit einer Schilddrüsenüberfunktion einhergehen – vor allem die permanente Nervosität, der beschleunigte Herzschlag und schnell außer Atem zu sein –, die Stressempfindlichkeit so stark herabsetzen, dass in dieser speziellen Situation eine Angstreaktion entsteht. Diese kann sich dann – durch die in Kapitel 1 beschriebenen Konditionierungsmechanismen der Angst – zu einer Angsterkrankung entwickeln. Zudem ist die Wahrscheinlichkeit erhöht, dass die oben beschriebenen intermittierenden Herzrhythmusstörungen oder die starke Atemnot bei Lungenerkrankungen Stress auslösen und das sympathische Nervensystem aktivieren. So kann auch hier ein »phobischer Prozess« begünstigt oder in Gang gesetzt werden – und eine Angststörung entsteht.

Die oben beschriebenen Beispiele haben gezeigt, dass es sich bei Angsterkrankungen um sogenannte Ausschlussdiagnosen handelt. Das bedeutet, dass die jeweilige Symptomatik nur dann vollständig auf eine Angsterkrankung zurückzuführen ist, wenn krankheitsbegünstigende oder die Krankheit »imitierende« körperliche Erkrankungen ausgeschlossen wurden. Nur dann kann ein möglicher körperlicher gut von einem psychischen Anteil getrennt werden. Das ist auch für eine möglichst optimale Therapieplanung wichtig, die gegebenenfalls neben oder sogar noch vor der psychiatrischen auch eine internistische Behandlung beinhaltet.

Bevor also eine Angsterkrankung diagnostiziert und behandelt wird, sollte in jedem Fall eine Schilddrüsenfunktionsstörung und – bei entsprechenden diagnostischen Möglichkeiten – auch eine Herzrhythmusstörung beurteilt beziehungsweise ausgeschlossen werden. Eine Diagnostik auf andere körperliche Erkrankungen kann dann sinnvoll sein, wenn sich bei der Zusammensetzung der Symptome Hinweise darauf ergeben. So können beispielsweise auch Erkrankungen des Nervensystems oder des Stoffwechsels mit Ängsten einhergehen (siehe die Tabelle auf den folgenden Seiten. Diese stehen aber hinsichtlich ihrer Bedeutung in der Praxis deutlich hinter den drei beschriebenen, weshalb sie im Rahmen dieses Buches nicht weiter dargestellt werden sollen.

Drogen als Auslöser

Insbesondere Panikattacken können auch durch verschiedene Substanzen ausgelöst werden. Es passiert recht häufig, dass nachts ein Besucher oder eine Besucherin der Berliner Clublandschaft in unserer Notaufnahme erscheint und von »Panik wie noch nie« berichtet. Ein Drogentest offenbart dann immer wieder die Ursache dieses »Ausnahmezustandes«: ein positives Testergebnis in Bezug auf Amphetamine oder Kokain. Beide Substanzen bewirken eine deutliche Steigerung der Botenstoffe Dopamin und Noradrenalin im Gehirn, die beide anregend auf die Nervenzellen des Gehirns und somit auch auf das Angstnetzwerk wirken.

Aber auch die »legale Droge« Koffein kann die Entstehung von spontan auftretenden und situativ ausgelösten Angstsymptomen begünstigen. Ähnlich wie eine Schilddrüsenüberfunktion kann Koffein in zu hoher Dosis zu einer starken Nervosität führen und so die Stressempfindlichkeit erhöhen. Der ärztliche Rat, ein oder zwei Käffchen weniger zu trinken oder mal eine Weile keine Energydrinks zu konsumieren, kann in diesen Fällen schon Abhilfe schaffen.

Beispiele für körperliche Erkrankungen mit vermehrter Angst

Erkrankung	Weitere Symptome	Untersuchungen
Schilddrüsenüberfunktion	Beschleunigter Puls, Herzklopfen, Schwitzen, Atemnot, Durchfall, Gewichtsabnahme	Blut
Herzrhythmusstörungen	Unregelmäßiger Herzschlag	EKG bzw. Langzeit-EKG
Herzinfarkt	Schmerzen z. B. in der Brust bzw. auch ausstrahlend, Unruhe, Atemnot, Übelkeit, Erbrechen, Schwitzen, Schwäche	EKG, Labor
Lungenerkrankungen	Atemnot, Erstickungsgefühl, Schmerzen, Druck oder Enge in der Brust	Internistische Untersuchung, Röntgen u. a.

Unterzuckerung	Beschleunigter Puls, Zittern, Schwitzen, Schwindel, Magenbeschwerden	Blut
Migräne	Kopfdruck, Sehstörung, Missempfindungen	
Multiple Sklerose	Schwindel, Schwäche, Missempfindungen	MRT, Lumbalpunktion, Messung der Nervenleitgeschwindigkeit
Epileptische Anfälle	Fremdheitsgefühl, Schwitzen, Erröten, Atemnot, Übelkeit	EEG

Angst bei psychischen Erkrankungen

Bei einer Reihe psychischer Erkrankungen ist Angst ebenfalls ein typisches Symptom.

Psychosen

Menschen mit einer Psychose machen bestimmte Wahrnehmungen, Beobachtungen oder Überzeugungen Angst, etwa wenn sie sich von anderen Menschen oder bestimmten Organisationen beobachtet und vielleicht auch verfolgt fühlen. Zwar können auch Menschen mit einer Angsterkrankung den Eindruck haben, von anderen Menschen beobachtet zu werden. Sie befürchten aber vor allem, andere könnten mitbekommen, dass es ihnen schlecht geht, oder andere könnten sich über sie lustig machen, weil sie sich peinlich verhalten. Menschen mit psychotischen Erkrankungen können hingegen den Eindruck oder sogar die Überzeugung haben, dass andere Menschen ihre Gedanken mitbekommen, sie »lesen« oder in Einzelfällen auch beeinflussen können.

Auch von einer Phobie unterscheidet sich die Psychose deutlich. Ein Mensch mit einer Phobie, etwa vor Spinnen, hat eine übersteigerte Angst vor einer Spinne. In der Regel weiß er, dass diese Spinne wie die meisten anderen Spinnen nicht wirklich gefährlich ist – und trotzdem fürchtet er die Konfrontation mit ihr. Wer an einer Psychose leidet, ist dagegen überzeugt davon, bedroht oder verfolgt zu werden, und erlebt seine Furcht als absolut berechtigt.

Depressionen

Ängste können auch bei Menschen mit einer Depression ein ganz zentrales und wesentliches Symptom sein. So fürchten Betroffene zum Beispiel, alltäglichen Anforderungen nicht mehr gerecht werden zu können. Oder sie haben Angst vor der Zukunft, vor einer Überforderung oder Ähnlichem.

Somatoforme Störung

Wer an einer somatoformen Störung leidet, den belastet die Angst vor einer Krankheit. Dabei besorgen und behindern unspezifische und häufig wechselnde körperliche Symptome die Betroffenen (Somatisierungsstörung). Oder sie befürchten, eine bestimmte körperliche Erkrankung zu haben oder zu entwickeln (Hypochondrie). Bei der somatoformen Schmerzstörung haben die Betroffenen starke Schmerzen, die nicht ausreichend durch eine körperliche Erkrankung erklärt werden können. Daneben gibt es auch somatoforme Störungen mit einer Mischung aus den genannten Symptomen. Solche körperlichen Beschwerden sind auch bei Angsterkrankungen und insbesondere bei der Panikstörung sehr häufig anzutreffen. Sie stehen jedoch nicht im Vordergrund beziehungsweise sind nicht primär der Ausgangspunkt von Ängsten.

Essstörung

Menschen, die an einer Essstörung leiden, können ebenfalls Ängste entwickeln. So ist eine Magersucht häufig von der Befürchtung begleitet, zuzunehmen oder zu dick zu sein. Bei einer Bulimie (Ess-Brech-Sucht) besteht ebenfalls die Angst zuzunehmen, zudem können Ängste vor Folgeschäden, wie etwa Schädigungen des Zahnschmelzes, auftreten.

Substanzgebundene Störungen

Psychische Erkrankungen, die sich primär im Zusammenhang mit Drogen entwickeln, werden als substanzgebundene Störungen bezeichnet. Hier kann Angst direkt nach der Einnahme von Drogen auftreten. Mediziner sprechen von einer Intoxikation, die häufiger zu beobachten ist, zum Beispiel bei Cannabis, bei Aufputschmitteln wie Kokain oder bei Amphetaminen, aber auch bei sogenannten Halluzinogenen wie LSD oder psilocybinhaltigen Pilzen.

Werden regelmäßig Drogen konsumiert, kann eine starke Angst auch dann auftreten, wenn die Substanzen abgesetzt werden. Fachleute sprechen dann von Entzugssymptomen. Besonders häufig ist dies der Fall, wenn beruhigende Drogen wie Alkohol oder Benzodiazepine eingenommen werden, aber auch bei Opiaten.

Kognitive Störungen und Demenzerkrankungen

Ängste können bei leichten kognitiven Störungen oder dementiellen Erkrankungen sehr bedeutsam sein. In diesem Fall tritt Angst ebenfalls als eine mögliche Folge der Krankheitssymptomatik auf. So kann einen Betroffenen beispielsweise seine Vergesslichkeit verunsichern und ängstigen, oder sie wird als bedrohlich erlebt.

3

Wie Angsterkrankungen entstehen

Wie kommt es, dass manche Menschen schon ängstlich auf die Welt kommen, während für andere Angst ein Fremdwort zu sein scheint? Und warum entwickeln die einen Panikattacken, die anderen eine spezifische Phobie? Jeder Mensch hat von Geburt an individuelle Veranlagungen (Dispositionen), auch was die Neigung zur Angst betrifft. Doch nicht jeder bekommt irgendwann eine Angststörung. Denn dazu braucht es mehr als eine Disposition, es braucht bestimmte Auslöser, vor allem Stress, aber auch Lernprozesse, ohne die sich keine Angsterkrankung entwickelt. Solche und viele weitere Aspekte rund um die Entstehung von Angsterkrankungen beschäftigen nicht nur uns an der Charité, sondern Forscher weltweit. In diesem Kapitel stellen wir Ihnen die neuesten Erkenntnisse aus unterschiedlichen Disziplinen vor, die sich damit befassen, wie Angsterkrankungen entstehen.

Wenn Stress auf Empfindlichkeit trifft

Viele wissenschaftliche Untersuchungen der letzten Jahre und Jahrzehnte konnten zeigen, dass bei der Entstehung von Angsterkrankungen mehrere Faktoren ineinandergreifen. Eine wichtige Rolle spielen hierbei zunächst verschiedene Risikofaktoren, die die Wahrscheinlichkeit erhöhen, dass sich eine Angsterkrankung entwickelt. Diese Risikofaktoren, die wir weiter unten noch genauer darstellen werden, können biologische Veränderungen oder Aspekte der aktuellen Lebenssituation sein. Es kann sich aber auch um besondere Merkmale der Biografie oder der Persönlichkeit von Betroffenen handeln. Doch reichen diese Faktoren allein oder auch in Kombination noch nicht aus, um eine krankhafte Angstreaktion auszulösen. Allerdings machen sie empfindsam für Stress. Und Stress spielt die zentrale Rolle bei der Entstehung und oft auch bei der Aufrechterhaltung einer Angststörung.

Stellen Sie sich dies vor wie bei einer Schwäche des Immunsystems, die ja an sich noch keine Infektion bedingt. Sind Personen mit einer Immunschwäche jedoch Viren oder Bakterien ausgesetzt, bekommen sie deutlich schneller beispielsweise eine Erkältung als Menschen mit einem intakten Immunsystem – und die Symptome sind meist auch heftiger.

Für Angsterkrankungen lässt sich dieses Zusammenspiel aus Risikofaktoren und Stress gut durch das »Empfindlichkeits-Stress-Modell« darstellen (siehe Abbildung), in der Fachsprache als »Vulnerabilitäts-Stress-Modell« bezeichnet. Es gilt so oder sehr ähnlich auch für andere »stressreaktive« psychische Erkrankungen wie eine Depression.

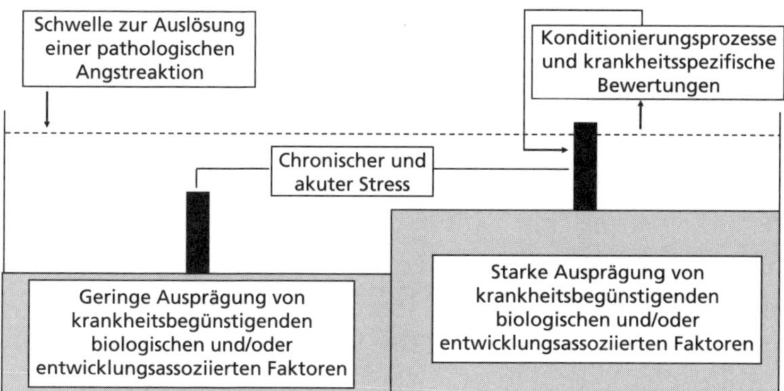

Empfindlichkeits-Stress-Modell

Bei diesem Modell wird der wesentliche Punkt schnell deutlich: Je stärker die Risikofaktoren ausgeprägt sind beziehungsweise je mehr Risikofaktoren vorliegen (symbolisiert durch den größeren Kasten auf der rechten Seite des Schaubildes), umso schneller löst ein bestimmtes Maß an Stress eine Angstsymptomatik aus. Aus dieser Erkenntnis leiten sich auch die Behandlungsansätze für Angsterkrankungen ab, mit denen wir uns in Kapitel 4 befassen werden. In dem Modell wird auch deutlich, dass theoretisch jeder eine Angsterkrankung entwickeln kann, wenn der Stress nur groß genug ist. Die Beziehung zwischen Risikofaktoren und Stress funktioniert also wie eine Wippe. Um die Entstehung einer Angsterkrankung zu vermeiden, sollten auf dieser Wippe weder die Risikofaktoren auf der einen Seite noch der Stress auf der anderen Seite ein zu starkes Übergewicht bekommen.

Psychische Stressoren

Der Stress, der die Angstsymptome auslöst, kann ganz unterschiedlicher Natur sein. Er kann akut sein, etwa wenn man unerwartet eine schlechte Nachricht über eine schwere Erkrankung im Familien- oder Freundeskreis erhält oder wenn man sich in einer Situation befindet, die bereits zuvor als sehr stressig und unangenehm erlebt wurde, wie beispielsweise eine volle U-Bahn mit stickiger Luft oder die Präsentation der Quartalszahlen vor Vorgesetzen. In diesem Zusammenhang werden wir von Patientinnen und Patienten häufig gefragt, warum ausgerechnet in Situationen, die für sie ja nicht neu sind, plötzlich die erste Panikattacke oder »richtige Angstattacke« auftritt. Schließlich konnte man die Situation »schon immer nicht gut ertragen«, oder vergleichbare Momente seien »bereits seit frühester Kindheit stressig« gewesen.

Obwohl wir nicht in jedem Fall eine befriedigende Antwort darauf finden, lassen sich doch häufig Besonderheiten der »Auslösesituationen« festmachen, die eine Empfindlichkeit, die bereits vorhanden war, noch einmal erhöht und dadurch das Fass zum Überlaufen gebracht haben könnten. Sieht man sich die konkreten Umstände noch einmal ganz genau an, kann man vielleicht Schlafmangel und eine damit einhergehende Tagesmüdigkeit feststellen. Auch berichten Betroffene gelegentlich, dass sie am Abend zuvor auf einer Feier gewesen seien, zu viel getrunken und sich deshalb an diesem Tag etwas angeschlagen gefühlt hätten.

Neben solchen akuten Stressoren – zu denen übrigens auch positive Stressoren wie eine Hochzeit, die Geburt eines Kindes oder eine Beförderung gehören – kann auch über Tage, Wochen oder Monate anhaltender oder ansteigender Stress dazu führen, dass eine individuelle Schwelle überschritten wird und plötzlich Symptome auftreten. Hierbei ist die berufliche Mehrbelastung ein Klassiker: In der Grippesaison muss die Arbeit von zwei erkrankten Kollegen mit übernommen werden, was gerade so gelingt. Als dann noch eine weitere Kollegin ausfällt und der Chef wegen einer wichtigen Terminsache Druck macht, treten plötzlich Angst, Herzrasen, Schwitzen, Übelkeit, Zittern, Kribbeln in Händen und Armen sowie ein Gefühl des Kontrollverlustes auf. Viele Betroffene, die zu uns kommen, berichten zudem, dass sich die Angststörung in zeitlichem Zusammenhang mit andauernden Belastungen im privaten Bereich wie Partnerschaftskonflikten oder der Pflege eines erkrankten Angehörigen eingestellt habe und sich Angstattacken oder Sorgen plötzlich verselbstständigt hätten.

Biologische Stressoren

Aber nicht nur psychischer Stress, sondern auch biologische Stressoren können zur Entstehung einer Angststörung beitragen. So haben Untersuchungen gezeigt, dass eine Panikstörung bei schwangeren Frauen deutlich häufiger auftritt als bei nicht schwangeren Frauen. Neben der psychischen Belastung, die aus der Schwangerschaft selbst sowie aus den mit ihr verbundenen Lebensveränderungen resultiert, werden auch die hormonellen Veränderungen, insbesondere die Östrogenschwankungen, intensiv als Auslöser für Symptome diskutiert. Dies passt auch zu der Beobachtung, dass sich die Angstsymptomatik nach der Entbindung häufig deutlich bessert oder sogar wieder ganz verschwindet.

Ein weiteres Beispiel für die Bedeutung von biologischen Stressoren sind Entzündungen. Bei Menschen mit chronisch entzündlichen Erkrankungen wird regelmäßig eine erhöhte Rate an Angsterkrankungen oder ein »erhöhtes Angstniveau« beobachtet. Zu solchen chronisch entzündlichen Erkrankungen zählen etwa Gelenkrheumatismus, Multiple Sklerose, Colitis ulcerosa oder Morbus Crohn. Einen interessanten Befund hierzu liefert eine relativ aktuelle Studie, die den Zusammenhang zwischen Entzündungszellen sowie der Entzündungsaktivität im zentralen Nervensystem und dem Ausmaß an Angst bei Patientinnen und Patienten mit Multipler Sklerose untersuchte. Es zeigte sich, dass nach erfolgreicher antientzündlicher Behandlung mit dem Rückgang der Entzündungsreaktion auch ein Rückgang der Angst zu verzeichnen war.

Einflüsse der Biologie

Um herauszufinden, welche biologischen Faktoren die Wahrscheinlichkeit einer krankhaften Angstreaktion oder einer Angsterkrankung erhöhen, untersuchten Wissenschaftler in den letzten Jahren verschiedene biologische Systeme, die für eine »normale« Angstreaktion wichtig sind. Einen Schwerpunkt bildete hierbei das Angstnetzwerk des Gehirns, das wir in Kapitel 1 beschrieben haben. Es zeigte sich, dass bei Menschen mit Angsterkrankungen im Vergleich zu gesunden Personen die Größe oder die Aktivität in verschiedenen Bereichen des Angstnetzwerks abweicht. Dabei wurden sowohl Verkleinerungen als auch Vergrößerungen und sowohl eine Unter- als auch eine Überfunktion verschiedener Hirnbereiche gefunden. Heute wissen wir, dass insbesondere die unterschiedliche Aktivität eine wichtige Rolle bei der Entstehung von Angsterkrankungen spielt. Am häufigsten wurde eine Überaktivität der Amygdala und eine gleichzeitige Unterfunktion von Bereichen des Frontalhirns festgestellt – und zwar unabhängig von der Art der Angsterkrankung.

Sie erinnern sich: Die Amygdala ist das sogenannte Angstzentrum, in dem die Lernprozesse wie klassische Konditionierung und Beobachtungslernen im Rahmen des Angsterwerbs stattfinden. In der Amygdala kommen aber auch die Informationen in Bezug auf die potenziell gefährlichen Sinneseindrücke zusammen. Außerdem aktiviert die Amygdala die Stressachse und das sympathische Nervensystem, um das Stresshormon Kortisol beziehungsweise die Botenstoffe Adrenalin und Noradrenalin auszuschütten. In der Folge kommt es zu körperlichen und verhaltensbezogenen Veränderungen: Der Herzschlag erhöht sich, die Gefäße verengen sich, der Energieverbrauch nimmt zu, Energie wird bereitgestellt, und der »Tunnelblick« ermöglicht die Fokussierung auf die Gefahr.

Wenn die Gefahr wieder vorbei ist, hemmt das Frontalhirn die Aktivität der Amygdala und sorgt so dafür, dass die Angstreaktion zurückgefahren oder – bei einem Fehlalarm – schnell beendet wird.

Bei Menschen mit einer Angststörung, so zeigen es die Untersuchungen, funktioniert das Zusammenspiel von Amygdala und Frontalhirn jedoch anders: Die Amygdala ist überaktiv und reagiert deshalb zu stark auf Angst, was die Angst verstärkt. Und weil das Fontalhirn zugleich unteraktiv ist, wird die Angstreaktion nur wenig oder gar nicht gebremst – sie bleibt also zu stark.

Auch in anderen Bereichen des Angstnetzwerks, wie dem Thalamus, dem Hippocampus oder der Insula, wurden in vielen Studien Veränderungen der Aktivität und der Struktur bei Angsterkrankungen gefunden. Letztlich führen diese am ehesten dazu, dass die Amygdala ungenaue Informationen erhält beziehungsweise Informationen nicht richtig einordnen kann und dann überreagiert.

Das Stresshormon Kortisol

Das Angstzentrum ist bei Menschen mit Angsterkrankungen also dauerhaft überaktiv, was zu einer mehr oder weniger stetig gesteigerten Aktivität der Stressachse und des vegetativen Nervensystems führt. Dadurch werden vermehrt Kortisol, Adrenalin und Noradrenalin freigesetzt, was den Organismus in einen permanenten Alarmzustand versetzt. Es braucht dann nicht mehr viel (Stress), bis es zu einer Angstreaktion kommt.

Um mehr darüber herauszufinden, wurden in den letzten Jahrzehnten sowohl das Stresshormonsystem als auch das vegetative Nervensystem bei Patientinnen und Patienten mit verschiedenen Angsterkrankungen relativ intensiv untersucht. Tatsächlich konnte bei Menschen, die eine spontane Panikattacke erleben oder eine Angstreaktion im Rahmen einer Phobie, etwa einer Höhen- oder Spinnenangst, einer Angst vor dem Autofahren oder einer Klaustrophobie, wiederholt eine deutlich erhöhte Konzentration an Kortisol in Blut, Speichel, Urin oder in den Haaren nachgewiesen werden. Einige Studien fanden sogar heraus, dass Menschen mit Angsterkrankungen – anders als gesunde Personen – auch außerhalb der jeweils typischen Angstzustände erhöhte Kortisolkonzentrationen aufweisen. Dies ist ein Hinweis darauf, dass eine Angsterkrankung per se mit einem permanent erhöhten »biologischen Alarmzustand« einhergehen kann.

Biologische Veränderungen messen

Kortisol wird immer (unter normaler wie unter hoher Stressbelastung) nach einem tageszeitlichen (»circadianen«) Muster freigesetzt: Morgens zeigt sich der höchste Wert, der im Lauf des Tages bis zum Abend kontinuierlich abfällt. Hierdurch passt sich der Körper an die Belastung des Tages beziehungsweise an die Ruhe der Nacht an.

Um Kortisol zu messen, wird entweder ein »Kortisol-Tagesprofil« bestimmt, bei dem über den Tag verteilt vier bis fünf Proben entnommen werden, oder es wird nur eine Probe unmittelbar nach dem Aufwachen entnommen, die »cortisol awakening response« (CAR). Es hat sich gezeigt, dass die CAR repräsentativ für das gesamte Profil einer Person ist und das Ausmaß der Abweichungen auch für die anderen Untersuchungszeitpunkte zutrifft.

Prinzipiell kann Kortisol im Blut, im Speichel, im Urin und in den Haaren bestimmt werden. Die

Haaranalyse ist insbesondere dann interessant, wenn man sich einen Überblick über die Kortisolkonzentration beziehungsweise deren Veränderung in den letzten Wochen oder Monaten verschaffen will. Kortisol wird in den Haaren gespeichert, die etwa einen Zentimeter pro Monat wachsen, womit je nach Haarlänge Informationen über mehrere Monate zur Verfügung stehen. Dieses Verfahren wird zum Beispiel auch für die Beurteilung des Kokainkonsums eines Menschen angewendet.

Für eine Momentaufnahme kann Kortisol auch in Speichel, Urin oder Blut gemessen werden. Von der Blutanalyse ist man in den letzten Jahren jedoch abgekommen, da die Blutentnahme selbst durch den dafür notwendigen Stich mit der Nadel Stress bedeutet, was Kortisol freisetzt und dadurch die Werte verfälscht. Das gängigste Verfahren stellt gegenwärtig die Speichelanalyse dar. Hierfür kaut der oder die Untersuchte für ein, zwei Minuten auf einem Wattebausch. Ist dieser mit Speichel durchtränkt, wird er in ein Röhrchen gesteckt, das in eine Zentrifuge eingesetzt wird. Dort wird der Speichel von anderen Bestandteilen getrennt und die Kortisolkonzentration anschließend im Labor bestimmt.

Es ist relativ unkompliziert, die Kortisolkonzentration zu bestimmen (siehe Kasten), bei den Botenstoffen des sympathischen Nervensystems ist das Messen jedoch weit schwieriger. Denn Adrenalin und Noradrenalin können nicht unmittelbar im Speichel oder Urin bestimmt werden, und eine Blutentnahme führt häufig zum gleichen Problem wie beim Kortisol: Das Piksen verursacht Stress, was beide Botenstoffe für den Moment in die Höhe schießen lässt und so zu »falsch positiven« Befunden führen kann. Deshalb ist man dazu übergegangen, die Aktivität des sympathischen Nervensystems indirekt zu messen. Über sogenannte Ersatz- oder Surrogatparameter erhält man dann ebenfalls die gesuchten Werte. Einen solchen Ersatzparameter stellt die »Herzfrequenzvariabilität« (HFV) dar. Hierbei wird die Fähigkeit beurteilt, wie sich die Herzfrequenz unter psychischer oder körperlicher Belastung verändern kann. So ist eine schnelle und ausreichende Erhöhung der Herzfrequenz beispielsweise im Rahmen einer normalen Angstreaktion sehr wichtig. Nur so kann das Herz mehr Blut in die Gefäße und damit in die Muskeln, in das Gehirn und in andere Organe pumpen. Das gewährleistet, dass genug Energie vorhanden ist, um die Gefahr adäquat zu bekämpfen oder vor ihr zu fliehen.

Wenn die Herzfrequenz abweicht

Die Herzfrequenz wird durch die beiden »Gegenspieler« des vegetativen Nervensystems reguliert: Adrenalin und Acetylcholin. Adrenalin, neben Noradrenalin der Hauptbotenstoff des sympathischen Nervensystems, erhöht die Herzfrequenz und sorgt für den sprichwörtlichen »Adrenalinschub«, den man unter Stress und Angst am eigenen Herzen erlebt. Acetylcholin, der Hauptbotenstoff des parasympathischen Nervensystems, verlangsamt hingegen den Herzschlag. Er bremst die Herzfrequenz wieder ab, nachdem die stress- oder angstauslösende Situation vorüber ist. Dadurch schützt das Acetylcholin das Herz vor einer Überstimulation durch den Sympathikus.

Diese natürliche Regulation der Herzfrequenz variiert, je nachdem, wie viel Acetylcholin über den Vagusnerv zum Herzen gelangt. Der Vagusnerv ist einer der Hauptnerven des parasympathischen Nervensystems. Dem einen oder der anderen ist er möglicherweise bekannt durch den Begriff des »Vagotonus«, der häufig im Zusammenhang mit Leistungssportlern oder auch motivierten Freizeitsportlern fällt. Beide Gruppen weisen im Vergleich zur Allgemeinbevölkerung nämlich häufig einen erhöhten Vagotonus auf, eine Folge des intensiven Trainings. Ist der Vagotonus erhöht, dann ist die Aktivität des Vagusnervs dauerhaft erhöht, was zu mehr Acetylcholin am Herzen führt. Hierdurch haben die Sportler unter Ruhebedingungen eine vergleichsweise niedrige Herzfrequenz und bei körperlicher Belastung »mehr Luft nach oben«, wodurch sie etwa bei Wettkämpfen mehr Leistung abrufen können.

Ein damit zusammenhängender anderer Effekt, nämlich eine reduzierte Herzfrequenzvariabilität, zeigt sich, wenn die Balance zwischen sympathischem und parasympathischem Nervensystem langfristig zugunsten des Sympathikus verschoben ist. Das passiert bei chronischem Stress, etwa durch andauernde und wiederholt auftretende Angst. Das konnten viele Untersuchungen der letzten Jahre vor allem bei der Panikstörung, der sozialen und der generalisierten Angststörung relativ einheitlich zeigen. Diese Forschungsergebnisse untermauern auch das »neuroviszerale Modell«, das von Julian Thayer und Richard Lane, zwei Stressforschern aus Arizona, entwickelt wurde. Es besagt, dass im Laufe der Evolution ein Programm angelegt wurde, das dem Menschen hilft, bei Gefahr schnell den Sympathikus zu aktivieren, um zu kämpfen oder zu flüchten. Hierzu wird das Fontalhirn kurzzeitig gehemmt, um wiederum die Amygdala zu enthemmen, bis die Bedrohung vorüber ist. Anschließend nimmt das Frontalhirn seine Arbeit ganz normal wieder auf und hilft dabei, die Stressreaktion wieder zu beenden.

Bei chronischem Stress allerdings ist dies nicht der Fall – das Frontalhirn bleibt gehemmt. Dies führt schließlich dazu, dass die Bremse der Amygdala dauerhaft gelockert oder leichter zu lösen ist, was wiederum zu einer mehr oder weniger anhaltend erhöhten Aktivität beziehungsweise einer schnelleren Ansprechbarkeit des sympathischen Nervensystems führt. Hier schließt sich der Kreis zu dem Befund der reduzierten Aktivität des Frontalhirns bei Angsterkrankungen. Wenn man so will, wird bei diesem Vorgang eine chronische Stressreaktion »imitiert« und so das sympathische Nervensystem schneller beziehungsweise dauerhaft in Gang gesetzt. Auf der anderen Seite erklärt sich so auch, wie andauernder beruflicher und privater Stress durch die Hemmung des Frontalhirns eine Angststörung auslösen kann – ein Teufelskreis!

Noradrenalin messen

Es gibt noch einen weiteren, relativ häufig untersuchten Surrogatparameter des sympathischen Nervensystems: das Verdauungsenzym Alpha-Amylase. Es befindet sich im menschlichen Speichel und ermöglicht Rückschlüsse auf

Noradrenalin. Das Enzym lässt sich, analog zu Kortisol, sehr einfach durch das Kauen auf einem Wattebausch gewinnen. Die Aufgabe dieses Enzyms ist es eigentlich, Kohlenhydrate, die mit der Nahrung aufgenommen werden, zu spalten und sie dadurch für die Aufnahme im Magen-Darm-Trakt vorzubereiten. Die Alpha-Amylase wird in den Speicheldrüsen der Mundschleimhaut gebildet und von ihnen freigesetzt. Stimuliert wird dieser Prozess durch Noradrenalin. Je höher also die Aktivität der Alpha-Amylase im Speichel ist, umso mehr Noradrenalin zirkuliert im Blut und umso aktiver ist das sympathische Nervensystem. Passend zu den Ergebnissen der HFV wurden bei Patientinnen und Patienten mit verschiedenen Angststörungen, wie einer sozialen Angststörung oder einer Angst vor Zahnbehandlungen (»Dentophobie«), eine im Vergleich zu Gesunden erhöhte Amylase-Aktivität gefunden. Bei Letzteren zeigte sich zusätzlich, dass die Amylase-Aktivität parallel zur »Angst vor dem Bohrer« anstieg.

Serotonin als Anschieber

Es sind also verschiedene abweichende Aktivitäten im Angstnetzwerk, die zu einer schnelleren, stärker ausgeprägten und möglicherweise auch dauerhaft vorhandenen Aktivierung der Stressachse und des sympathischen Nervensystems führen. Das begünstigt die körperlichen Angstsymptome oder löst sie aus. Wie aber kommt es zu den Aktivitätsveränderungen im Angstnetzwerk und damit zu den Faktoren, die bei Angststörungen den Stein ins Rollen bringen? Hier kommt Serotonin ins Spiel. Wie wir bereits in Kapitel 1 beschrieben haben, reduziert Serotonin die Aktivität der Amygdala und steigert gleichzeitig die Aktivität des Fontalhirns. So sorgt es dafür, dass das Angstnetzwerk nach einer Aktivierung wieder in den Normalzustand zurückkehrt und nicht »enthemmt« wird.

Es liegt also auf der Hand, für ausreichend Serotonin zu sorgen, um die Angst zu reduzieren. In der Tat konnten Studien der letzten Jahre mithilfe der Magnetresonanztomografie (MRT) gut darstellen, dass eine Erhöhung des Serotonins durch Medikamente (auf die wir in Kapitel 4 noch ausführlich zu sprechen kommen) zu einer Abnahme der Amygdala- und einer Zunahme der Frontalhirnaktivität führt. Allerdings ist es gar nicht so einfach, einen Serotoninmangel auszugleichen. Denn Serotonin kann zwar über die Nahrung aufgenommen werden, gelangt aber nicht ins Gehirn. Hierfür ist die sogenannte Blut-Hirn-Schranke verantwortlich: Die Wände der hirnversorgenden Gefäße bestehen aus Zellen, die aufgrund ihres besonderen Aufbaus bestimmte Stoffe nicht beziehungsweise nur sehr schwer aus dem Blut in das Gehirn übertreten lassen. Evolutionär ist dies sehr sinnvoll, da sich das Gehirn so vor Giftstoffen schützt und verhindert wird, dass die »Zentrale« im Falle eines Falles außer Gefecht gesetzt wird. Das hat jedoch den Nachteil, dass die Blut-Hirn-Schranke für viele Substanzen geschlossen ist – auch für Serotonin.

Zudem ist gegenwärtig noch nicht wirklich klar, wo genau das Problem liegt, das letztlich für das Ungleichgewicht im Angstnetzwerk verantwortlich ist. Einerseits gibt es Hinweise darauf, dass die Serotoninrezeptoren eine Rolle spielen. So konnten Studien zeigen, dass Menschen mit unterschiedlichen Angststörungen überdurchschnittlich häufig bestimmte genetische Veränderungen aufweisen. Diese sind dafür verantwortlich, dass im Gehirn Serotoninrezeptoren ausgebildet werden, die strukturell so verändert sind, dass sich Serotonin nicht gut an sie binden kann. Die Folge ist eine deutlich schwächere Aktivierung der Rezeptoren, was schließlich dazu führt, dass der »Befehl« zur Reduktion beziehungsweise Erhöhung der Amygdala- und Frontalhirnaktivität nicht ausreichend umgesetzt werden kann.

Andere Untersuchungen hingegen konnten genetische Veränderungen finden, die mit einer erhöhten Aktivität eines Enzyms mit dem zungenbrecherischen Namen Monoaminooxidase (MAO) einhergeht. Dieses Enzym sorgt dafür, dass Serotonin im Gehirn abgebaut wird. Das ist wichtig, um das Gehirn vor einem zu starken Anstieg von Serotonin zu schützen, da dieser im Extremfall die Nervenzellen schädigen kann. Eine genetisch auf Überaktivität programmierte MAO führt jedoch letztlich zu einem Serotoninmangel.

Auch weiß man mittlerweile, dass (chronischer) Stress die Bildung von Serotonin aus seiner Vorstufe, dem sogenannten Tryptophan, hemmt. Hieran sind nach gegenwärtigem Stand wahrscheinlich durch Stress ausgelöste Vorgänge des Immunsystems beteiligt. Gut informierte Patientinnen und Patienten fragen uns in diesem Zusammenhang immer wieder, ob es nicht sinnvoll sei, alternativ Tryptophan einzunehmen. Es ist tatsächlich schon lange bekannt, dass Tryptophan im Gegensatz zu Serotonin auch die Blut-Hirn-Schranke passieren kann. Es ist in vielen Nahrungsmitteln wie Kakao, Nüssen, Sojabohnen oder Bananen enthalten und wird auch als Nahrungsergänzungsmittel, meist in Tabletten- oder Kapselform, im Einzelhandel angeboten. Unseres Wissens gibt es jedoch gegenwärtig keine wissenschaftliche Untersuchung in Bezug auf die Effekte von Tryptophan bei Menschen mit Angsterkrankungen. Tierexperimentelle Studien lieferten bisher eher widersprüchliche Ergebnisse: Bei Ratten zeigten sich nach einer tryptophanreichen Ernährung zwar Veränderungen in Teilen des tierischen Angstnetzwerks, jedoch kein Einfluss auf ängstliches Verhalten. Außerdem gibt es Hinweise darauf, dass ein Zuviel an Tryptophan auch dazu führen kann, dass bestimmte Gedächtnisleistungen abnehmen. Wenn man dann auch noch weiß, dass ein Teil des Problems nicht ein Tryptophanmangel, sondern möglicherweise die Umwandlung von Tryptophan in Serotonin im Gehirn ist, kann man leicht schlussfolgern, dass eine tryptophanhaltige Ernährung nicht das Serotonin erhöht, sondern nur zu einer relativ wirkungslosen Tryptophan-Erhöhung führt. Entsprechend können wir gegenwärtig Tryptophan, insbesondere bei Angsterkrankungen, nicht als Behandlungsoption empfehlen.

Die erbliche Komponente

Auch wenn die Bedeutung beziehungsweise der Anteil bestimmter genetischer Veränderungen – wie die oben beschriebenen – gegenwärtig noch nicht abschließend abgeschätzt werden kann, ist seit langem bekannt, dass die Genetik bei der Entstehung von Angsterkrankungen eine wichtige Rolle spielt. Aus sogenannten Familienstudien wissen wir bereits seit der zweiten Hälfte des letzten Jahrhunderts, dass das Erkrankungsrisiko innerhalb von Familien relativ erhöht oder erniedrigt sein kann – auch wenn die Familienmitglieder unter sehr verschiedenen Umständen groß geworden sind.

Einen noch deutlicheren Hinweis auf eine erbliche Komponente von Angsterkrankungen liefern Zwillingsstudien. Sie belegen: Erkrankt ein eineiiger Zwilling, ist das Risiko für den anderen Zwilling, der ja genetisch identisch ist, ebenfalls stark erhöht – selbst wenn beide Zwillinge schon lange getrennt sind und sie deshalb ganz unterschiedlichen Umweltbedingungen ausgesetzt waren oder sehr verschiedene Lernerfahrungen gemacht haben. Bei zweieiigen Zwillingen und anderen Geschwistern ist die Wahrscheinlichkeit geringer, da sie nur eine etwa 50-prozentige genetische Übereinstimmung haben.

Bei einigen Angsterkrankungen gibt es darüber hinaus Hinweise, dass auch eine Übersensitivität auf Kohlendioxid (CO_2) für ein erhöhtes Erkrankungsrisiko eine Rolle spielen könnte. CO_2 ist sozusagen der Gegenspieler von Sauerstoff und zirkuliert ebenfalls, wenn auch in sehr viel niedrigerer und absolut ungefährlicher Konzentration, ständig im Blut. Kleinere CO_2-Schwankungen in der Umgebungsluft und damit im Blut sind durchaus normal und führen zunächst zu einer Aktivierung des Atemzentrums. Dieses reguliert sozusagen gegen, um das Verhältnis von CO_2 und Sauerstoff wieder in Richtung Sauerstoff zu verschieben. Diese Gegenregulation geht nicht nur mit einer Steigerung der Atemfrequenz einher, sondern auch mit einer Erhöhung der Herzfrequenz und des Blutdrucks. Diese Symptome, die auch zentrale Elemente einer Angstreaktion sind, können dann eine Angstreaktion auslösen.

Studien konnten zeigen, dass insbesondere Menschen mit einer Panikstörung und einer Trennungsangst auf geringe, experimentell ausgelöste Schwankungen der CO_2-Konzentration im Blut viel schneller beziehungsweise häufiger mit einer ausgeprägten Angst reagieren als Menschen ohne Angsterkrankung. Dies hat zu der Annahme geführt, dass eine (womöglich genetisch bedingte) erhöhte CO_2-Empfindlichkeit ebenfalls ein Risikofaktor für die Entwicklung von Angststörungen darstellen könnte.

Wichtig: Lebensgeschichte und Persönlichkeit

Neben biologischen Aspekten spielen Besonderheiten in der Biografie und der Persönlichkeit eine bedeutende Rolle, wenn es darum geht, unter Stress eine Angststörung zu entwickeln. Diese Faktoren können nicht strikt getrennt von der Biologie betrachtet werden; vielmehr können einige von ihnen die Biologie beeinflussen, oder sie können umgekehrt durch biologische Aspekte beeinflusst werden.

Biografische Aspekte

Aus zahlreichen Studien wissen wir, dass schwierige und belastende Lebensumstände zur Entwicklung von Angsterkrankungen beitragen können. Dazu gehören körperliche Krankheiten ebenso wie länger anhaltende finanzielle oder berufliche Schwierigkeiten. Auch Verwitwete oder

Geschiedene haben ein erhöhtes Risiko zu erkranken. Ebenso tragen negative Erlebnisse in der Kindheit (»adverse childhood experiences«) wie emotionale oder körperliche Vernachlässigung beziehungsweise Gewalt dazu bei. Sogar vergleichsweise banal erscheinende Aspekte der Lebensführung wie ein regelmäßiger Alkohol- und Nikotinkonsum erhöhen nach allem, was wir gegenwärtig wissen, das Erkrankungsrisiko.

Darüber hinaus sind sogenannte kognitive und entwicklungspsychologische Faktoren bei der Entstehung von Angsterkrankungen sehr bedeutsam. »Kognitive Faktoren« ist in diesem Zusammenhang ein Sammelbegriff für Besonderheiten in der Wahrnehmung und Bewertung von äußeren Einflüssen und Reizen. Dies kann im Rahmen der persönlichen, meist frühkindlichen Entwicklung erworben worden sein, etwa durch eigene »ungünstige« Erfahrungen oder durch das Übernehmen entsprechender Wahrnehmungen und Bewertungen von Bezugspersonen. Ist für diese das Glas halb leer, nehmen es die Kinder kaum als halb voll wahr. Es kann aber auch eine genetische Veranlagung dafür vorliegen. Als gesichert gelten in diesem Zusammenhang die folgenden Faktoren:

- Die *Angstsensitivität* beschreibt das Ausmaß der Angst vor Symptomen, die durch die Aktivierung des sympathischen Nervensystems ausgelöst werden. Dazu gehören ein schneller Herzschlag, Schwitzen, Schwindel oder eine schnelle Atmung. Menschen mit erhöhter Angstsensitivität nehmen solche Symptome schneller als gefährlich wahr, was bei ihnen Stress auslöst.
- Die *Unsicherheitsintoleranz* beschreibt, wie gut beziehungsweise wie schlecht jemand mit einer unklaren

Perspektive oder mit schwer kalkulierbaren zukünftigen Ereignissen umgehen kann. Hat ein Mensch mit einer relativ hohen Unsicherheitsintoleranz beispielsweise seit 30 Jahren in seiner Firma ausschließlich den Postausgang betreut und erfährt am Abend, dass er ab morgen kurzfristig den Posteingang übernehmen muss, kann diese Nachricht ihn sehr stark unter Stress setzen, da er nicht weiß, was ihn erwartet.

- Die *Verhaltenshemmung* beschreibt die Tendenz, auf angstauslösende, aber auch auf unbekannte Reize mit (sozialem) Rückzug zu reagieren. Personen mit einer ausgeprägten Verhaltenshemmung weisen eine eher geringe Risikofreude auf, und es fällt ihnen schwer, schnell und selbstständig Entscheidungen zu treffen.
- Die *wahrgenommene Kontrolle* (»perceived control«) schließlich bildet ab, wie groß die subjektive Überzeugung ist, Situationen und Ereignisse im Allgemeinen kontrollieren zu können. Die Sichtweisen »Ich schaffe alles, komme, was wolle« und »Ich bin ein Spielball des Schicksals« kann man diesbezüglich als die entgegengesetzten Pole ansehen. Je geringer die wahrgenommene Kontrolle ist, umso höher ist das Risiko, eine Panikstörung, generalisierte Angststörung oder soziale Phobie zu entwickeln.

Gegenüber den kognitiven sind die entwicklungspsychologischen Faktoren komplexere Lernvorgänge. Sie bilden sich zwar ebenfalls langfristig heraus, doch spielen bei ihrer Entstehung emotionale Vorgänge eine noch stärkere Rolle. In diesem Zusammenhang hat sich neben bestimmten Persönlichkeitsmerkmalen insbesondere ein »unsicherer Bindungsstil« als bedeutsam herausgestellt. Die Bindungstheorie, die hauptsächlich von John Bowlby, einem englischen Kinderpsychiater, und Mary Ainsworth, einer kanadischen Psychologin, entwickelt wurde, geht davon aus, dass jeder Mensch automatisch bestrebt ist, eine emotionale Verbindung zu Bezugspersonen aufzubauen, um seine Grundbedürfnisse wie Sicherheit, Geborgenheit und Schutz zu gewährleisten.

Die Art und Weise, wie die Bezugspersonen (Mutter, Vater, Großeltern, Freunde, Betreuungspersonen in der Kita etc.) auf das Beziehungsangebot des Kindes reagieren, beeinflusst grundlegend die Ausbildung des Selbstbildes, die Vorstellungen über andere sowie das Verständnis darüber, wie Menschen miteinander kommunizieren beziehungsweise interagieren. So tragen Bezugspersonen, die einfühlsam sind, die Signale des Kindes erkennen und darauf eingehen, dazu bei, dass das Kind (»Sender«) sich selbst als liebenswert und wirksam erlebt und die Bezugsperson (»Empfänger«) als verlässlich und fürsorglich. Dadurch kann sich ein sicherer Bindungsstil entwickeln, der Selbstvertrauen ausbildet und so die Stressempfindlichkeit senkt oder zumindest nicht erhöht.

Anders verhält es sich, wenn die Bedürfnisäußerungen des Kindes nicht erkannt, sondern ignoriert werden oder wenn uneinheitlich oder willkürlich auf sie reagiert wird. Dies kann dazu führen, dass die Bezugspersonen als nicht vertrauenswürdig oder unzuverlässig erlebt werden und das Selbstbild des Kindes durch Aspekte wie Unwirksamkeit und/oder Wertlosigkeit geprägt wird. In diesem Fall steigt das Risiko, einen sogenannten unsicheren Bindungsstil zu entwickeln, der häufig zu einem reduzierten Selbstvertrauen und dadurch zu einer erhöhten Stressempfindlichkeit führt. Heute weiß man allerdings, dass die Ausbildung des Bindungsstils zwar im Kindesalter beginnt, aber keinesfalls in dieser Entwicklungsphase abgeschlossen sein muss. Entsprechend können auch Beziehungserfahrungen, die man als Jugendlicher oder Erwachsener etwa mit Partnern oder Freunden macht, die Bindung nachhaltig positiv oder negativ beeinflussen.

Mittlerweile konnten viele Studien belegen, dass ein unsicherer Bindungsstil vor allem ein Risikofaktor für die Entwicklung der sozialen Angststörung und der Trennungsangst ist. Dies passt gut zu der Beobachtung, dass Betroffene auch unabhängig von konkreten angstauslösenden Situationen häufig ein reduziertes Selbstbewusstsein aufweisen.

Einfluss der Persönlichkeit

Neben den biografischen Aspekten stellt die Persönlichkeit eines Menschen einen sehr wichtigen Faktor bei Angsterkrankungen dar. Denn bestimmte Merkmale der Persönlichkeit können die Stressempfindlichkeit erhöhen, wodurch auch die Wahrscheinlichkeit steigt, eine Angststörung zu entwickeln. Das mit am besten untersuchte Konzept, Persönlichkeitsmerkmale abzubilden, stellt das Modell der »großen fünf Persönlichkeitsdimensionen« dar. Es wurde von den amerikanischen Psychologen Louis L. Thurstone, Gordon Allport und Henry S. Odbert in den 1930er Jahren erstmalig beschrieben und seitdem durch verschiedene Wissenschaftler kontinuierlich weiterentwickelt. Die »Big Five« heißen heute »Extraversion«, »Offenheit«, »Verträglichkeit«, »Gewissenhaftigkeit« und »Neurotizimus«.

- *Extraversion* steht für die Eigenschaft, gesellig, energiegeladen und kontaktfreudig zu sein, andere begeistern zu können, jedoch auch Situationen zu dominieren oder dominieren zu können. Menschen, die wenig extravertiert sind, sind *introvertiert* und damit tendenziell gern für sich, sie sind eher still und leben oft in ihrer eigenen Welt.
- Eine große *Offenheit* beinhaltet sowohl aufgeschlossen zu sein gegenüber neuen Erfahrungen und ein forschendes Interesse an Unbekanntem zu haben als auch Fantasiereichtum, Kreativität und den Wunsch nach Abwechslung. Das Gegenteil wäre hier *Verschlossenheit* – man setzt eher auf Konventionelles, versucht Veränderungen zu vermeiden und liebt es überschaubar.
- Eine ausgeprägte *Verträglichkeit* trifft auf Personen zu, die sich anderen gegenüber freundlich und hilfsbereit zeigen, es gern harmonisch mögen, geborene Teamplayer sind und immer ein offenes Ohr haben. Das entgegengesetzte Ende dieser Persönlichkeitsdimension ist wohl am ehesten mit *Feindseligkeit* beschrieben und zeichnet sich beispielsweise durch Eigenschaften wie Misstrauen, Streitsucht, ein ausgeprägtes Konkurrenzdenken und eine geringe Dialogbereitschaft aus.
- Ein hohes Maß an *Gewissenhaftigkeit* besitzt jemand, der gerne und gut plant, wenig dem Zufall überlässt und entsprechend immer gut organisiert und struk-

turiert ist. Auch zeichnen sich diese Personen häufig durch Ehrgeiz, Fleiß, Disziplin und einen hohen Leistungsanspruch aus, sowohl sich selbst als auch anderen gegenüber. Das Gegenteil, der eher wenig gewissenhafte Typ, nimmt es mit vielen Dingen nicht so genau und bekommt häufig *Unzuverlässigkeit* und Verantwortungslosigkeit vorgeworfen. Auch die persönlichen Ziele ändern sich meist schnell, und man lebt eher spontan und in den Tag hinein.

- *Neurotizismus* beschreibt die Tendenz, ängstlich, pessimistisch und nervös zu sein und insbesondere auf negative Ereignisse stark emotional zu reagieren. Personen mit einer hohen Ausprägung an Neurotizismus sind zudem ständig »auf dem Sprung«, schreiben sich bei Problemen und Konflikten selbst schnell die Schuld zu und sorgen sich um Alltäglichkeiten. Menschen, die wenig neurotizistisch sind, sind hingegen selbstsicher, ungezwungen und durchsetzungsstark, haben ein ausgeprägtes *Selbstbewusstsein*, können Konflikte gut austragen, ruhen in sich selbst und schauen eher optimistisch in die Zukunft: Für sie ist das Glas eher halb voll statt halb leer.

Man kann sich die Persönlichkeit eines Menschen bildlich wie einen Rechenschieber vorstellen (siehe unten). Die einzelnen Stangen stellen die Persönlichkeitsdimensionen dar, mit ihren extremen Ausprägungen an den jeweiligen Enden. Die Position der »Kugeln« auf den einzelnen Stangen wiederum definiert die individuelle Ausprägung des Merkmals. So ergibt sich für jeden Menschen ein eigenes Muster, das als Ganzes die jeweilige Persönlichkeit abbildet.

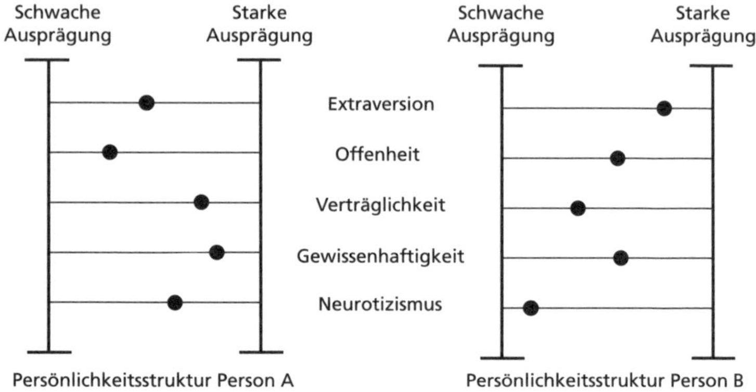

Rechenschiebermodell der Persönlichkeit

Nun ist es so, dass die wenigsten Menschen innerhalb der einzelnen Persönlichkeitsdimensionen dauerhaft eine Extremposition einnehmen und beispielweise immer total offen oder extrem feindselig sind. Die meisten Menschen bewegen sich mehr oder weniger in der Mitte einer Dimension, wobei sie ihre Positionen auch bewusst ein wenig verschieben können, wenn es die Situation erfordert. Ein Beispiel: Wenn ein Mensch auf der Dimension »Gewissenhaftigkeit« hoch punktet, ist er im beruflichen Kontext häufig ein geschätzter Mitarbeiter, da er die Arbeitsabläufe gut kontrolliert, dadurch sehr genau ist und seine Aufgaben zuverlässig erledigt. Kommt es jedoch zu einem erhöhten Arbeitsaufkommen, zum Beispiel durch einen Großauftrag oder die Erkrankung einer Kollegin, kann er idealerweise seine Gewissenhaftigkeit etwas herunterfahren und sein Kontrollbedürfnis sowie seinen Ehrgeiz, alles perfekt zu erledigen, vorübergehend reduzieren, um die Mehrarbeit bewältigen zu können. Ist der Auftrag erledigt oder die Kollegin wieder genesen, kehrt die Person wieder in ihren alten Modus zurück.

Ein weiteres Beispiel: Ein Mensch ist sehr verträglich, strebt zwischenmenschliche Harmonie an und versucht in seiner sozialen Umgebung Konflikte möglichst zu vermeiden und auf andere einzugehen. Hat es derselbe Mensch jedoch in einer beruflichen Konkurrenzsituation mit einem Gegenüber zu tun, das sich durch eine Mischung aus hoher Feindseligkeit und niedrigem Neurotizismus auszeichnet, kann er leicht übervorteilt oder ausgebootet werden, wenn er an seinem Stil festhält. Also bewegt er sich für diesen Kontext ebenfalls (nur etwas) in Richtung Feindseligkeit, um sich gegen den Widersacher gut behaupten zu können. Abends, beim Bier mit Freunden, ist er dann wieder ganz der Alte.

Für die Stärken und Schwächen eines Menschen ist also nicht nur die Grundstruktur der Persönlichkeit bedeutsam, sondern auch, ob und inwieweit sich diese bei Bedarf verändern lässt. Menschen, denen es überdurchschnittlich schwerfällt, ihre Persönlichkeitsmerkmale anzupassen, obwohl es eine Situation erfordert, sind da klar im Nachteil. Sie können einfach nicht aus ihrer Haut, können ihr Kontrollbedürfnis nicht zurückfahren, um die Mehrarbeit zu schaffen, können die Feindseligkeit nicht auf ein gesundes Maß steigern, um ihre berechtigten Interessen durchzusetzen. Solche Anpassungsschwierigkeiten führen über kurz oder lang zu einem deutlich gesteigerten Stressniveau, das wiederum auf Basis des »Empfindlichkeits-Stress-Modells« die Entstehung einer Angsterkrankung begünstigt. Die bisherige Forschung auf diesem Gebiet konnte zeigen, dass insbesondere eine starke und unflexible Ausprägung von Neurotizismus und Gewissenhaftigkeit, ein geringer Grad an Extraversion sowie die mit diesen Dimensionen einhergehenden Persönlichkeitseigenschaften mit einem erhöhten Risiko einhergehen, eine Angsterkrankung zu entwickeln. Das trifft insbesondere auf die Panikstörung, die generalisierte Angststörung, die Agoraphobie und die soziale Angststörung zu.

Biologie und Psychologie greifen ineinander

Warum sich einige Menschen aufgrund ihrer Persönlichkeit besser an wechselnde Anforderungen oder Situationen anpassen können als andere, ist noch nicht abschließend geklärt. Die Forschungsergebnisse auf diesem Gebiet deuten an, dass dies nicht auf eine einzige Ursache zurückzuführen ist. Vielmehr scheinen hierfür psychologische und biologische Gegebenheiten verantwortlich zu sein, wobei im Einzelfall der eine oder andere Faktor eine größere Bedeutung haben kann. So gibt es schon länger deutliche Hinweise darauf, dass die weiter oben beschriebenen Bindungserfahrungen eine wichtige Rolle für die Ausbildung der Persönlichkeit spielen. Danach führt eine unsichere Bindung sowohl zu einer stärkeren Ausprägung einiger Persönlichkeitsdimensionen – beispielsweise einem starken Kontrollbedürfnis oder einem ausgeprägten Pessimismus – als auch zu einer geringen Flexibilität, um auf veränderte Anforderungen zu reagieren.

Auch in anderer Hinsicht stehen sich biologische und psychologische Faktoren nicht als Gegensätze gegenüber, sondern greifen ineinander. Wir wissen heute, dass an der

Ausbildung mancher psychologischer Aspekte, die bei Angst eine Rolle spielen, biologische Elemente beteiligt sind. Kürzlich konnte beispielsweise eine Studie, an der unsere Arbeitsgruppe beteiligt war, zeigen, dass Menschen mit einer Panikstörung und Menschen mit einem hohen Maß an Neurotizismus, jedoch ohne Panikstörung, die gleichen genetischen Veränderungen aufweisen. Ein Risikofaktor für Angsterkrankungen ist also mit der gleichen Genveränderung verbunden wie die Angsterkrankung selbst. Es liegt nahe, dass diese genetische Veränderung und die daraus resultierenden (noch nicht näher bekannten) biologischen Veränderungen die Wahrscheinlichkeit erhöhen, unter bestimmten Lebenserfahrungen vermehrt »neurotizistisch« zu werden. Bei einer erhöhten Stressempfindlichkeit führt dies unter Einwirkung von Stress schneller zu einer Angsterkrankung. Es gibt also deutliche Hinweise darauf, dass auch die Persönlichkeitsentwicklung bis zu einem gewissen Maß durch Gene beeinflusst wird.

Von der Angstreaktion zur Angsterkrankung

Die beschriebenen biologischen, biografischen und entwicklungspsychologischen Faktoren können unter Stress also zu einer krankhaften Angstreaktion führen. Damit sich daraus eine Angsterkrankung entwickelt und diese fortbesteht, müssen allerdings noch Konditionierungs- und Lernprozesse stattfinden. Diese sind die gleichen, die auch bei einer normalen Angst die zentrale Rolle spielen:

die klassische Konditionierung, das Beobachtungslernen und die operante Konditionierung. Wir haben sie in Kapitel 1 dargestellt. Wir wissen jedoch, dass dieses Lernen bei Menschen mit einer Angsterkrankung im Vergleich zu gesunden Personen intensiver ist und weniger gut wieder korrigiert werden kann – egal ob durch die Person selbst oder durch Unterstützung von außen.

Klassische Konditionierung

Insbesondere in Bezug auf die klassische Konditionierung konnte die bisherige Forschung zeigen, dass Menschen mit einer Angsterkrankung angstbezogene Informationen sowohl schneller erlernen als auch schneller auf andere, ähnliche Situationen übertragen, also generalisieren. Für das Beispiel in Kapitel 1 bedeutet das, dass die Angst, die auf Turm A in Stadt X aufgetreten war, von Menschen mit biologischen oder psychologischen Risikofaktoren schneller und auch überdauernder auf andere Höhensituationen übertragen wird, als dies bei Menschen ohne die entsprechenden Risikofaktoren der Fall ist. Dies ist nach aktueller Einschätzung ein sehr wichtiger Teil des Problems bei Angsterkrankungen. Wahrscheinlich spielt hier die überaktive Amygdala eine zentrale Rolle, da sie die entscheidende Hirnstruktur für das angstbezogene Lernen ist.

Beobachtungslernen

Für das Beobachtungslernen sind diese Zusammenhänge zwar noch weniger gut untersucht, es liegt jedoch nahe, dass die angstbezogenen Informationen hier ebenfalls schneller und fester im Angstgedächtnis verankert werden.

Insbesondere für die Entwicklung der Trennungsangst scheint ein »intensiviertes Beobachtungslernen« eine zentrale Rolle zu spielen. Man nimmt an, dass für die Entwicklung einer überdauernden (kindlichen) Trennungsangst der Erziehungsstil der Eltern eine wichtige Rolle spielt. Ist dieser durch eine überbehütende Haltung und ein ausgeprägtes Kontrollbedürfnis der Eltern geprägt, lernt das Kind, dass die Welt unsicher ist und Alleinsein eine Gefahr bedeutet.

Operante Konditionierung

Die operante Konditionierung und das »Zwei-Stufen-Modell«, die Sie ebenfalls bereits in Kapitel 1 kennengelernt haben, spielen insbesondere bei der Aufrechterhaltung von Phobien und Panikstörungen eine wichtige Rolle. Nachdem die Angst schneller und intensiver gelernt wurde, wird diese Lernerfahrung durch die Vermeidung der angstauslösenden Trigger aufrechterhalten.

Im Fall der *Phobien* bezieht sich die Vermeidung auf die jeweils angstauslösende Situation, wie Brücken, öffentliche Verkehrsmittel, Flugreisen, Fahrstühle, Menschenmengen oder räumliche Situationen, wo man die gefürchteten Spinnen oder Hunde erwartet.

Bei der *Panikstörung* sind es keine situativen Trigger, sondern körperliche Symptome, die an die Panik erinnern und sie auslösen können, etwa ein schneller Herzschlag, Schwindel, Schwitzen oder Atemnot. Dies führt dazu, dass sich Betroffene zunehmend in eine Schonhaltung begeben und keinen Sport mehr treiben, keine Treppen mehr steigen oder bei warmem Wetter nicht mehr vor die Tür gehen.

Auch bei der *Trennungsangst* tragen nach gegenwärtigem Wissensstand die Mechanismen der operanten Konditionierung dazu bei, das Krankheitsbild aufrechtzuerhalten. Ein Kind kann durch Beobachtungslernen eine erhöhte Ängstlichkeit vor der Welt erwerben. Tritt dann durch Trennungssituationen (etwa den Eintritt in den Kindergarten, die erste Übernachtung bei Freunden etc.) eine ausgeprägte Angstreaktion auf, kann das Kind diese nur beenden beziehungsweise vermeiden, wenn es die Trennung so schnell wie möglich beendet oder sie gar nicht erst entstehen lässt. Als Folge klammert es sich an die Eltern an. Bestätigen diese dann im Rahmen einer überbeschützenden Haltung die Berechtigung der Angst direkt oder indirekt (»Vielleicht schaffst du das noch nicht«, »Ich hole dich sofort ab, wenn es dir dort nicht gut geht«), führt dies zu einer Bestätigung und Verstetigung der Angst. Je nach Intensität können diese Lernmechanismen bis ins Erwachsenenalter andauern, sie können aber auch erst im Erwachsenenalter einsetzen. Die »schützenden« Bezugspersonen sind dann jedoch nicht (mehr nur) die Eltern, sondern (auch) Partner, Kinder oder Geschwister.

Komplexe Lernmodelle

In Bezug auf die Aufrechterhaltung der sozialen Angststörung und der generalisierten Angststörung sind jeweils komplexere Erklärungsmodelle entwickelt worden. Nachdem die Angst einmal gelernt wurde, laufen bei der *sozialen Angststörung* vor, während und nach einer angstauslösenden Situation spezifische kognitive Prozesse ab, bei denen spezielle Bewertungen eine entscheidende Rolle spielen. So ist vor der Situation ein gedankliches Vermeidungsverhalten relevant: Die Betroffenen vermeiden es, sich mit der bevorstehenden Situation auseinanderzusetzen. Dadurch wird es nahezu unmöglich, sich rational auf die Situation vorzubereiten und damit hilfreiche Strategien zu deren Bewältigung zu entwickeln. Während der Situation zeigen die Betroffenen eine verstärkte Selbstbeobachtung sowie einen überkritischen Blick auf sich selbst und die eigene Leistung. Das verläuft nach einem bestimmten Schema, etwa so: »Jetzt nestele ich wieder mit den Fingern und fange an zu schwitzen! Oh nein, so sehen alle, dass ich maximal aufgeregt bin.« Oder: »Warum fällt mir jetzt dieses Detail nicht ein? Alle werden merken, dass ich für die Prüfung nicht hundertprozentig vorbereitet bin. Was sollen die von mir halten?« Nach der Situation wird diese meist detailliert »auseinandergenommen« und überkritisch analysiert. Das klingt dann in etwa so: »Bei der dritten Frage habe ich mit der Antwort kurz gezögert, und bei Frage sechs habe ich mich verhaspelt. Das war der Beweis für Professor Müller, dass ich nicht gut vorbereitet war. Er muss mich echt für dumm halten – die Eins habe ich bestimmt nur aus Mitleid bekommen.« Da die negative Betrachtung der Situation durch die bereits bestehende Verzerrung der Eigenreflexion nicht mehr korrigiert werden kann, vergrößert sich die Angst. Damit nehmen auch die Hilflosigkeit vor der nächsten Situation und die Vermeidung, sich mit ihr auseinanderzusetzen, weiter zu.

Für den *selektiven Mutismus* existieren noch keine spezifischen und belegten Erklärungsmodelle. Da aber auch hier die soziale Bewertung besonders wichtig ist, kann angenommen werden, dass ähnliche Vorgänge wie bei der sozialen Angststörung eine zentrale Rolle spielen.

Bei der *generalisierten Angststörung* (GAS) greifen mehrere Erklärungsmodelle. Relevant sind zum einen Konditionierungsprozesse, die dem »Zwei-Stufen-Modell« entsprechen. Danach dient das Sich-Sorgen-Machen vor allem der Vermeidung beziehungsweise Unterdrückung belastender Vorstellungen und Emotionen. Ein Beispiel: Wenn jemand emotional die Vorstellung nicht aushalten kann, dass er oder eine ihm nahestehende Person krank werden oder einen Unfall haben könnte, fängt er an, sich über das Thema zu sorgen. Dies hat den Effekt, dass er sich selbst suggeriert, dadurch alle möglichen Verläufe einer Situation zu durchdenken und so das Risiko bestmöglich zu reduzieren, nach der Devise »Sorge ist Vorsorge«. Tatsächlich ist dies natürlich nur eine Pseudokontrolle, da es nie möglich sein wird, alle Gefahren und Risiken vorauszusehen, indem man sie »durchdenkt«. Unbewusst ist dies auch dem Betroffenen mit GAS klar, weshalb er sich nach dem Motto »mehr hilft mehr« noch mehr Sorgen macht, bis es per Definition »exzessiv und unkontrollierbar« ist. Hierdurch wird eine angemessene Verarbeitung der Emotionen allerdings unmöglich, und es verfestigt sich die Überzeugung:

»Wenn ich die Sorgen aufgebe, wird etwas Schlimmes passieren.«

Ein zweites Modell, das mit dem oben genannten eng verknüpft ist, schreibt der hohen Unsicherheitsintoleranz eine zentrale Rolle zu. Danach können Menschen mit einer generalisierten Angststörung eine unsichere Perspektive sehr schlecht aushalten. Wenn sie sich aber Sorgen machen, verschafft ihnen das ein Gefühl der Kontrolle – die sie in Wirklichkeit natürlich nicht haben.

In den letzten Jahren hat noch ein weiteres Erklärungsmodell für Aufsehen gesorgt: das metakognitive Modell der GAS. Es wurde maßgeblich durch den britischen Psychologen Adrian Wells entwickelt und vor allem deshalb bekannt, weil auf dieser Basis eine sehr effektive Psychotherapie der GAS entstanden ist, die Sie in Kapitel 4 kennenlernen werden. Das metakognitive Modell nimmt an, dass für die Entwicklung und Aufrechterhaltung der GAS sogenannte Metakognitionen eine zentrale Rolle spielen, also Bewertungen, die ein Mensch in Bezug auf bestimmte innere Abläufe oder Denkprozesse (wie Sorgen) entwickelt hat. Für eine generalisierte Angststörung wären typische Bewertungen von Sorgen: »Sorgen beziehungsweise ständiges Nachdenken schützen mich, da ich hierdurch besser vorbereitet bin und Gefahren ausweichen kann«, »Sorgen helfen mir dabei, Lösungen für meine Probleme zu finden«, aber auch »Meine Sorgen sind für mich unkontrollierbar geworden« oder »Die Sorgen sind gefährlich für mich, weil sie meine Stimmung verschlechtern und mich nicht schlafen lassen«. Die ersten beiden Sätze sind Beispiele für sogenannte »positive Metakognitionen«, da den Sorgen eine positive Konsequenz zugeschrieben wird: Schutz und

Hilfe beim Lösen von Problemen. Die letzten beiden Sätze hingegen sind »negative Metakognitionen«, da sie Sorgen als Gefahren identifizieren, die etwa zu Depressivität oder Schlaflosigkeit führen können.

Entsprechend führen positive wie negative Metakognitionen dazu, dass Sorgen in Bezug auf die Sorgen entstehen (»Typ-2-Sorgen«). Die Betroffenen können sich dann dahingehend sorgen, die eigentlichen Sorgen zu reduzieren, also »Typ-1-Sorgen« wie »Ich könnte krank werden«, »Meiner Familie könnte etwas zustoßen«, »Ich könnte meinen Job verlieren«. Andererseits sorgen sich die Betroffenen, weil sie ohne Sorgen eine (vermeintliche) Schutzmaßnahme aufgeben (positive Metakognitionen) oder weil ihre Sorgen mittel- und langfristig zu einer Schädigung der Psyche oder des Körpers führen (negative Metakognitionen).

So oder so, es ist nachvollziehbar, dass die Betroffenen durch diese Art zu denken in einen Teufelskreis aus sich aufschaukelnden Sorgenprozessen geraten, der die Belastung und Beeinträchtigung immer weiter verschärft. Deshalb setzt die metakognitive Therapie der GAS nicht schwerpunktmäßig an den konkreten Sorgeninhalten wie Krankheit, sozialem Abstieg oder befürchteten Unfällen an, sondern konzentriert sich darauf, *wie* über die Sorgen an sich gedacht wird beziehungsweise welche Bedeutung diesen zugeschrieben wird, und versucht, dies zu verändern. Doch dazu mehr in Kapitel 4.

Das metakognitive Modell ist zunächst vielleicht nicht einfach zu verstehen; selbst Profis fällt die Erläuterung manchmal schwer. Dieses Erklärungsmodell ermöglicht es jedoch, die »übergeordnete Logik« der GAS zu verstehen, und verdeutlicht, dass es bei diesem Krankheitsbild nicht so sehr darauf ankommt, *was* gedacht wird, sondern *wie* gedacht wird. Also lesen Sie sich den Abschnitt ruhig zwei-, dreimal durch und lassen Sie ihn sacken.

Zusammenfassend lässt sich sagen: Nach dem gegenwärtigen Stand der Forschung erhöhen biologische sowie biografische und psychologische Faktoren das Risiko, unter der Einwirkung von Stress zunächst eine Angstreaktion zu entwickeln. Anschließend führen verschiedene Lernprozesse zur Entstehung und Aufrechterhaltung einer Angststörung. Hierdurch verändern sich die Bewertungs- und Verhaltensweisen, wodurch sich die Stressbelastung weiter erhöht und so innerhalb des »Empfindlichkeits-Stress-Modells« zur Verstetigung des jeweiligen Krankheitsbildes beiträgt.

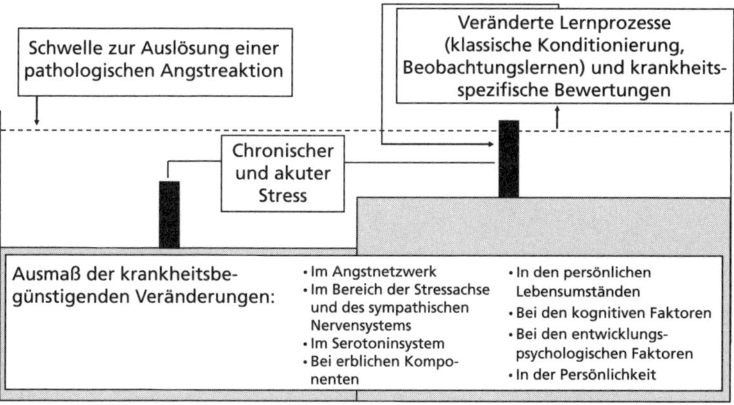

Spezifiziertes Empfindlichkeits-Stress-Modell der Angst

4

Angsterkrankungen behandeln

Werden Angsterkrankungen nicht behandelt, besteht die Gefahr, dass sie chronisch werden und die Betroffenen im Alltag immer stärker einschränken und behindern. Bei manchen Menschen tritt die Erkrankung auch episodisch auf, dann sind dazwischen kürzere oder längere Phasen ohne Symptome. Nur bei einer Minderheit bilden sich die Symptome komplett zurück, ohne einen Rückfall innerhalb der nächsten Jahre. Ohne Therapie können sich im ungünstigsten Fall außerdem andere psychische Erkrankungen wie Depressionen und auch ein Missbrauch oder eine Abhängigkeit von Alkohol, Medikamenten oder Drogen entwickeln. Dabei gibt es durchaus wirksame Therapien, die sich, bestätigt durch Studien, in der Praxis seit vielen Jahren bewährt haben und ständig weiterentwickelt werden. Grundsätzlich haben sich für alle Angsterkrankungen sowohl die Psychotherapie als auch die medikamentöse Behandlung (Pharmakotherapie) als wirksam erwiesen. Entsprechend werden beide Behandlungsformen durch die aktuelle deutsche Behandlungsleitlinie als prinzipiell gleichberechtigte Therapieoptionen ausgewiesen. In der Praxis kombinieren wir aus unterschiedlichen Gründen häufig beide Therapieformen, was gut möglich ist, da sie sich weder ausschließen noch gegenseitig behindern.

Unterschiedliche Ansätze

In der Angstambulanz nehmen wir, wie auch die allermeisten Kolleginnen und Kollegen, die sich mit Angsterkrankungen beschäftigen, meist eine abgestufte Behandlungsplanung vor: Wann immer es geht, bieten wir den Betroffenen zunächst eine Psychotherapie in Form einer kognitiven Verhaltenstherapie an, die bei Angsterkrankungen als Therapieform der ersten Wahl gilt. Sie werden sie weiter unten noch im Detail kennenlernen. Prinzipiell hat die Psychotherapie, und hier insbesondere die kognitive Verhaltenstherapie, gegenüber der Pharmakotherapie den Vorteil, dass sie den Patientinnen und Patienten ein größeres Maß an Selbstwirksamkeit vermittelt, als es Medikamente können. Dafür bringen die Behandelnden den Betroffenen verschiedene Techniken bei, mit denen sie die erlernte Angst selbstständig wieder umlernen können.

Die Sammlung aus unterschiedlichsten Techniken können Sie sich wie einen Werkzeugkasten vorstellen, der für jede Komponente, die bei der Entstehung der jeweiligen Angsterkrankung wichtig war, das passende Werkzeug enthält. Entscheidend ist dabei, dass die Betroffenen die Techniken nicht nur kennenlernen, sondern die korrekte Anwendung auch üben und überprüfen, um sie dann noch während der Psychotherapie in ihre persönliche Lebenswelt zu übertragen. So haben sie am Ende der Therapie idealerweise Möglichkeiten an der Hand, um die Verringerung der Symptome stabil zu halten und im Fall eines Wiederauftretens der Angst aktiv und effektiv gegenzusteuern. Dieses Maß an Selbstwirksamkeit – und damit die Wahrscheinlichkeit, dass der Behandlungserfolg auch nach Beendigung der Therapie fortbesteht – kann durch eine medikamentöse Therapie so nicht gewährleistet werden. Denn Selbstwirksamkeit ist die Erwartung, aufgrund eigener Kompetenzen Handlungen erfolgreich selbst ausführen zu können. Sie spielt eine ganz wichtige Rolle in der Bewältigung von Schwierigkeiten, aber auch von psychischen Erkrankungen.

Wann die Pharmakotherapie sinnvoll ist

Allerdings hat die Pharmakotherapie andere Vorteile, die man sich zunutze machen kann. Zum einen wirkt sie schneller als die Psychotherapie. Das ist leicht nachvollziehbar, wenn man sich vergegenwärtigt, dass die Psychotherapie unter Umständen seit Jahrzehnten eingeschliffene Lernprozesse verändern soll. So ist es normal, dass der Prozess – also der Erwerb der Techniken, das Umlernen sowie die Etablierung des Behandlungserfolgs im Alltag – meist Monate, manchmal mehrere Monate, unter Umständen sogar Jahre dauert. Die Pharmakotherapie hingegen löst meist innerhalb weniger Wochen biologische Veränderungen aus, die Symptome reduzieren. Auch sehen wir immer wieder Patientinnen und Patienten, bei denen die

Symptomatik so schwer ausgeprägt ist und die so umfassend dadurch beeinträchtigt sind, dass sie sich nicht ausreichend auf die Inhalte der Psychotherapie fokussieren und einlassen können. In diesen Fällen bietet es sich an, durch eine medikamentöse Therapie die Schwere der Symptome zumindest teilweise zu reduzieren, um dadurch eine »Psychotherapiefähigkeit« herzustellen. Wurde auf diese Weise Psychotherapie möglich und »sitzen« ihre Effekte auch im Alltag, kann die Pharmakotherapie schrittweise zurückgefahren und in vielen Fällen ganz beendet werden. Das geschieht idealerweise noch während der Psychotherapie, die dann allein für die Verbesserung der Symptome sorgt.

Darüber hinaus gibt es Patientinnen und Patienten, bei denen wegen körperlicher Vorerkrankungen keine Psychotherapie durchgeführt werden kann. Das betrifft vor allem die Expositionsübungen (siehe bei Psychotherapie), die einer der wichtigsten Wirkfaktoren der kognitiven Verhaltenstherapie sind. Hierbei wird gezielt Angst ausgelöst, um diese dann bearbeiten zu können. Bei Menschen, die an schweren Erkrankungen des Herz-Kreislauf-Systems, der Lunge, des Stoffwechsels oder des zentralen Nervensystems leiden, sind diese Übungen jedoch aufgrund des damit verbundenen Stresses nicht möglich. Dann kommt womöglich primär eine Pharmakotherapie in Frage. Weiterhin gibt es Betroffene, die, aus welchen Gründen auch immer, (wiederholt) nicht von einer Psychotherapie profitiert haben oder eine medikamentöse Behandlung vorziehen, nachdem sie über die beiden Therapiemöglichkeiten ausführlich aufgeklärt wurden. Solche Vorerfahrungen oder Präferenzen sollten bei einer Therapieplanung ebenfalls berücksichtigt werden.

Nicht zuletzt ist eine Pharmakotherapie wegen der mangelhaften psychotherapeutischen Versorgungsstruktur manchmal die einzige rasch verfügbare Therapie. Ambulante Psychotherapeutinnen und Psychotherapeuten stehen einer steigenden Zahl von Menschen gegenüber, die aufgrund einer psychischen Erkrankung Hilfe suchen. Hinzu kommt ein deutliches Stadt-Land-Gefälle: Während es im großstädtischen Bereich durchschnittlich nur einige Wochen dauert, bis man einen Psychotherapieplatz findet, betragen die Wartezeiten in ländlichen Gebieten meist viele Monate, mitunter sogar Jahre – und im schlimmsten Fall gibt es im erreichbaren Umkreis gar keine Möglichkeiten für eine Psychotherapie. Vor diesem Hintergrund bietet die medikamentöse Therapie immerhin die Möglichkeit, auch den Menschen zu helfen, die (vorerst) keinen Therapieplatz finden.

Individuelle Therapieplanung

In der Angstambulanz der Charité versuchen wir, die Planung der Therapie bei Angsterkrankungen so gut wie möglich an den Menschen anzupassen, der vor uns sitzt. Seine Wünsche und Möglichkeiten, aber auch die Anforderungen seiner Lebensrealität sollen in die Behandlungsplanung einfließen. Die Basis und Richtschnur hierfür bilden die Therapieverfahren, deren Wirksamkeit und Sicherheit durch wissenschaftliche Studien belegt sind und die aufgrund ihrer Praxistauglichkeit in die Behandlungsleitlinie aufgenommen wurden, Therapien also, für die es eine klare Empfehlung gibt.

Zusätzlich aber gibt es einen relativ breiten Fächer an Angeboten, durch die sich jemand ebenfalls angesprochen fühlen kann und die er oder sie für sich persönlich als sinnvoll erachtet. Wenn diese nicht der Wirksamkeit der bewährten Verfahren entgegenstehen und wir darüber hinaus nicht das Gefühl haben, dass durch obskure Methoden oder Heilsversprechen einem Hilfesuchenden das Geld aus der Tasche gezogen werden soll, schauen wir gemeinsam, ob und gegebenenfalls wie sich ein entsprechendes Angebot in den Gesamtbehandlungsplan integrieren lässt.

In diesem Kapitel werden wir zunächst die leitliniengerechte Pharmako- und die Psychotherapie der Angsterkrankungen genauer erläutern. Im Anschluss daran stellen wir Ihnen neue Entwicklungen vor, die sich in den letzten Jahren auf dem Gebiet der Behandlung von Angsterkrankungen vollzogen haben. Hierbei wird ein Thema das therapeutische Potenzial von körperlicher Aktivität bei Angsterkrankungen sein, dessen Erforschung ein Schwerpunkt unserer Arbeitsgruppe in der Charité darstellt. Denn auf diesem Gebiet hat sich einiges getan!

In der Annahme, dass auch Menschen dieses Buch lesen, die selbst unter Angsterkrankungen leiden oder Erkrankte persönlich kennen, werden wir »Sie« im Zusammenhang mit konkreten Hinweisen oder Handlungsempfehlungen in den folgenden Abschnitten wiederholt persönlich ansprechen. Dies soll an den entsprechenden Stellen die Bedeutung der jeweiligen Aussagen für (in)direkt betroffene Personen untermauern, die sich aus der wissenschaftlichen Forschung und unserem Praxisalltag ergeben. Alle anderen Leserinnen und Leser möchten wir bitten, sich hierdurch nicht irritieren zu lassen.

Die medikamentöse Therapie

Im Jahr 1962 entdeckten die beiden amerikanischen Psychiater Donald Klein und Max Fink, dass die Substanz Imipramin, die sich eigentlich bei der Behandlung der Depression bewährt hatte, auch die Stärke und die Häufigkeit von Panikattacken reduzierte. Diese Entdeckung markiert den Beginn der modernen Psychopharmaka-Therapie der Angsterkrankungen und stellte auch den Ausgangspunkt für die aktuelle Klassifikation von Angsterkrankungen dar. Zuvor war krankhaft übersteigerte Angst als eigenständige Erkrankung medikamentös ausschließlich mit Beruhigungsmitteln oder sogar mit Substanzen behandelt worden, die eigentlich zur Therapie der Schizophrenie gedacht waren – mit verständlicherweise eher mäßigem Erfolg.

Bei Imipramin (Handelsname z. B. Tofranil®) handelt es sich um eine Substanz, die aufgrund ihrer chemischen Struktur als »trizyklisches Antidepressivum« bezeichnet wird. Wie man vor allem aus Tierversuchen wusste, erhöht Imipramin die Verfügbarkeit von Serotonin und Noradrenalin sowie in geringerem Maße auch die von Dopamin im Gehirn. So vermutete man bereits sehr früh, dass die Entstehung von Angsterkrankungen mit einer Veränderung von mindestens einem dieser Botenstoffe zu tun haben müsste – Jahre bevor man die für Angst relevanten Befunde hinsichtlich der Konzentration und Wirkung vor allem von Serotonin erheben konnte, die wir in Kapitel 3 vorgestellt haben.

Wir möchten an dieser Stelle ausdrücklich betonen: Antidepressiva machen nicht abhängig! Dies gilt für alle

Gruppen der Antidepressiva. Wir sagen dies deshalb hier so deutlich, da Betroffene, die zu uns in die Angstambulanz kommen, immer mal wieder eine entsprechende Befürchtung äußern. Denn viele verwechseln Antidepressiva mit den sogenannten Beruhigungsmitteln (Sedativa), zu denen wir später noch kommen werden.

Antidepressiva auch gegen Angst

Im Laufe der Zeit wurde eine Reihe weiterer trizyklischer Antidepressiva entwickelt, von denen einige bis heute gebräuchlich sind. Zu ihnen gehören Substanzen wie Clomipramin (z. B. Anafranil®), Amitriptylin (z. B. Saroten®), Trimipramin (z. B. Stangyl®), Opipramol (z. B. Insidon®) oder Nortriptylin (z. B. Nortrilen®). Ab den 1980er Jahren kamen dann mit den »Selektiven Serotonin-Wiederaufnahmehemmern/Rückaufnahme-Inhibitoren« (»selective serotonin reuptake inhibitors«; SSRI) und den »Selektiven Serotonin-Noradrenalin-Wiederaufnahmehemmern« (»selective serotonin-noradrenaline reuptake inhibitors«; SSNRI) sukzessive die »Antidepressiva der zweiten Generation« auf den Markt. Heute sind in Deutschland mit Citalopram (z. B. Cipramil®), Escitalopram (z. B. Cipralex®), Fluoxetin (z. B. Fluxet®), Fluvoxamin (z. B. Fevarin®) Paroxetin (z. B. Seroxat®) und Sertralin (z. B. Zoloft®) sechs SSRI und mit Venlafaxin (z. B. Trevilor®), Duloxetin (z. B. Cymbalta®) sowie Milnacipran (z. B. Milnaneurax®) drei SSNRI verfügbar.

Relativ rasch konnte in Studien gezeigt werden, dass viele SSRI und SSNRI nicht nur antidepressiv wirken, sondern auch bei unterschiedlichen Angsterkrankungen deutliche Erfolge erzielen. Diese sind mindestens so ausgeprägt wie die der trizyklischen Antidepressiva wie zum Beispiel Clomipramin oder Imipramin, die bei Angsterkrankungen bis dahin am häufigsten gegeben wurden. Dabei haben die SS(N)RI einen entscheidenden Vorteil: Sie weisen gegenüber den trizyklischen Antidepressiva deutlich weniger Nebenwirkungen auf und sind generell besser verträglich, insbesondere auch bei besonderen Personengruppen wie Älteren oder Menschen mit körperlichen Vorerkrankungen oder auch Schwangeren. Dazu weiter unten mehr.

Heute sind die meisten Substanzen aus den Klassen der SS(N)RI durch das »Bundesinstitut für Arzneimittel und Medizinprodukte« (BfArM), der in Deutschland für Arzneimittel zuständigen Oberbehörde, für die Behandlung zugelassen. Und sie sind gemäß der deutschen, aber auch internationaler Behandlungsleitlinien die Medikamente der ersten Wahl zur Behandlung der Panikstörung und/oder Agoraphobie, der generalisierten Angststörung und der sozialen Angststörung. Die unterschiedlichen Substanzen, die jeweils empfohlenen Dosierungsbereiche sowie ihre Zulassungen und Empfehlungsgrade durch das BfArM beziehungsweise die aktuelle Behandlungsleitlinie sind in der Tabelle auf Seite 241 im Einzelnen dargestellt. Für die spezifischen Phobien, die Trennungsangst (des Erwachsenenalters) sowie den selektiven Mutismus existieren jedoch noch keine (überzeugenden) Studien hinsichtlich der Wirksamkeit von Antidepressiva, weshalb bei diesen Angsterkrankungen primär die Psychotherapie zur Anwendung kommen sollte, die wir im nächsten Abschnitt genauer vorstellen werden.

Obwohl sich die trizyklischen Antidepressiva und die SS(N)RI vor allem in ihren Nebenwirkungsprofilen deutlich unterscheiden, ist der Wirkmechanismus der ersten und zweiten Generation der Antidepressiva gleich geblieben – und die Selektiven Serotonin-(Noradrenalin-) Wiederaufnahmehemmer tragen ihn tatsächlich schon in ihrem Namen. Trotzdem kann er einigermaßen komplex anmuten, insbesondere wenn man sich zum ersten Mal damit befasst. Deshalb haben wir ihn in Ergänzung zum Text auch grafisch (siehe Abbildung) dargestellt, sodass Sie die folgenden Erläuterungen Schritt für Schritt mit dem Bild abgleichen können.

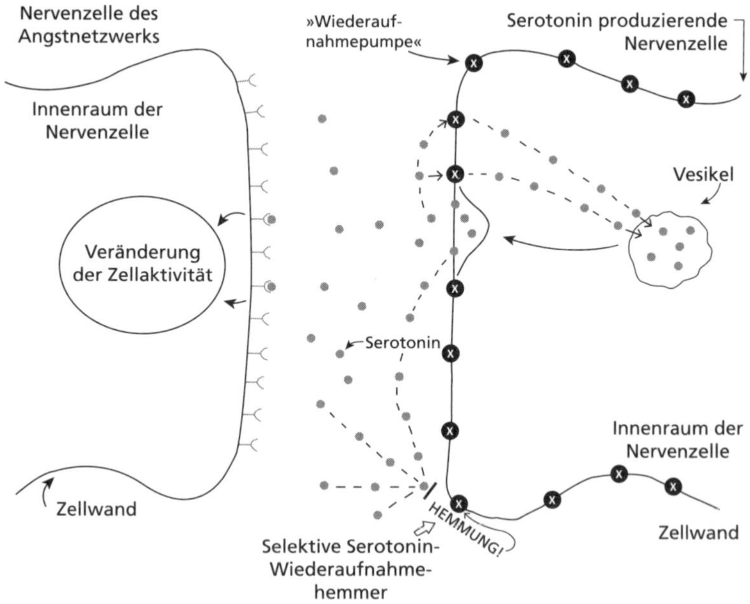

Wie Antidepressiva an den Nervenzellen des Angstnetzwerks wirken

Wir schauen uns das Prinzip am Beispiel des Serotonins an – für Noradrenalin läuft der Prozess analog ab. Hierfür ist zunächst ein Rückblick auf Kapitel 1 notwendig, wo Sie erfahren haben, dass der Botenstoff Serotonin die Aktivität der Amygdala und des Fontalhirns, die möglicherweise wichtigsten Einheiten des Angstnetzwerks, wieder in den »Normalzustand« bringt. Dafür dockt es an Serotoninrezeptoren an der Zelloberfläche an und löst so entsprechende Prozesse in der Zelle aus. Das hierfür notwendige Serotonin wird in Serotonin produzierenden Nervenzellen des Gehirns (in der Abbildung rechts) produziert, die in mittelbarer Nachbarschaft zum Angstnetzwerk liegen. Innerhalb dieser Nervenzellen wird das Serotonin in kleinen Bläschen, den sogenannten Vesikeln, gebildet. Diese Vesikel werden dann über zelleigene Strukturen Richtung Zellwand transportiert. Dort angekommen öffnet sich die Wand der Vesikel, »verschmilzt« mit der Zellwand der Serotonin produzierenden Zelle, und das Serotonin gelangt in den Raum zwischen den Nervenzellen des Gehirns, den »intersynaptischen Raum«, der mit Nervenwasser (»Liquor«) gefüllt ist. Erst einmal freigesetzt, »schwimmt« das Serotonin nun zu einer Nervenzelle des Angstnetzwerks (links im Bild) und dockt dort an die eigens ausgebildeten Serotoninrezeptoren an.

Jetzt kommt das Entscheidende: Für das im intersynaptischen Raum verbliebene Serotonin, das sich nicht an einen Serotoninrezeptor gebunden hat, hat der Organismus eine Art »Recyclingmechanismus« entwickelt: Es wird durch sogenannte Wiederaufnahmepumpen wieder zurück in die Serotonin produzierende Zelle aufgenommen. Die Wiederaufnahmepumpen sind in der Wand der Serotonin produzierenden Zellen verankerte Proteinstrukturen, die dem Serotonin einen Übertritt vom Zellaußen- in den Zellinnenraum ermöglichen. Anschließend wird das wiederaufgenommene Serotonin innerhalb der Zelle erneut zu einem Vesikel transportiert. Das Vesikel nimmt es auf und stellt es, gemeinsam mit neu produziertem Serotonin, für die nächste Ausschüttung wieder zur Verfügung. Dieses Prinzip hat einen ganz klaren ökonomischen und damit evolutionären Vorteil: Die Bildung von Botenstoffen verbraucht, wie jeder andere Ablauf in unserem Körper, eine nicht unerhebliche Menge an Energie. Die »Wiederverwertung« des Botenstoffs reduziert den Energieverbrauch deutlich und sorgt so für eine positive Energie-Nutzen-Bilanz.

Genau diesen Wiederaufnahmemechanismus machen sich nun die trizyklischen Antidepressiva und die SS(N)RI zunutze – indem sie ihn blockieren. Die Substanzen heften sich an die Wiederaufnahmepumpe und legen sie (vorübergehend) still. Dies hat zur Folge, dass, zumindest für eine gewisse Zeit, kein Serotonin mehr über die Pumpen recycelt wird und es stattdessen im intersynaptischen Raum verbleibt. Gleichzeitig läuft die Serotoninausschüttung über die Vesikel jedoch weiter, wodurch die Serotoninkonzentration sukzessive ansteigt. Hierdurch bindet sich wiederum mehr Serotonin an die Serotoninrezeptoren des Angstnetzwerks, es sind also mehr und mehr Rezeptoren besetzt. Die Folge: Das »Serotoninsignal« wird besser übertragen, und die Prozesse innerhalb der Zellen des Angstnetzwerks, die zu einer Normalisierung der Aktivität führen, werden verstärkt. Die medikamentöse Behandlung setzt also direkt am eigentlichen biologischen Problem an, das der krankhaften Angstreaktion zugrunde liegt.

Für die Behandlung der sozialen Angststörung ist neben einigen SS(N)RI auch das ebenfalls als Antidepressivum entwickelte Moclobemid (z. B. Aurorix®) als Hemmer des Enzyms Monoaminooxidase (MAOI) zugelassen. Erinnern Sie sich an Kapitel 3? Die Monoaminooxidase (MAO) baut Serotonin – und auch andere Botenstoffe wie Noradrenalin und Dopamin – im Gehirn ab. Ihre medikamentöse Hemmung führt also ebenfalls zu einer Erhöhung der Botenstoffe – nur auf einem anderen Weg als die SS(N)RI und die trizyklischen Antidepressiva. Für Moclobemid existieren einige Studien, die eine Wirksamkeit bei der sozialen Angststörung belegen. Trotzdem hat sich die Substanz im Praxisalltag nicht wirklich durchgesetzt und spielt nahezu keine Rolle mehr. Entsprechend besteht gemäß der Behandlungsleitlinie ein Konsens der führenden Expertinnen und Experten, dass Moclobemid dann eingesetzt werden kann, wenn durch SS(N)RI (wiederholt) kein Effekt auf die soziale Angst erreicht werden konnte.

Nebenwirkungen beachten

Obwohl sich das Wirkprinzip der trizyklischen Antidepressiva und der SS(N)RI nicht prinzipiell unterscheidet und auch die Effekte der beiden Substanzklassen nach Studienlage vergleichbar sind, gab es wie erwähnt einen »Generationenwechsel«. Dieser war vor allem wegen der zahlreichen Nebenwirkungen der trizyklischen Antidepressiva geboten, denn je höher diese dosiert werden, umso ausgeprägter sind in der Regel die Nebenwirkungen. In der Praxis schränkte dies die Therapie häufig ein, da eine wirksame Dosierung wegen der Nebenwirkungen gar nicht möglich war oder von den Betroffenen nicht (lange) toleriert wurde.

Die Nebenwirkungen der trizyklischen Antidepressiva sind vor allem darauf zurückzuführen, dass diese nicht nur die Konzentration von Serotonin erhöhen, sondern auch die Wirkung des Botenstoffs Acetylcholin verringern. Sie erinnern sich vielleicht: Wir haben in Kapitel 2 Acetylcholin bereits als Hauptbotenstoff des parasympathischen Nervensystems besprochen. Da Acetylcholin an vielen Organsystemen wirkt, etwa am Herzen, an der Muskulatur, im Gehirn und an den Drüsen, ist der Nebeneffekt der trizyklischen Antidepressiva entsprechend »breit« über den Körper verteilt. Deshalb können die Mittel vor allem in höheren Dosierungen zu Herzrasen, trockenem Mund, Gedächtnis- und Sehstörungen sowie Harnverhalt und Verstopfung führen.

Die problematischsten Nebenwirkungen der trizyklischen Antidepressiva, die sich aus der Blockade von Acetylcholin und weiteren Botenstoffen ergeben können, sind Herzrhythmusstörungen, Verwirrtheitszustände (ein sogenanntes Delir), Schwindel und ein Blutdruckabfall. Deshalb sollten trizyklische Antidepressiva insbesondere bei Menschen mit schweren körperlichen Vorerkrankungen und bei Patientinnen und Patienten im höheren Lebensalter eher nicht eingesetzt werden. Aber auch bei Menschen, die nicht zu den genannten Risikogruppen gehören, können Nebenwirkungen auftreten, die bisweilen zu einem Therapieabbruch führen: zum Beispiel eine starke Müdigkeit, sexuelle Funktionsstörungen und eine unter Umständen stark ausgeprägte Gewichtszunahme.

Gegenüber den trizyklischen Antidepressiva sind die SS(N)RI in Bezug auf die möglichen Nebenwirkungen tatsächlich deutlich günstiger, und zwar in dreierlei Hinsicht: Erstens sind die Nebenwirkungen andere, ungleich schwächer und weniger gesundheitsrelevant für die Patientinnen und Patienten, zweitens treten sie lediglich bei etwa 30 Prozent der Behandelten auf und drittens dann meist auch nur zu Beginn der Therapie, sind in den allermeisten Fällen vorübergehend und gehen in der Regel innerhalb der ersten zwei Wochen der Behandlung von selbst zurück. Insbesondere zu Beginn der Behandlung mit SS(N)RI kann es zu Unruhe und, damit zusammenhängend, vorübergehend zu einer gefühlten Verschlimmerung der Angst kommen. Hierauf könnten auch die wiederholt negativen Erfahrungen mit Medikamenten gleich zu Beginn der Behandlung zurückzuführen sein, die Barbara Schmidt in ihrem Bericht über »ihre« generalisierten Ängste beschreibt. Womit dieses als »Eindosierungseffekt« bekannte Phänomen zusammenhängt, ist (noch) nicht genau bekannt. Es wird jedoch vermutet, dass dies mit Umstellungen der Rezeptoren zu tun hat, die im Zusammenhang mit der Serotoninerhöhung im Angstnetzwerk auftreten. Diese »Initialverschlechterung« ist in den meisten Fällen nach zehn bis vierzehn Tagen von selbst verschwunden und für die meisten Patientinnen und Patienten tolerierbar, wenn sie darüber sowie über ihre Harmlosigkeit gut aufgeklärt werden. Deshalb ist es auch so wichtig, dass ein Medikament nicht kommentarlos verschrieben und ungeprüft eingenommen wird. Falls Ihnen also einfach eine Packung gereicht wird – fragen Sie bitte nach. Ihr Arzt oder Ihre Ärztin ist in der Regel gerne zu einer ausführlichen Beratung bereit und im Zweifelsfall auch gesetzlich dazu verpflichtet.

Man kann allerdings die »Initialverschlechterung« bei den SS(N)RI häufig abmildern oder ganz verhindern, indem man mit der Hälfte der eigentlichen Einstiegsdosierungen beginnt, die für die Behandlung der Depression empfohlen sind – zum Beispiel bei Escitalopram mit 5 statt mit 10 Milligramm oder im Fall von Venlafaxin retard mit 37,5 statt mit 75 Milligramm. Im Einzelfall kann auch eine noch langsamere Eindosierung notwendig sein. Die Patientinnen und Patienten erhöhen dann nach etwa zehn Tagen auf die eigentliche Einstiegsdosis. Im weiteren Verlauf kann man dann Schritt für Schritt auf die individuell optimale Dosierung erhöhen – in der Regel ohne dass weitere Nebenwirkungen auftreten. Gerade wenn schon mehrere Behandlungsversuche mit einem oder unterschiedlichen SS(N)RI wegen unmittelbar einsetzender Nebenwirkungen abgebrochen wurden, wäre es möglicherweise einen Versuch wert, hier noch einmal in kleineren Schritten vorzugehen und sich für die einzelnen Dosierungsschritte durchaus auch einige Wochen Zeit zu lassen. Es kann sich lohnen! Manche der SS(N)RI stehen auch als Tropfen zur Verfügung, die sich mit einer Pipette genau dosieren lassen, was einfacher ist, als Tabletten zu zerkrümeln.

Doch trotz der guten Wirksamkeit und Verträglichkeit sind auch die SS(N)RI nicht ganz frei von mittel- bis langfristig einsetzenden Nebenwirkungen. Die sicherlich relevanteste Langzeitnebenwirkung, die auftreten kann, ist die Störung der sexuellen Funktionen. Diese kann von Libidoverlust über Orgasmusstörungen bis hin zu Erektions- oder Ejakulationsschwierigkeiten reichen. Wissenschaftliche Studien konnten zeigen, dass sexuelle Funktionsstörungen zu einer deutlichen Beeinträchtigung der Lebensqualität führen können. Entsprechend sind sie, neben Gewichtszunahme und Müdigkeit, diejenigen Nebenwirkungen, die am häufigsten dazu führen, dass Patientinnen und Patienten Medikamente absetzen – und der Arzt oder die Ärztin im Zweifelsfall nichts davon erfährt. Die Betroffenen sind oft hin- und hergerissen, ob sie das Medikament einnehmen sollen oder nicht, insbesondere dann, wenn die Substanz ihren eigentlichen Zweck (wie die Reduktion von Angst) gut erfüllt. Häufig wollen oder können sie jedoch nicht offen über dieses intime Thema sprechen – vor allem, wenn sie den Arzt oder die Ärztin noch nicht lange kennen.

Hier und auch bei allen anderen Nebenwirkungen gilt: Bitte beherzigen Sie den Ratschlag, der Ihnen möglicherweise bereits aus der Fernsehwerbung bekannt ist und den wir Ihnen in leicht abgewandelter Form ebenfalls geben möchten: Überwinden Sie sich und sprechen Sie mit Ihrem Arzt oder Ihrer Ärztin – es lässt sich in der Regel eine Lösung finden! Diese kann darin bestehen, dass man ein anderes Präparat wählt, das diesbezüglich weniger Nebenwirkungen verspricht, oder dass – wenn die Substanz in Bezug auf die Angst gut wirkt – ein zusätzliches Medikament zum Einsatz kommt, durch das die sexuelle Funktion wieder gebessert werden kann.

In seltenen Fällen kann es, wie bei den trizyklischen Antidepressiva, auch bei einer Behandlung mit SS(N)RI zu Veränderungen der Herzfunktion und des Blutbildes kommen, insbesondere der Blutgerinnung, der Leberwerte und der Blutsalze. Diese sind wenig relevant, dennoch gelten für einige Substanzen (Citalopram und Escitalopram, siehe auch Tabelle auf Seite 241) eine altersabhängige maximale Tagesdosierung sowie die Empfehlung, während der Therapie in einem Abstand von sechs Monaten ein EKG durchzuführen, und es sollte mindestens einmal jährlich eine Blutuntersuchung veranlasst werden.

Sowohl die trizyklischen Antidepressiva als auch die SS(N)RI sind keine »Akutmedikamente«, ihre angstreduzierende Wirkung setzt also nicht sofort ein. Bei regelmäßiger Einnahme dauert es bei allen Substanzen etwa vier bis sechs, vor allem bei älteren Menschen manchmal sogar bis zu acht Wochen, bis sie ihre Wirkung entfalten (Wirklatenz). Dies liegt an dem mehrstufigen Prozess, den das Medikament zu bewältigen hat: Zunächst muss seine Konzentration im Blut und damit im Gehirn steigen, anschließend muss sich eine ausreichende Erhöhung des Serotonins einstellen, um die Serotoninrezeptoren des Angstnetzwerks zu besetzen, die erst dann die Prozesse innerhalb der Zelle auslösen. All das braucht seine Zeit.

Wenn die gewählte Substanz innerhalb des jeweils empfohlenen Dosierungsbereichs nach einigen Wochen eine Wirkung gezeigt hat und es zu einem vollständigen oder zumindest zufriedenstellenden Rückgang der jeweiligen Angsterkrankung gekommen ist, findet ein Wechsel von der »Akuttherapie« zur »Erhaltungstherapie« statt. Im Rahmen der Erhaltungstherapie soll das Medikament gemäß der aktuellen Behandlungsleitlinie in der Dosierung, die zum Erfolg geführt hat, für mindestens zwölf Monate unverändert weitergenommen werden – auch wenn ein stabiler Rückgang der Symptome zu verzeichnen ist – und erst nach diesem Zeitraum schrittweise wieder abgesetzt werden. Studien konnten zeigen, dass erst nach einem Jahr die Wahrscheinlichkeit eines Rückfalls beziehungsweise einer erneuten Verschlechterung der Symptome nach dem Absetzen wesentlich geringer ist als zu verschiedenen Zeitpunkten vorher. Im Einzelfall kann eine Psychopharmakotherapie auch über einen Zeitraum von mehreren Jahren notwendig werden, insbesondere wenn es wiederholt zu Rückfällen nach Absetzversuchen gekommen ist.

Pregabalin bei GAS

Für die Behandlung der generalisierten Angststörung (GAS) besteht auch die Möglichkeit, die Substanz Pregabalin einzusetzen (siehe Tabelle auf Seite 241). Pregabalin ist kein Antidepressivum, sondern eine Substanz, die ursprünglich zur Behandlung der Epilepsie entwickelt wurde und auch heute noch als Antikonvulsivum zur Verhütung epileptischer Anfälle sowie in der Schmerzbehandlung eingesetzt wird. Zahlreiche Studien konnten zeigen, dass Pregabalin bei Menschen mit einer GAS auch zu einer Reduktion von Sorgen und Befürchtungen, zu weniger Grübeln und zu einer verbesserten Schlafqualität führt. Sowohl die antiepileptische als auch die schmerz- und angstreduzierende Wirkung des Präparats sind auf seinen speziellen Wirkmechanismus zurückzuführen: Es beeinflusst nicht Serotonin, sondern reduziert über einen relativ komplexen Mechanismus den Einfluss von Glutamat auf die Nervenzellen des Gehirns. Glutamat kennen Sie bereits aus Kapitel 1 als den Botenstoff im Gehirn, der die Zellaktivität am stärksten stimuliert beziehungsweise erhöht.

Indem Pregabalin die Erregbarkeit der Nervenzellen reduziert, wird die Schwelle für einen epileptischen Anfall im gesamten Gehirn hochgesetzt und zugleich die Aktivität des Angstnetzwerks heruntergefahren. Pregabalin nimmt also bildlich gesprochen den Fuß vom Gaspedal. Üblicherweise wird Pregabalin in zwei bis drei Dosierungen über den Tag verteilt eingenommen, wobei die höchste Dosierung aufgrund seines schlafanstoßenden Effekts am Abend erfolgt. Häufig ist es jedoch auch zielführend, eine Einmaldosis auf den Abend zu setzen, insbesondere dann, wenn die Schlafprobleme im Rahmen der GAS besonders belastend oder beeinträchtigend sind und/oder die Einnahme am Tag zu einer Tagesmüdigkeit geführt hat.

Ein weiterer Unterschied zu den meisten Antidepressiva ist, dass Pregabalin überwiegend über die Nieren ausgeschieden und kaum über die Leber abgebaut wird. Entsprechend eignet es sich beispielsweise als Behandlungsoption bei GAS-Patientinnen und -Patienten mit einer CYP-Problematik (siehe Seite 229) oder einer Lebervorerkrankung. Umgekehrt ist Vorsicht geboten, wenn eine eingeschränkte Nierenfunktion besteht.

Pregabalin ist ausschließlich zur Behandlung der GAS zugelassen, es hat keinen Effekt bei der Panikstörung, den spezifischen Phobien oder der Agoraphobie. Es gibt jedoch einige Studien, die auch eine Wirkung bei der sozialen Angststörung gefunden haben. Da es dafür jedoch nicht zugelassen ist, wird Pregabalin hier nur äußerst selten und dann im sogenannten Off-Label-Use – also außerhalb der eigentlichen Zulassung – zum Einsatz kommen. Darüber hinaus existieren mehrere Berichte hinsichtlich eines möglichen Abhängigkeitspotenzials von Pregabalin.

Obgleich dies bisher noch nicht systematisch untersucht wurde, hat die Behandlungsleitlinie für Pregabalin nur den zweithöchsten Empfehlungsgrad »B« vergeben (siehe auch Tabelle auf Seite 241), und es wird empfohlen, die Substanz nicht bei Patientinnen und Patienten mit einer Suchterkrankung einzusetzen.

Wenn die Wirkung ausbleibt

Unabhängig von der Wahl des Medikaments gilt Folgendes: Wenn sich die Symptome nach spätestens acht Wochen noch nicht gebessert haben, obwohl wie empfohlen behandelt wurde, sollten beide Seiten zunächst gemeinsam einige Faktoren überprüfen, auf die das verminderte oder fehlende Ansprechen der Therapie zurückzuführen sein könnte:

- Stimmt die Diagnose, und wenn ja, passt das Medikament zur Diagnose? Ein bestimmtes Präparat kann nur dann (optimal) wirken, wenn es bei einer Erkrankung eingesetzt wird, für deren Behandlung es auch zugelassen ist oder bei der sein Effekt durch wissenschaftliche Studien gezeigt wurde. Relativ häufig wird zum Beispiel eine GAS mit einer Depression verwechselt (bei beiden können Gedankenschleifen und Schlafstörungen eine Rolle spielen), wie auch das Beispiel von Barbara Schmidt gezeigt hat. Wenn dann ein Medikament eingesetzt wird, das zwar bei der Depression wirkt, bei der GAS aber nicht, kann es nicht helfen. Hier sollte noch einmal eine gemeinsame Überprüfung stattfinden.

- Stimmt die Dosis? Studien belegen, dass bei den SS(N)RI bei der Behandlung von Angsterkrankungen eine »Dosis-Wirkungs-Beziehung« besteht – etwas salopp ausgedrückt: »Mehr hilft mehr.« Der für einzelne Substanzen definierte Dosierungsbereich sollte daher ausgeschöpft werden, falls das notwendig ist (siehe Tabelle auf Seite 241). Die optimalen Tagesdosierungen können sich bei den einzelnen Patientinnen und Patienten wegen unterschiedlicher Stoffwechselprozesse deutlich unterscheiden. Deshalb kann auf jeder Dosierungsstufe (erstmals) eine Verbesserung eintreten. Gleichzeitig gilt aber auch das Prinzip der niedrigsten wirksamen Dosis, das besagt, dass es keinen Grund gibt, über die Dosierung hinauszugehen, die zu einer vollständigen oder für die Betroffenen zufriedenstellenden Verbesserung der Symptome führt. Die Dosierung sollte immer mit dem behandelnden Arzt abgestimmt werden.
- Wird das Medikament wie verordnet eingenommen? Manchmal eröffnen uns Patientinnen und Patienten beim zweiten Besuch in der Angstambulanz, dass sie aus Angst vor Nebenwirkungen das Medikament noch nicht auf eine wirksame Dosis erhöht hätten und noch immer bei der Hälfte der eigentlichen Anfangsdosis verharrten. Relativ häufig wird auch berichtet, dass die verschriebenen SS(N)RI abends statt, wie empfohlen, morgens als Einmalgabe eingenommen werden. Die abendliche Einnahme ist aus zwei Gründen problematisch: Zum einen soll ja die angstreduzierende Wirkung in den meisten Fällen am Tag erlebt werden und nicht in der Nacht, wenn man schlafen möchte.

Und zum anderen kann der oder die Betroffene dann in vielen Fällen nicht mehr schlafen, da alle SS(N)RI – die ja ursprünglich als antidepressiv wirksame Substanzen entwickelt wurden – einen antriebssteigernden Effekt haben, um die Antriebslosigkeit als eines der Kernsymptome der Depression zu behandeln. Dieser Mechanismus wird tagsüber meist als positive Steigerung der Motivation wahrgenommen, nachts kann er jedoch dazu führen, dass man sprichwörtlich senkrecht im Bett steht.

Wirkt das jeweilige SS(N)RI nicht, kann das auch daran liegen, dass es anders verstoffwechselt wird. Hierzu muss man wissen, dass alle SS(N)RI zum größten Teil durch die Leber abgebaut werden, nur ein ganz kleiner Anteil wird unverändert über die Nieren ausgeschieden. In der Leber übernehmen verschiedene Subtypen eines Proteins mit dem komplizierten Namen »Cytochrom P450« (oder einfach nur »CYP«) den Abbau der Antidepressiva. Konkret bedeutet das: Die verschiedenen SS(N)RI werden über unterschiedliche Varianten des CYP abgebaut. Man kann sich das CYP wie eine mehrspurige Autobahn vorstellen, wobei die einzelnen Varianten oder Subtypen die verschiedenen Spuren der Autobahn sind. Jedes Antidepressivum hat für den Abbau seine eigene exklusive Spur, manche die linke, manche die mittlere und einige die rechte. Jetzt kann es passieren, dass aufgrund einer genetischen Veränderung, die sonst gar nicht relevant ist, die Aktivität einer Variante – in seltenen Fällen auch mehrerer Varianten – des CYP verändert ist. Hierbei kann die Aktivität gesteigert oder reduziert sein, was im Bild der Autobahn bedeutet: Auf einer Spur, auf der es zuvor eine Geschwindigkeitsbegrenzung gegeben hat, kann diese plötzlich aufgehoben sein, auf einer anderen Spur, auf der zuvor freie Fahrt herrschte, gilt plötzlich Tempo 50. Je nach Richtung der Veränderung hat dies Auswirkungen auf das jeweilige Antidepressivum, welches über die betreffende CYP-Variante abgebaut wird: Bei einer gesteigerten Aktivität wird es schneller abgebaut und kann deshalb in den empfohlenen Dosierungen nicht (ausreichend) wirken; bei einer reduzierten Aktivität der CYP-»Spur« wird es langsamer abgebaut, und seine Konzentration im Körper steigt bereits bei kleinen Dosierungen überproportional an, was dann zu stark ausgeprägten und oft auch untypischen Nebenwirkungen führt.

Das Problem ist jedoch lösbar: Jemanden, der zu schnell oder zu langsam verstoffwechselt, kann man mit einer einfach durchzuführenden Zusatzdiagnostik identifizieren, zu der es nur eine Blutentnahme braucht. Im Blut lässt sich dann feststellen, ob die genetischen Veränderungen vorliegen, die einen bestimmten CYP-Subtyp beschleunigen oder abbremsen. Je nach Ergebnis kann dann ein SS(N)RI eingesetzt werden, der über eine andere, nicht veränderte CYP-Variante abgebaut wird – und schon ist zumindest dieses Problem gelöst. In der klinischen Routine weiter verbreitet ist eine Messung der Menge des im Blut vorhandenen Medikaments. Ist diese trotz ausreichender Dosierung zu gering, kann dies die Erklärung dafür sein, dass ein Medikament nicht wirkt und ein anderes verwendet werden sollte.

Die CYP-Veränderungen sind bei weitem kein theoretisches Problem bei der medikamentösen Behandlung von Angsterkrankungen. Untersuchungen haben gezeigt, dass bis zu 18 Prozent der Mitteleuropäer und bis zu einem Viertel der Menschen asiatischer Herkunft Veränderungen in den für die SS(N)RI relevanten CYP-Isoenzymen aufweisen. Wenn also bei einer sicher diagnostizierten Angsterkrankung wiederholt medikamentöse Therapieversuche mit SS(N)RI wirkungslos bleiben oder mit starken Nebenwirkungen verbunden sind, sollte eine CYP-Diagnostik in Betracht gezogen werden.

Insbesondere »langsamen Verstoffwechslern«, die schnell und womöglich auch im Zusammenhang mit unterschiedlichen SS(N)RI Nebenwirkungen entwickelt haben, wird manchmal in Unkenntnis der CYP-Veränderung unterstellt, sie seien überempfindlich oder die Symptome seien auf eine Erwartungsangst gegenüber dem Medikament zurückzuführen, wodurch sie sich selbst ein Bein stellen würden. Sicherlich kann eine Erwartungsangst in Bezug auf Nebenwirkungen die Verträglichkeit einer Substanz insbesondere auch bei Menschen mit Angsterkrankungen beeinflussen. In diesem Fall sind die erlebten Nebenwirkungen dann unter Umständen nicht auf die Substanz selbst, sondern auf die durch die erwarteten Nebenwirkungen ausgelöste Stressreaktion zurückzuführen. Der Arzt oder die Ärztin kann dem entgegensteuern, indem er oder sie über die zu erwartenden Nebenwirkungen (insbesondere die »Eindosierungseffekte«) aufklärt, ohne etwas zu verschweigen oder zu dramatisieren. Werden allerdings Hinweise auf ungewöhnliche Konzentrationen der Medikamente im Blut oder eine CYP-Problematik nicht berücksichtigt, wäre das nicht nur für die Behandlung fatal, sondern es würden unserer Meinung nach auch die Betroffenen in ihrem Leidensdruck sowie ihrer Therapiemotivation nicht wirklich ernst genommen. Dank einfacher Untersuchungen wissen Behandelnde und Betroffene Bescheid und können die Strategie der Pharmakotherapie gemeinsam neu ausrichten.

Manchmal lässt sich tatsächlich kein Grund finden, warum jemand auf ein Medikament nicht anspricht: Die Diagnose stimmt, die Dosis ist ausgeschöpft, die Einnahmeempfehlungen wurden adäquat umgesetzt, und die CYP-Diagnostik erbrachte keinen weiterführenden Befund. In diesem Fall muss man davon ausgehen, dass eine Patientin oder ein Patient, warum auch immer, nicht auf die gewählte Substanz anspricht, was man im Englischen einen »Non-Responder« nennt. Dann kann man entweder einen Klassenwechsel (etwa von einem SSRI zu einem SSNRI oder zu Pregabalin) vornehmen oder auf eine andere Substanz innerhalb der gleichen Gruppe (etwa von einem SSRI auf ein anderes) wechseln. In seltenen Fällen kann dieses Procedere auch mehrmals notwendig werden. Unsere Erfahrung zeigt jedoch, dass in den meisten Fällen das passende Medikament gefunden werden kann.

Die Möglichkeiten pflanzlicher Mittel

Viele Betroffene, die zu uns in die Angstsprechstunde kommen, fragen uns, ob es auch etwas auf pflanzlicher Basis gibt, was alternativ oder in Ergänzung zu den leitliniengerechten Behandlungen bei Angst eingesetzt werden kann. Mit Blick auf die gegenwärtige Studienlage müssen wir dann leider sagen: »Es gibt nur wenig, was untersucht ist, und nichts, was zur Behandlung von Angsterkrankungen zugelassen ist« – und ernten dann verständlicherweise oft enttäuschte Blicke. Zwei vermeintliche Ausnahmen gibt es jedoch. Als wirklich ernstzunehmende Alternativen können sie in der Behandlung von Angsterkrankungen jedoch nicht eingeschätzt werden.

Zum einen wird der Wirkstoff »Silexan« unter dem Namen Lasea® seit einigen Jahren rezeptfrei in Apotheken verkauft. Silexan ist in Kapselform gepresstes Lavendelöl (lateinisch »Lavandula angustifolia«). Bisherige Studien konnten zeigen, dass Silexan bei Patientinnen und Patienten mit »subsyndromaler Angst«, also bei Angst, die (noch) keine Angsterkrankung darstellt, in einer Tagesdosierung von bis zu 160 Milligramm wirksam war. Das BfArM hat Silexan auf dieser Basis zwar keine Zulassung für die Behandlung einzelner Angsterkrankungen erteilt, aber – immerhin – für die Behandlung von »Unruhezuständen bei ängstlicher Verstimmung« zugelassen. Nach gegenwärtigem Stand des Wissens beruht der angstreduzierende Effekt von Silexan beziehungsweise Lavendelöl möglicherweise auf einer Verstärkung der Wirkung von Gamma-Aminobuttersäure (GABA) – dem Botenstoff, den wir bereits in Kapitel 1 als »Bremse« des zentralen Nervensystems kennengelernt haben – und reduziert so die Erregbarkeit des Angstnetzwerks. Nach unseren Erfahrungen kann Silexan eine Behandlungsmöglichkeit bei Menschen darstellen, die zwar unter Angst leiden, deren Symptomatik aber nicht die Kriterien einer Angsterkrankung erfüllen. Insbesondere für Menschen mit einer GAS (für diese Erkrankungen bestehen am ehesten Wirkungsnachweise), die ausdrücklich eine Behandlung auf pflanzlicher Basis wünschen, könnte Silexan in Betracht kommen. Die Wirkung ist unserer

Erfahrung nach jedoch häufig nicht ausreichend, sodass wir anderen leitliniengerechten Behandlungen den Vorzug geben. Die Nebenwirkungen von Silexan sind sehr überschaubar, sie umfassen neben vermehrtem Aufstoßen vor allem einen Mundgeruch nach Lavendel – eine durch die Betroffenen und deren soziales Umfeld meist tolerierte Begleiterscheinung.

Die zweite pflanzliche Substanz, für die es einige wissenschaftliche Wirksamkeitshinweise bei Angst beziehungsweise Angsterkrankungen gibt, ist Kava-Kava (lateinisch »Piper methysticum«). Das Pfeffergewächs (»Rauschpfeffer«) wächst im südostasiatischen Raum, wo es in der traditionellen Medizin vor allem zur Reduktion von Angst und teilweise auch in der Schmerztherapie angewendet wird. Für Kava-Kava liegen einige qualitativ allenfalls mittelmäßige Studien vor, die seine Wirksamkeit bei »Angstzuständen allgemein« zeigen konnten. Einige Studien konnten auch einen Effekt bei Menschen mit einer GAS beschreiben. Mittlerweile ist jedoch kein Kava-Kava-haltiges Arzneimittel mehr zugelassen, nachdem es wiederholt Berichte über teilweise schwerste Leberschädigungen im Zusammenhang mit der Einnahme gab sowie Hinweise auf krebserregende Effekte, die nicht überzeugend ausgeräumt werden konnten. Daher stellt Kava-Kava gegenwärtig keine Behandlungsoption dar.

Beruhigungsmittel (Sedativa) nur im Notfall

In Bezug auf die medikamentöse Therapie liegt uns ein Thema besonders am Herzen: das der Benzodiazepine, die landläufig »Beruhigungsmittel«, in der Fachsprache auch »Sedativa« genannt werden. Bekannte Vertreter der Benzodiazepine sind Diazepam (z. B. Valium® oder Faustan®), Lorazepam (z. B. Tavor®), Clonazepam (z. B. Rivotril® oder Antelepsin®), Bromazepam (z. B. Bromazanil® oder Lexostad®) oder Alprazolam (z. B. Tafil® oder Xanax®). Tatsächlich gibt es noch eine ganze Reihe weiterer »...pams«.

Unabhängig von der jeweiligen Substanz zeichnen sich alle Benzodiazepine durch folgende Effekte aus: Sie wirken angstreduzierend und unterbrechen einen epileptischen Anfall, sie entspannen die Muskulatur und machen müde. All diese Effekte sind darauf zurückzuführen, dass sie die Wirkung von GABA an den Nervenzellen im Gehirn verstärken und so, ähnlich wie möglicherweise Lavendelöl oder Kava-Kava, die Erregbarkeit der Gehirnzellen – also auch die der Amygdala – reduzieren. Im Vergleich zu den beiden pflanzlichen Substanzen können Benzodiazepine dies aufgrund ihrer chemischen Eigenschaften jedoch in weitaus stärkerem Ausmaß und viel schneller. Die »Beruhigungsmittel« wirken meist innerhalb von wenigen Minuten, was zum Beispiel im Fall eines epileptischen Anfalls ja auch sehr wichtig ist.

Im Zusammenhang mit Angsterkrankungen haben Benzodiazepine gegenüber Antidepressiva also den Vorteil, dass sie deutlich schneller wirken. So können sie eine sehr lang andauernde Panikattacke unterbrechen und können bei einer Phobie, einer sozialen Angststörung oder einer GAS situativ getriggerte Ängste oder Sorgen schnell reduzieren. Anders als die Antidepressiva, die durch die verstärkte Serotoninwirkung im Angstnetzwerk relativ spezifisch wirken, ziehen Benzodiazepine im ganzen Gehirn die »Handbremse« an. Dadurch wird die Nervenzellaktivität akut herabgesetzt, und die Betroffenen haben schnell deutlich weniger oder gar keine Angst mehr – allerdings geht vieles andere dann eben auch nicht mehr.

Vorsicht bei Sedativa!

Und damit kommen wir schon zu der durchaus langen Liste von Nachteilen der Beruhigungsmittel, die den Einsatz dieser Substanzen – man muss es so deutlich sagen – in der Behandlung von Angsterkrankungen eigentlich unmöglich macht. Wir arbeiten uns mal Schritt für Schritt vor: Allem voran machen Benzodiazepine müde, was zur Folge hat, dass eine (regelmäßige) Einnahme häufig mit deutlichen Einschränkungen im Alltag einhergeht. Es kommt gewöhnlich nicht nur zu deutlichen Gedächtnis- und Konzentrationsproblemen, sondern auch zu anderen Beeinträchtigungen. So wird die aktive Teilnahme am Straßenverkehr oder die Arbeit in besonderen Situationen (etwa an oder mit Maschinen oder in der Höhe) durch das Mittel deutlich eingeschränkt oder nicht mehr möglich – dadurch können Betroffene sich selbst und andere gefährden. Aber auch Lernvorgänge, wie sie zum Beispiel in einer Psychotherapie stattfinden sollen, werden durch Benzodiazepine behindert.

Ein weiteres großes Problem ist auf den entspannenden Effekt auf die Muskulatur, die »muskelrelaxierende Wirkung«, zurückzuführen. Hierdurch erhöht sich die Sturzgefahr, was insbesondere bei älteren Menschen sehr problematisch sein kann, da sie sich von den Folgen eines Sturzes (etwa einem Oberschenkelhalsbruch oder einem Verwirrtheitszustand nach einem Sturz auf den Kopf) möglicherweise nur schwer oder gar nicht mehr erholen. Unserer Beobachtung nach hat die Verordnung von Benzodiazepinen bei älteren Patientinnen und Patienten in den letzten Jahren glücklicherweise nachgelassen – ganz erledigt hat sich das Thema jedoch leider immer noch nicht.

Der größte Nachteil der Sedativa besteht jedoch sicherlich in dem ausgeprägten Abhängigkeitspotenzial dieser Substanzen. Aktuelle Daten konnten zeigen, dass eine regelmäßige Einnahme von Benzodiazepinen über mehr als zwei Wochen bereits mit biologischen Veränderungen im Gehirn einhergeht, wodurch die Weichen in Richtung Abhängigkeit gestellt werden. Hat sich diese erst einmal eingestellt, zeigen Betroffene meist vergleichbare Symptome wie Menschen mit einer Abhängigkeit von Alkohol oder einer anderen Substanz, die Sie bereits in Kapitel 2 kennengelernt haben: den Drang zum und den Kontrollverlust über den Konsum, die Vernachlässigung anderer Aktivitäten zugunsten des Konsums und ein (oft stark ausgeprägtes) Entzugssymptom, wenn die Substanz abgesetzt wird. Einzig die sogenannte Toleranzentwicklung kann im Gegensatz vor allem zum Alkohol geringer ausgeprägt sein, das heißt, eine Abhängigkeit von Beruhigungsmitteln kann sich schon bei einer relativ geringen und über die Zeit gleichbleibenden Dosis einstellen – was die Sache natürlich nicht besser macht.

Sie ahnen es bereits: Benzodiazepine können auf Menschen mit Angsterkrankungen einen absolut nachvollziehbaren, wenn auch gefährlichen Charme ausüben, mit dem sie die Betroffenen oft in eine starke Ambivalenz stürzen: Auf der einen Seite soll die stark belastende und beeinträchtigende Angst so schnell wie möglich besser werden oder ganz verschwinden; auf der anderen Seite wissen die meisten sehr wohl um die Suchtgefahr dieser Medikamente – nicht zuletzt deshalb, weil der Arzt das Rezept oft mit den Worten überreicht: »Aber nur für den äußersten Notfall!« oder »Auf keinen Fall länger als ein paar Wochen einnehmen!« Und dann?

Einige Psychiater oder Hausärztinnen verschreiben Benzodiazepine und Antidepressiva anfangs parallel und setzen, sobald die Antidepressiva nach einigen Wochen wirken, die Benzodiazepine wieder ab – oder versuchen es zumindest. Aber häufig ist in diesen Fällen bereits eine Abhängigkeit eingetreten. Viele Betroffene erliegen der schnellen und zuverlässigen Wirkung der Benzodiazepine und wollen diese nicht mehr missen. Auch wird die Einnahmefrequenz nicht selten über das empfohlene Maß hinaus gesteigert, was schneller zu einer Abhängigkeit führt. In diesen Fällen ist in der Regel, analog zu anderen Substanzabhängigkeiten, eine (stationäre) Entzugstherapie notwendig, bevor effektiv an der Angst gearbeitet werden kann. Vor diesem Hintergrund machen wir in der medizinischen Sprechstunde der Angstambulanz das »Benzo-Fass« erst gar nicht auf und unsere Erfahrung zeigt: In der Regel kann es tatsächlich geschlossen bleiben! Bei manchen

Symptomen anderer psychischer Erkrankungen wie zum Beispiel bei akuter und schwerer Selbstmordgefährdung oder bei schwerer psychotischer Angst und Anspannung müssen bzw. können Benzodiazepine dagegen zielführend eingesetzt werden – nicht aber bei Angsterkrankungen.

Wir haben die Erfahrung gemacht, dass es auch bei einer schweren Symptomausprägung die Betroffenen bereits entlastet, wenn sie ausführlich, ehrlich und mit allen Pros und Kontras über die medikamentösen Möglichkeiten aufgeklärt werden. In den allermeisten Fällen bringen sie dann die Geduld auf, die es für die mehrwöchige Behandlung mit Antidepressiva braucht. Vielen Betroffenen hilft es bei allem Leidensdruck bereits sehr, dass sie mit uns eine relativ sichere Behandlungsperspektive entwickeln können, wodurch eine Aussicht auf Besserung »greifbar« wird. Dies macht es dann möglich, einen unverstellten Blick auf das Risiko der Beruhigungsmittel zu werfen, durch deren Einnahme neue Probleme entstehen würden.

Medikamentöse Therapie – unser Fazit

Unser Fazit zur medikamentösen Therapie bei Angsterkrankungen lautet also: Die Substanzen der ersten Wahl sind SS(N)RI, mit denen in der Regel Menschen mit verschiedenen Angsterkrankungen gut, sicher und gegebenenfalls auch langfristig behandelt werden können. Hierbei ist es wichtig, die Hinweise zur Akut- und Erhaltungstherapie zu beachten, um die Wahrscheinlichkeit eines möglichst optimalen Therapieergebnisses zu erhöhen. Die wissenschaftlich abgesicherten pflanzlichen Therapieoptionen sind gegenwärtig noch sehr limitiert, und es gibt keine bei Angsterkrankungen zugelassenen Präparate. Obwohl Benzodiazepine in einigen medizinischen Situationen, etwa bei der Behandlung eines epileptischen Anfalls oder bei einer schweren Depression zur Verhütung eines Suizidversuchs, angebracht und wichtig sind, sollten sie bei Angsterkrankungen nur in besonderen und zeitlich scharf umschriebenen Situationen eingesetzt, nach Möglichkeit jedoch ganz vermieden werden. Für die mittel- und langfristige medikamentöse Behandlung von Angsterkrankungen sind Benzodiazepine in jedem Fall ungeeignet.

Übersicht über die leitliniengerechte Pharmakotherapie der Angsterkrankungen

Gruppe	Substanz	Dosisbereich/Tag[1]	Zulassung durch BfArM[2] (X) / Empfehlung Behandlungsleitlinie (Buchstabe[3])					
			Panikstörung		*GAS*		*Soziale Phobie*	
Trizyklische Antidepressiva	Clomipramin	25–300 mg	X	B				
	Opipramol	50–300 mg			X	0		
SSRI[4]	Escitalopram	5–20[7] mg	X	A	X	A	X	A
	Citalopram	10–40[8] mg	X	A				
	Sertralin	25–150 mg	X	A			X	A
	Paroxetin	20–60 mg	X	A	X	A	X	A
SSNRI[5]	Venlafaxin (retard)	75–375 mg	X	A	X	A	X	A
	Duloxetin	30–120 mg			X	A		
MAOI[6]	Moclobemid	300–600 mg					X	KKP[9]
Antikonvulsiva	Pregabalin	25–450 mg			X	B		

1: Orientiert an: Bandelow B et al. Deutsche S3-Leitlinie Behandlung von Angststörungen. www.awmf.org/leitlinien.html (2014)

2: Bundesinstitut für Arzneimittel und Medizinprodukte

3: A: »soll angeboten werden«; B: »sollte angeboten werden«; 0: »kann angeboten werden«

4: Selektive Serotonin-Wiederaufnahmehemmer

5: Selektive Serotonin-Noradrenalin-Wiederaufnahmehemmer

6: Monoaminooxidase-Hemmer

7: Bei Patientinnen und Patienten über 65 Jahren: 10 mg Tageshöchstdosis

8: Bei Patientinnen und Patienten über 65 Jahren: 20 mg Tageshöchstdosis

9: Klinischer Konsenspunkt – empfohlen als gute klinische Praxis

Die Psychotherapie

»Dass Sie mir eine Psychotherapie empfehlen, habe ich mir schon gedacht« – diesen Satz hören wir so oder so ähnlich von vielen Patientinnen und Patienten, sobald wir gemeinsam einen Behandlungsplan besprechen. Wenn jemand zu uns in die Angstambulanz kommt, erfassen wir zunächst die Symptomatik sowie die krankheitsbezogene und persönliche Vorgeschichte (Anamnese). Damit können wir eine Diagnose stellen und eine Behandlung vorschlagen. Wir freuen uns immer wieder, wenn wir merken, dass viele Betroffene – sei es durch aktive Recherche im Vorfeld, Berichte in den Medien oder vielleicht sogar intuitiv – wissen, was prinzipiell zu tun ist. Meist wird die Empfehlung einer Psychotherapie auch schnell akzeptiert – manchmal spontaner als der Vorschlag, eine medikamentöse Behandlung zu beginnen. Trotzdem wollen es die meisten dann genauer wissen: »Aber da gibt es doch unterschiedliche Ansätze. Ich habe was von Psychoanalyse gehört, aber auch von kognitiver Verhaltenstherapie, Gesprächstherapie und …«

Hier helfen wir gern weiter – sowohl der Person, die in der Sprechstunde vor uns sitzt, als natürlich auch Ihnen, die Sie gerade diese Zeilen lesen: In Deutschland gibt es gegenwärtig vier psychotherapeutische »Richtlinienverfahren«, deren Leistungen durch die Krankenkassen übernommen werden, da sie als »wissenschaftlich anerkannt« und »wirtschaftlich« gelten. Bereits seit mehreren Jahrzehnten sind dies die »kognitive Verhaltenstherapie«, die »analytische Psychotherapie« und die »tiefenpsychologisch fundierte Psychotherapie«. Im Jahr 2019 ist die »systemische Therapie« hinzugekommen.

Wie unterscheiden sich die einzelnen Psychotherapieverfahren? Die analytische Psychotherapie und die tiefenpsychologisch fundierte Psychotherapie (TFP) werden traditionell als »biografieorientierte« oder »psychodynamische« Psychotherapien bezeichnet. Sie basieren auf dem sogenannten konfliktzentrierten Entstehungsmodell psychischer Erkrankungen, das maßgeblich durch den Wiener Arzt und Psychotherapeuten Sigmund Freud Anfang des letzten Jahrhunderts entwickelt wurde. Vereinfacht dargestellt gehen beide Verfahren in ihren Grundsätzen davon aus, dass eine psychische Erkrankung auf mehr oder weniger bewussten seelischen Konflikten beruht, die sich aufgrund einer Nichterfüllung von Bedürfnissen in verschiedenen frühkindlichen Entwicklungsstadien entwickelt haben. Diese ungelösten Konflikte finden bereits im Kindes- oder erst später im Erwachsenenalter ihren Ausdruck in der jeweiligen Symptomatik, beispielsweise als Angsterkrankung, Depression oder Zwangsstörung. Diese Theorie zur Entstehung psychischer Erkrankungen hat eine lange Tradition. Der hauptsächliche Unterschied zwischen der analytischen Psychotherapie und der TFP besteht jedoch in der Begrenzung der »Regression«, also der Zurückführung der Patientinnen und Patienten in ihre eigene Biografie und der damit verbundenen Konfliktsuche. Diese spielt in der analytischen Psychotherapie eine zentrale Rolle, hingegen wird in der TFP der Fokus auf das Gegenwärtige gerichtet, und es werden eher aktuelle Konflikte bearbeitet, die in der Vergangenheit ihren Ursprung haben. Während in Bezug auf Angsterkrankungen für die TFP eine Reihe wissenschaftlicher Studien existieren, die ihre Wirksamkeit bei einigen Angststörungen belegen, bestehen für die analytische Psychotherapie bis dato keine Wirksamkeitsnachweise, die hinsichtlich ihrer Zahl oder Qualität mit denen der Verhaltenstherapie vergleichbar sind.

Fragt man psychoanalytisch tätige Kolleginnen und Kollegen, warum dies so ist, werden häufig folgende Gründe genannt: Zum einen sei es schwierig, Wirksamkeitsstudien durchzuführen, da sich aus der zugrundeliegenden Theorie eine vergleichsweise lange Dauer der Behandlung ergeben kann. Denn zuerst müssen die Konflikte identifiziert und anschließend oft einige unbewusste Widerstände überwunden werden, die der oder die Betroffene zum Selbstschutz um die Konflikte aufgebaut hat. Erst danach können die Konflikte im Optimalfall gelöst werden. So kommen unter Umständen mehrere hundert Stunden Therapie zusammen. Dies macht eine systematische Beobachtung der Effekte, vor allem in einer größeren Gruppe von Betroffenen, innerhalb eines »Forscherlebens« natürlich sehr schwierig bis unmöglich. Zum anderen besteht in diesem Bereich häufig ein besonderes Interesse an sogenannten prozessorientierten Fragestellungen.

Die systemische Psychotherapie geht davon aus, dass das soziale (familiäre) Umfeld der Betroffenen – also das »System«, in dem sie sich befinden – zentral für die Entstehung, vor allem aber für die Aufrechterhaltung von psychischen Erkrankungen ist. Entsprechend werden (problematische) Beziehungs- und Interaktionsprozesse zwischen den Beteiligten ausgemacht und in den Fokus der Behandlung gestellt, und es wird versucht, diese zu verändern, um eine Verbesserung der Symptome zu erreichen.

Hierzu werden unter anderem spezielle Fragetechniken und viele der durchaus kontrovers diskutierten Methoden der »Familienaufstellung« (aufbauend auf Bert Hellinger) eingesetzt. Im Bereich der Angsterkrankungen existieren insbesondere für die soziale Angststörung Studien, die eine Wirksamkeit der systemischen Therapie zeigen konnten.

Erste Wahl: die kognitive Verhaltenstherapie

Anders sieht es bei der kognitiven Verhaltenstherapie (KVT) aus. Für sie konnten in den vergangenen Jahrzehnten für die Panikstörung, die Agoraphobie, die generalisierte Angststörung und die soziale Angststörung zahlreiche Wirksamkeitsnachweise durch überwiegend hochwertige Studien erbracht werden. Und auch für die Trennungsangst und den selektiven Mutismus kommen mehr und mehr positive Ergebnisse hinzu. Entsprechend weist die aktuelle Behandlungsleitlinie die KVT als Psychotherapieverfahren der ersten Wahl bei Angsterkrankungen aus und »soll« deshalb Patientinnen und Patienten mit einer Angststörung empfohlen werden (der höchste Empfehlungsgrad A). Während für die analytische Psychotherapie vor allem aus oben genannten Gründen keine Empfehlung ausgesprochen wird, »sollte« gemäß der Behandlungsleitlinie eine tiefenpsychologisch fundierte Psychotherapie bei Angsterkrankungen nur dann »angeboten werden, wenn sich eine KVT als nicht wirksam erwiesen hat, nicht verfügbar ist oder wenn eine diesbezügliche Präferenz des informierten Patienten besteht« (Empfehlungsgrad B). Für die spezifischen Phobien wird der KVT beziehungsweise der in ihr enthaltenen »Expositionstherapie«, die wir Ihnen weiter unten noch genauer vorstellen, sogar alternativlos eine »Soll«-Empfehlung ausgesprochen. Deshalb wollen wir uns für dieses Buch auf die genaue Beschreibung der kognitiven Verhaltenstherapie beschränken.

Die Entwicklung der KVT vollzog sich in zwei Schritten: Ab den 1950er Jahren wurden vor dem Hintergrund der jeweils kurz zuvor entdeckten klassischen und operanten Konditionierung zunächst zahlreiche Verhaltensexperimente gemacht, durch die gezeigt werden konnte, dass auf diese Art erlerntes Verhalten auch wieder verlernt werden konnte. Diese Reduzierung der Symptome durch eine Verhaltensänderung wurde schließlich auf den Menschen übertragen und zunächst Grundlage der Verhaltenstherapie, die zur ersten wirklichen Alternative der bis dahin flächendeckend etablierten psychoanalytischen Therapie wurde. Ab den 1960er Jahren wurde, insbesondere unter dem Einfluss der amerikanischen Psychotherapeuten Albert Ellis und Aaron Temkin Beck, der »kognitive« Teil ergänzt, da zunehmend klar wurde, dass eine problematische Bewertung bestimmter Wahrnehmungen nicht nur bei Angsterkrankungen, sondern auch bei vielen anderen psychischen Erkrankungen ein wichtiger Teil der Entstehung und Aufrechterhaltung ist.

Der Erfolg der KVT bei der Behandlung von Angststörungen liegt sicherlich darin begründet, dass sie genau an dem psychologischen Problem ansetzt, das nach aktuellem Stand des Wissens hauptsächlich für die Entstehung der Symptome verantwortlich ist und das Sie bereits kennengelernt haben: den Lernmechanismen in Form von Konditionierung und Beobachtungslernen. In diesem Zusammenhang wurden im Laufe der Zeit verschiedene Techniken entwickelt. Sie bauen meist aufeinander auf und ermöglichen es, dass die Lernprozesse, die zur Entstehung der jeweiligen Angsterkrankung geführt haben, während der Therapie »rückabgewickelt«, besser gesagt sukzessive abgeschwächt werden, bis sie idealerweise ganz verschwunden sind.

Therapiemanuale erleichtern die Behandlung

Auf dieser Basis wurden insbesondere in den letzten Jahren für die einzelnen Angsterkrankungen verschiedene »Therapiemanuale« als Behandlungsleitfäden entwickelt. Jedes Manual beschreibt detailliert und systematisch ein kognitiv-verhaltenstherapeutisches Vorgehen, das den Erfordernissen des jeweiligen Erkrankungsbildes Rechnung trägt. Daran kann sich der oder die Behandelnde genau orientieren und die Therapie in der Gruppe oder als Einzeltherapie entsprechend ausrichten.

Auch wir haben bereits seit langem eine manualbasierte KVT im Gruppensetting für verschiedene Angsterkrankungen, etwa die Panikstörung, die Agoraphobie oder die soziale Angststörung, etabliert. Dies ermöglicht es uns, die Qualität der Therapie auch dann zu halten, wenn der Therapeut oder die Therapeutin einmal wechseln sollte. Dass dies funktioniert, zeigen die von uns regelmäßig durchgeführten Überprüfungen der Symptomschwere, die wir vor, während und nach der Therapie durchführen und mit denen wir den Behandlungserfolg kontrollieren können.

Es würde den Rahmen dieses Kapitels sprengen, jedes erkrankungsspezifische kognitiv-verhaltenstherapeutische Vorgehen im Detail zu besprechen. Für ein grundsätzliches Verständnis dieser Therapieform ist es viel sinnvoller, dass wir Ihnen die erkrankungsübergreifende Struktur der KVT bei Angststörungen vorstellen und hier und da mal einen Schlenker zu den einzelnen Angsterkrankungen machen.

Die KVT oder speziell konzipierte Weiterentwicklungen werden nicht nur bei Angsterkrankungen empfohlen, sondern auch bei den allermeisten anderen psychischen Erkrankungen wie Depression, Zwangsstörungen, Essstörungen, Abhängigkeitserkrankungen, Persönlichkeitsstörungen oder auch Psychosen. In jedem Fall zeichnet sich die KVT durch eine relativ starke Strukturierung, eine Alltagsnähe und ein starkes Bemühen um einen Theorie-Praxis-Transfer aus. Wie alle Psychotherapieformen kann auch eine KVT grundsätzlich als Kurzzeittherapie oder als Langzeittherapie durchgeführt werden. Im Fall der KVT wären dies 24 beziehungsweise 60 Stunden. Welche Länge gewählt und durch die Krankenkassen schließlich auch genehmigt wird, hängt davon ab, wie der Therapeut oder die Therapeutin die Situation einschätzt: Um welche Erkrankung handelt es sich? Wie schwer ist diese ausgeprägt? Wie lange besteht sie schon? Gibt es zusätzliche psychische oder körperliche Erkrankungen oder Belastungsfaktoren, die im Behandlungsverlauf berücksichtigt werden müssen? Dies und mehr erheben die Behandelnden in den ersten Therapiesitzungen, die daher »Probesitzungen« oder »Probatorik« genannt werden. Anschließend verfassen sie einen Therapieantrag, in dem die Geschichte der Patientin oder des Patienten, die Diagnose, das geplante therapeutische Vorgehen und die für einen Behandlungserfolg voraussichtlich benötigte Stundenanzahl enthalten sind. Diesen Therapieantrag lassen die Krankenkassen durch unabhängige Gutachter hinsichtlich seiner Stimmigkeit und der Erfolgsaussichten prüfen. Bei positiver Begutachtung werden die Kosten für die Behandlung übernommen, und die Psychotherapie kann beginnen.

Die KVT bei Angsterkrankungen besteht grundsätzlich aus verschiedenen Abschnitten, deren Länge variabel gestaltet und so den Bedürfnissen der Patientinnen und Patienten angepasst werden kann. Das Grundgerüst sieht in der Regel so aus:

- Psychoedukation
- Kognitive Umstrukturierung
- Expositionstherapie beziehungsweise Konfrontationstherapie
- Resümee der Therapie
- Nach einigen Wochen oder Monaten häufig noch einmal einige »Boostersitzungen« zur Auffrischung der Therapieinhalte und zur Überprüfung, ob die Betroffenen diese auch gut im Alltag umsetzen konnten.

Die Betroffenen informieren

Die Hauptaufgabe der Psychoedukation ist es, die Betroffenen über die Erkrankung, an der sie leiden, zu informieren. Sie sollen die Erkrankung verstehen und dadurch besser mit ihr umgehen lernen, was für die Bewältigung der Symptomatik wesentlich ist. Das Motto der Psychoedukation könnte lauten: Wer den Gegner kennt und versteht, woher er kommt und warum er etwas zu einem bestimmten Zeitpunkt tut, kann ihn leichter besiegen. Zunächst erfährt deshalb jeder Patient und jede Patientin erst einmal etwas über die Entstehungsbedingungen von Angst: Welche biologischen und psychologischen Risikofaktoren gibt es? Welche Rolle spielen Lernmechanismen? Und welche Rolle spielt Stress als wichtigster Faktor bei der Entstehung und Aufrechterhaltung der Symptome?

Sie haben all diese Punkte bereits in Kapitel 3 kennengelernt. In der tatsächlichen Therapie werden diese jedoch auf Sie »zugeschnitten«, wobei Ihre individuellen Lebensumstände berücksichtigt werden. Auch die beiden Abbildungen des »Empfindlichkeits-Stress-Modells« (»Vulnerabilitäts-Stress-Modell«) werden in der Therapie so oder so ähnlich häufig gezeigt und erläutert.

In den Teufelskreis einsteigen

Ein weiterer wichtiger Aspekt ist die gemeinsame Erarbeitung des »Teufelskreises der Angst«, wie er unten abgebildet ist. An diesem lässt sich verdeutlichen, welche Bedeutung das Zusammenspiel von Wahrnehmung, Bewertung und Körpersymptomen bei der Entstehung von Angst hat und wie die damit verbundene Stressreaktion die Angst wie eine Spirale immer weiter beschleunigt und verstärkt. In diesen Teufelskreis gerät jemand meist, indem er einen bestimmten Aspekt (Trigger) wahrnimmt. Das kann eine gefürchtete Situation sein, wie einen Vortrag halten, einen Fahrstuhl benutzen, eine nicht kalkulierbare Situation am nächsten Tag vor sich haben. Es können auch bestimmte

Gedanken und Sorgen sein, wie »Werde ich das schaffen?«. Aber auch körperliche Symptome, die durch »banale« äußere Umstände ausgelöst werden, zum Beispiel Herzrasen beim Treppensteigen, Schwindel oder »Neben-sich-Stehen« bei Hitze, Übelkeit nach einer schlechten Mahlzeit, können die Eintrittskarte in den Teufelskreis sein.

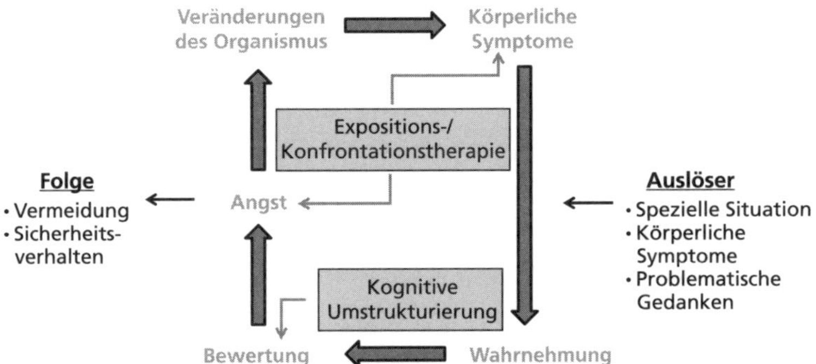

Der Teufelskreis der Angst

Noch ist nichts Schlimmes passiert. Denn der entscheidende Punkt kommt erst nach der Wahrnehmung: die Bewertung, die jemand aufgrund dieser Wahrnehmung vornimmt. Denn Angst wird dadurch ausgelöst, dass jemand seine Wahrnehmung als gesundheitliche Gefahr oder als »katastrophal« bewertet, zum Beispiel »Ich fürchte, mich zu blamieren« oder »Ich kann die Situation nicht sofort verlassen oder kontrollieren«. Erst die so entstandene Angst bewirkt die für die Stressreaktion typischen Veränderungen des Organismus, wie zum Beispiel die Aktivierung des sympathischen Nervensystems und die Ausschüttung der Stresshormone. Dadurch werden erneut körperliche

Symptome wie Herzrasen, Schwindel, Schwitzen, Übelkeit, Fremdheitserleben und Ähnliches ausgelöst oder weiter verstärkt. Dies wird wiederum wahrgenommen und als problematisch bewertet – und die Angst nimmt weiter zu. Sie sehen, der Teufelskreis ist in vollem Gange!

Aus dem Teufelskreis aussteigen

Sie wissen nun, wie der Einstieg in den »Teufelskreis der Angst« aussieht. Nun wollen wir Ihnen zeigen, welche Ausstiegsstrategien es gibt. Je nach Taktik sind diese unterschiedlich sinnvoll und nachhaltig. Viele unserer Patientinnen und Patienten haben bereits vor der Therapie selbst eine Ausstiegsstrategie entwickelt: Sie vermeiden die angstauslösenden Trigger oder wenden in der jeweiligen Situation ein bestimmtes Sicherheitsverhalten an. Dass diese Vorgehensweisen wenig nachhaltig und sinnvoll sind, belegt schon die Tatsache, dass sie in unsere Sprechstunde kommen. Nun geht es darum herauszuarbeiten, dass der Teufelskreis zwar kurzfristig verlangsamt oder unterbrochen wird, wenn sie Situationen, Körpersymptome oder Gedanken vermeiden. Doch durch den damit einhergehenden begrenzten Aktionsradius oder die dauerhafte »Gedankenunterdrückung« sind die Lebensführung und Lebensqualität meist langfristig stark eingeschränkt.

Ähnliches gilt für ein bestimmtes Sicherheitsverhalten, das jemand anwendet, um die Angst künstlich herunterzudrücken oder den Anstieg flach zu halten. Viele Betroffene versuchen die gefürchtete Situation mit allerlei Strategien zu bewältigen: Sie haben beispielsweise immer das Handy, etwas zu trinken, den Talisman oder das Beruhigungsmittel als »Retter in der Not« dabei. Doch wenn plötzlich der Akku des Handys leer ist oder sie vergessen haben, das eine oder das andere einzupacken, ist die Not oft groß und führt meist unweigerlich zur Angst und, falls es in der jeweiligen Situation möglich ist, zur Vermeidung.

Manche Menschen wenden auch ein mentales Sicherheitsverhalten an: Sie zählen immer wieder Zahlenreihen durch, bis die U-Bahn oder der Fahrstuhl am Zielort angekommen ist. Oder sie sagen zu sich selbst in einer Endlosschleife »ist gleich geschafft, ist gleich geschafft, ist gleich geschafft …«, wenn sie mit Freunden an einem exponierten Platz im Restaurant sitzen. Ist dies nicht machbar, weil sie zum Beispiel in ein Gespräch verwickelt werden oder das damit oft verbundene starre Vor-sich-Hinschauen aus sozialen Gründen nicht möglich ist, kann sich sehr schnell Angst entwickeln.

Diese Beispiele machen deutlich, dass die Betroffenen durch das regelmäßige Nutzen von Sicherheitsutensilien nur eine »Pseudoautonomie« herstellen, und zwar um den Preis, dass sie sich eigentlich von den Sicherheitsstrategien abhängig machen und damit die Entwicklung von Autonomie sogar verhindern. Es braucht also eine andere Taktik, um nachhaltig und auf eine Weise aus dem Teufelskreis auszusteigen, die einem die Selbstbestimmung über die eigene Lebensgestaltung wieder zurückgibt. Dafür ist es möglich, therapeutisch an drei verschiedenen Stellen im Kreislauf anzusetzen (siehe auch den Abb. »Der Teufelskreis der Angst« auf Seite 251):

1. Die Bewertungen der Trigger, die zentral zur Auslösung und Aufrechterhaltung der Angst beitragen, werden verändert.
2. Die Angst wird direkt angegangen, indem die Betroffenen erleben, dass sie nicht wie befürchtet immer noch weiter ansteigt, sondern von selbst wieder abnimmt.
3. Man setzt unmittelbar an den Körpersymptomen an und schwächt diese gezielt ab.

Der erste Punkt ist die Aufgabe der kognitiven Umstrukturierung, mit den Punkten 2 und 3 befasst sich die Expositions- oder Konfrontationstherapie.

Bewertungen hinterfragen

Im Rahmen der kognitiven Umstrukturierung werden typische Bewertungen und Überzeugungen der Betroffenen, die einer Besserung der Symptome im Wege stehen, in Frage gestellt. Beispiele für solche »dysfunktionale Kognitionen« sind: »Die Angst wird immer weiter ansteigen, das wäre eine Katastrophe.« »Wenn ich mich im Gespräch mit meinem Kollegen verhaspele, werde ich mich total und für immer blamieren.« »Wenn ich mich weniger sorge und meinem Kind etwas passiert, bin ich schuld.« Solche und ähnliche Überzeugungen werden mit speziellen Techniken angegangen.

- *Entkatastrophisieren:* »Was würde denn hier schlimmstenfalls passieren? Aha – und wäre das wirklich eine Katastrophe? Was könnten Sie dann tun?«

- *Distanzieren:* »Was würden denn Sie denken, wenn Sie beobachten würden, dass sich jemand verhaspelt? Würden Sie diese Person gleich für dumm halten?«
- *Entverantwortlichen:* »Könnten Sie durch Sorgen wirklich alle Eventualitäten vorausplanen? Wer oder was, außer Sie selbst, beeinflusst denn noch, was geschieht?«

Dies sind nur einige – vielleicht etwas einfach anmutende – Beispiele, die veranschaulichen sollen, nach welchem Muster ein typischer Wortwechsel zwischen Behandelnden und Betroffenen abläuft. Ziel ist es, die dysfunktionalen Kognitionen, also Gedanken, die nicht explizit weiterhelfen, Schritt für Schritt durch funktionale Kognitionen, also wirklichkeitsnähere Einschätzungen, zu ersetzen und so eine wichtige Blockade auf dem Weg zur Angstreduktion zu beseitigen.

Mit der Angst konfrontieren

Nun kommen wir zum Kernstück der kognitiven Verhaltenstherapie, der »Expositionstherapie«, die oft auch als »Konfrontationstherapie« bezeichnet wird. Hierbei werden die Betroffenen direkt mit den angstauslösenden Momenten konfrontiert: im Fall der Phobien mit den gefürchteten Situationen oder Objekten, bei der Panikstörung mit den angstauslösenden Körpersymptomen und bei der generalisierten Angststörung mit den Sorgen und Befürchtungen. So sollen die Patientinnen und Patienten erleben, dass die Angst von ganz alleine abfällt – wenn man sie nur lange genug aushält. Grund hierfür ist die »evolutionäre Programmierung« der Angst: Sie ist nicht als Dauerzustand angelegt, der zunehmend schlimmer wird, vielmehr schaltet sie sich nach einer Weile ab, wenn man – rein theoretisch – mehr oder weniger erfolgreich gekämpft hat oder geflüchtet ist.

Allerdings gehen die Betroffenen bis zu dieser Erfahrung davon aus, dass Angst ein immer schlimmer werdender Dauerzustand ist. Denn bis zu diesem Zeitpunkt haben sie das Angstmaximum und den sich daran anschließenden Angstabfall meist noch nicht erlebt. Vielmehr haben sie ja die Situationen entweder vermieden oder ein Sicherheitsverhalten angewendet, um ein weiteres Ansteigen der Angst zu verhindern. Bei einer Phobie würde das bedeuten: Wird die Angst vermieden, kommt es erst gar nicht zur Entwicklung der Angstsymptomatik – der oder die Betroffene fährt also erst gar nicht mit der U-Bahn oder setzt sich der Höhe erst gar nicht aus und hat folglich auch keine Angst. Diejenigen, die Sicherheitsverhalten anwenden, setzen sich der Situation zwar (meist widerwillig) aus. Doch um das auszuhalten, trinken sie vielleicht Wasser, kauen Kaugummi, sprechen sich Zahlenreihen zur Beruhigung vor oder Ähnliches. Diese Tätigkeiten vermitteln ihnen ein wenig Sicherheit, wodurch die Angst auf niedrigem bis mittlerem – meist jedoch erträglichem – Niveau »wabert«: Die Angst steigt an – man trinkt Wasser – die Angst fällt ab – die Angst steigt wieder an – man schaltet Musik an – die Angst fällt ab – die Angst steigt wieder an – man trinkt wieder Wasser ... und so weiter. Ist die Haltestelle erreicht oder der Abstieg vom Turm geschafft, ist die »Gefahr« gebannt, und das Angstniveau fällt wieder ganz ab. Jedenfalls kurzfristig, denn langfristig wird die U-Bahn oder der Turm gefürchtet und auch vermieden. Und in Zukunft werden ähnliche Situationen oder Aktivitäten ebenfalls vermieden, wodurch sich der Aktionsradius immer mehr verkleinert.

Das Sicherheits- und das Vermeidungsverhalten haben ein gemeinsames Problem: Die korrigierende Erfahrung, dass es nach einer gewissen Zeit ganz ohne eigenes Zutun zu einem spontanen Angstabfall kommt, wird blockiert. Und genau diese korrigierende Erfahrung wird den Betroffenen durch die Expositionstherapie vermittelt. Nach einer gründlichen Vorbereitung und wenn der oder die Betroffene sich dazu bereit fühlt, wird idealerweise zunächst gemeinsam mit der Therapeutin oder dem Therapeuten die Situation aufgesucht. Dort kann die Angst unter Ausschaltung jedweder Sicherheitsmechanismen kontrolliert ansteigen, bis es wieder zum spontanen Angstabfall kommt. Wie unterschiedlich diese Angstkurve gegenüber den anderen Maßnahmen verläuft, zeigt die folgende Abbildung: Ein Vermeidungsverhalten verhindert natürlich auch den Anstieg der Angst, ein Sicherheitsverhalten bewirkt ein leichteres Auf und Ab der Angstkurve, und das Zulassen der Angst in der Expositionstherapie verursacht (ohne Zutun) einen starken Anstieg, aber auch einen steilen Abfall der Angst. Wie sich diese Kurve im Laufe der Therapie verändert, dazu später mehr.

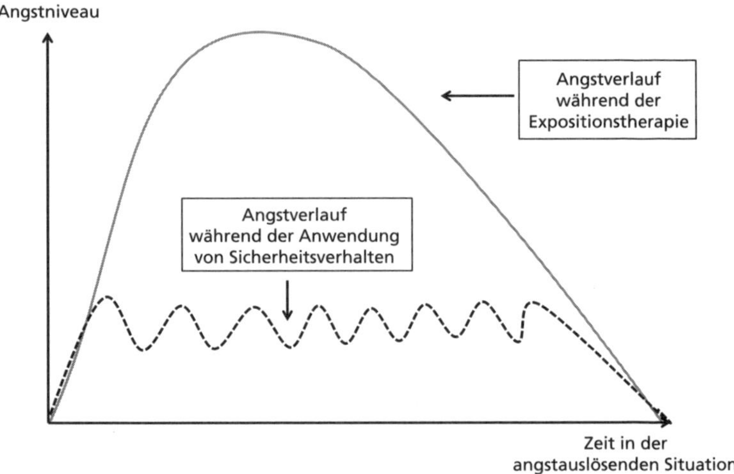

Angstverläufe bei unterschiedlichen Maßnahmen

Um die Angst zu besiegen, ist es wichtig, den spontanen Angstabfall zu erleben. Das hat zweierlei Gründe, die eng miteinander verbunden sind:

1. Der oder die Betroffene macht die Erfahrung, dass die Angst von alleine zurückgeht, wenn man sie nur lange genug aushält. Diese Erfahrung korrigiert die bisherige Erfahrung, dass die Angst stetig zunimmt.
2. Wenn die Angst spontan abfällt – und nur dann –, werden auch die Lernmechanismen, die zum Angsterwerb geführt haben, korrigiert. Das geschieht, indem die alte Information »Angst« durch die neue Information »Angstreduktion« überschrieben wird – die »Angstlöschung« tritt an die Stelle des »Angsterwerbs«.

Im Angstnetzwerk des Gehirns geht daraufhin vor allem die Aktivität der Amygdala zurück, da diese beim emotionalen Lernen in Bezug auf Angst (Angst ist eine »Basisemotion«) eine zentrale Rolle spielt. Dabei ist es egal, ob es um das Erlernen oder das Verlernen geht. Die biologischen Effekte, die durch das emotionale Lernen (»Die Angst fällt spontan ab«) während der Expositionstherapie ausgelöst werden, sind also nahezu identisch mit denen der medikamentösen Behandlung mit Antidepressiva – und letztlich der Grund, warum beide Therapien wirken. Das emotionale Lernen ist allerdings nachhaltiger, da das Gelernte nicht »abgesetzt« werden kann – die Medikamente aber schon. Damit die Expositionstherapie jedoch möglichst optimal wirken kann, müssen drei Voraussetzungen erfüllt sein:

1. Jedes Vermeidungs- und Sicherheitsverhalten muss ausgeschaltet sein.
2. Der Angstabfall muss wirklich erlebt werden, auch wenn es sehr lange dauert.
3. Es müssen mehrere Expositionen hintereinander stattfinden – an einem Tag oder an aufeinanderfolgenden Tagen.

Die erste und entscheidende Voraussetzung ist, dass wirklich jedes Vermeidungs- und Sicherheitsverhalten ausgeschaltet ist, sonst kann die »Angstlöschung« als neue Information nicht nachhaltig gesetzt werden. Dies muss vor Beginn der ersten Expositionstherapie gut und ausführlich besprochen werden. Deshalb dürfen vor der Exposition auch keine Medikamente mit dem Ziel eingenommen werden, die körperliche Komponente der Angstreaktion zu dämpfen, wie es zum Beispiel bei Betablockern der Fall ist. Außerdem sollte die Therapeutin oder der Therapeut zumindest die ersten Expositionstherapien begleiten, um zu beobachten, ob der Patient oder die Patientin nicht doch irgendeine Form von Sicherheitsverhalten anwendet. Denn diese Gefahr besteht, weil die Angstprovokation bisher ja vermieden wurde – was durchaus nachvollziehbar ist. Der Therapeut oder die Therapeutin kann ein mögliches Sicherheitsverhalten dann unmittelbar in der Situation korrigieren und ausschalten und dadurch den Angstanstieg weiter gewährleisten. Studien, an denen auch unsere Arbeitsgruppe beteiligt war, konnten zeigen, dass Konfrontationstherapien, bei denen die Behandelnden (zumindest anfänglich) die einzelnen Expositionen begleitet haben, viel wirksamer waren als solche, bei denen die Patientinnen und Patienten jeweils allein losgeschickt wurden – obwohl diese gut eingewiesen wurden. Betroffene sollten also unbedingt Wert darauf legen, dass ihr Therapeut oder ihre Therapeutin sie begleitet und ihr Vorgehen beurteilt – der Mehraufwand zahlt sich sicherlich für beide Seiten aus.

Die zweite Voraussetzung lautet: Der Angstabfall muss wirklich erlebt werden, daher ist es sehr wichtig, genügend Zeit einzuplanen. Bei einer konsequent durchgeführten Expositionstherapie tritt der Angstabfall eigentlich immer ein – es kann jedoch unterschiedlich lange dauern. Einige Patientinnen und Patienten erleben ihn bereits nach einem 20-minütigen Aufenthalt im Fahrstuhl, andere müssen unter Umständen mehrere Stunden U-Bahn fahren, bis die Angst spontan nachlässt. Es ist jedoch äußerst wichtig, dass der Angstabfall auch wirklich erlebt wird, sonst beinhaltet das emotionale Lernen »die Angst fällt nicht ab« –

und die bestehende Angst wird auf fatale Weise verstärkt. Deshalb sollten sich sowohl die Betroffenen als auch die Behandelnden viel Zeit nehmen und sich darauf einstellen, dass es länger dauern kann, als vielleicht veranschlagt war. Das Date am Abend oder der Kinobesuch mit der Freundin sollten auf einen anderen Tag gelegt werden, um nicht unter Druck zu geraten.

Und schließlich ist – als dritte Voraussetzung – die Konfrontationstherapie nach einer einzelnen erfolgreichen Exposition noch nicht abgeschlossen. Auch daher ist genügend Zeit einzuplanen. Es ist extrem wichtig, dass mehrere Expositionen hintereinander stattfinden – idealerweise am gleichen Tag oder an aufeinanderfolgenden Tagen. Denn die Angstlöschung ist nach nur einer erfolgreichen Exposition noch immer viel schwächer im Angstnetzwerk repräsentiert als die meist bereits lange bestehende Information des Angsterwerbs. Erst durch wiederholte Expositionen wird sie Schritt für Schritt stärker und dominiert oder verdrängt im Idealfall irgendwann den Angsterwerb. Für die Festigung dieses Prozesses ist die Wiederholung also unumgänglich – die Betroffenen erleben, dass sich mit jeder erfolgreichen Exposition die Angst in der Regel weiter reduziert: Der Angstanstieg verläuft zunehmend flacher, und der spontane Angstabfall setzt früher ein (siehe Abbildung), bis die Angst auf einer Skala von null bis zehn idealerweise bei null ist.

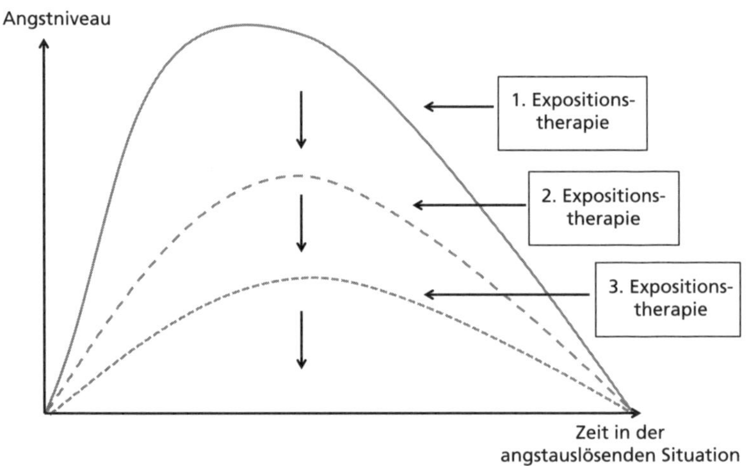

Angstabfall durch wiederholte Expositionstherapie

Die Expositionstherapie bildet auch deshalb das Kernstück der KVT, weil der Therapieerfolg ohne sie deutlich geringer und sehr viel weniger nachhaltig ist. Das konnte eine ganze Reihe von Studien zeigen. Passend dazu ergaben andere Studien, dass der Erfolg von Therapien, die ausschließlich mit Expositionen arbeiten, insbesondere bei der Agoraphobie und der Panikstörung ähnlich hoch war wie bei kompletten kognitiven Verhaltenstherapien. Entscheidend hierfür ist sicherlich das Umlernen unter »emotionaler Aktivierung« während der Exposition, das nach gegenwärtigen Erkenntnissen ein zentraler Faktor für die durch die KVT ausgelösten Effekte im Angstnetzwerk ist. Das ist sicherlich ein Grund, warum psychotherapeutische Verfahren, die keine Expositionstherapie nutzen, weniger effektiv sind.

Dies lässt sich mithilfe eines einfachen Vergleichs veranschaulichen: Wenn ich Autofahren lernen möchte, ist es essenziell, die Verkehrsregeln zu kennen und zu wissen, wo sich im Auto Gaspedal, Bremse und Lenkrad befinden und wie ich all dies bedienen muss, um das Auto wie gewünscht zu bewegen. Doch selbst wenn ich die Theorie perfekt beherrsche, kann ich noch nicht Auto fahren, solange ich dieses Wissen nicht – zumindest anfänglich unter deutlichem Stress – in die Praxis umgesetzt und auf die Straße gebracht habe. Danach geht es oft erstaunlich schnell, bis die Koordination der einzelnen Schritte – vom Kuppeln über den Schulterblick bis zum sanften Bremsen – sitzt. Dieser Umstand ist sicherlich einem stress- und emotionsbesetzten und damit besonders effektiven Lernvorgang geschuldet, ebenso wie bei der Expositionstherapie. Auch hier werden die theoretischen Inhalte der Psychoedukation und der kognitiven Umstrukturierung konkret erlebt. Dadurch verankert sich die Information der Angstreduktion bei gleichzeitiger starker emotionaler Aktivierung besonders tief und fest im Angstgedächtnis.

Eine Expositionstherapie eignet sich prinzipiell für jede Angst: Bei Phobien und der Trennungsangst sind es die gefürchteten Situationen oder Objekte, und bei der Panikstörung sind es die mit der Angst verbundenen und schließlich die Panikattacke auslösenden Körpersymptome, die man experimentell hervorruft. Dann wird Herzrasen beispielsweise durch schnelles Treppensteigen ausgelöst, Schwindel durch Drehen auf einem Drehstuhl oder Hyperventilation durch gezieltes, schnelles Atmen durch einen Strohhalm. Bei der GAS besteht die Exposition in der Konfrontation mit den Sorgen, deren Inhalte meist gedanklich oder an sorgenbesetzten Orten wie Krankenhäusern aufgesucht und dann entsprechend ausgehalten werden.

Flexibel und offen behandeln

Häufig läuft die kognitive Verhaltenstherapie bei Angsterkrankungen in dieser Reihenfolge ab: Auf die Psychoedukation folgen die kognitive Umstrukturierung und die Expositionstherapie. Doch die drei Module sind nicht als starre Abfolge zu begreifen, sondern können auch immer mal wieder in den anderen Therapieabschnitten eingesetzt werden – je nachdem, was der Patient oder die Patientin in der individuellen Situation gerade benötigt. Die Therapie kann also in Orientierung an den einzelnen Elementen durchaus kreativ aufgebaut werden, um individuellen Bedürfnissen Rechnung zu tragen.

Neben den genannten Elementen können im Rahmen einer KVT auch Entspannungsverfahren wie die progressive Muskelentspannung nach Jacobson oder autogenes Training zum Einsatz kommen. Sie dienen dazu, das allgemeine Stresslevel zu reduzieren und damit die Schwelle anzuheben, ab der Symptome ausgelöst werden. Aus Kapitel 1 und 3 wissen Sie ja bereits, dass Stress der zentrale auslösende und aufrechterhaltende Faktor der Symptome ist. Je nach Angsterkrankung können auch noch besondere Elemente in den Therapieprozess eingebaut werden. Bei der Behandlung der sozialen Angststörung kann zum Beispiel die soziale Kompetenz mit Rollenspielen trainiert werden. Dazu werden typische soziale Situationen durchgespielt, zum Beispiel ein Gespräch zu beginnen oder in Gang zu halten oder eine Forderung zu stellen. So können nicht nur soziale Kompetenzen erworben werden, sondern auch bereits vorhandene entdeckt oder geschärft werden, um mehr Selbstbewusstsein in diesem Bereich zu entwickeln.

Nach heutigem Stand ist die kognitive Verhaltenstherapie bei Angsterkrankungen sehr effektiv und deshalb das Mittel der Wahl. Auch Weiterentwicklungen oder Varianten der klassischen KVT, die es seit den 1990er Jahren gibt, konnten dieser bisher in Studien und in der Praxis nicht das Wasser reichen – mit einer Ausnahme: Speziell für die Behandlung der GAS hat sich die metakognitive Therapie (MKT) als sehr wirksam erwiesen. Sie wurde in den 1990er Jahren maßgeblich durch den britischen Psychologen Adrian Wells entwickelt. Studien haben wiederholt gezeigt, dass ihre Wirkung bei Patientinnen und Patienten mit einer GAS denen der kognitiven Verhaltenstherapie mindestens ebenbürtig oder sogar überlegen sind.

Eine differenzierte Darstellung der MKT, die ebenfalls aus verschiedenen, aufeinander aufbauenden Modulen besteht, würde den Rahmen dieses Buches sprengen. Trotzdem wollen wir ihre zentralen Ansätze kurz skizzieren. Die MKT basiert auf dem metakognitiven Modell der GAS, das Sie bereits in Kapitel 3 kennengelernt haben. Es konzentriert sich nicht auf das, *worum* sich Patientinnen und Patienten bei der GAS sorgen, also etwa die Gesundheit oder Sicherheit. Die metakognitive Therapie setzt vielmehr bei der Art des Denkens an, also *wie* die Betroffenen denken – nämlich sorgenbesetzt – und welche Überzeugungen sie in Bezug auf das sorgenbesetzte Denken haben. Diese können positiv sein, dann handelt es sich um positive Metakognitionen wie »Sorge ist Vorsorge« oder »Nur wenn ich mich sorge, ist mein Leben sicher«. Es kann sich aber auch um negative Metakognitionen handeln, die sich auf die negativen Folgen des Sich-Sorgens beziehen, etwa »Das viele Sorgen lässt sich gar nicht mehr kontrollieren« oder

»Die Sorgen machen mich unglücklich«. Beide Formen der Metakognitionen stärken die Sorgenspirale, indem sie das eigentliche Sich-Sorgen als prinzipiell sinnvoll ansehen (positive Metakognitionen) oder, im Fall von negativen Metakognitionen, neue Sorgen (Typ-2-Sorgen) in Bezug auf die eigentlichen Sorgen (Typ-1-Sorgen) entstehen lassen. Wir haben dies in Kapitel 3 ausführlich erläutert.

In der MKT wird dies den Betroffenen zunächst mit einer Reihe von eigens entwickelten Fragetechniken vermittelt. In diesem Zusammenhang wird beispielsweise die Sinnhaftigkeit dieser Art zu denken hinterfragt: »Ist es auf irgendeine Art hilfreich, sich auf diese Weise mit aufdrängenden Gedanken zu beschäftigen?« »Welches Ziel verfolgen Sie, wenn Sie auf diese Weise nachdenken?« Außerdem werden positive wie negative Metakognitionen in Bezug auf die Sorgen, etwa als Schutz vor Gefahr oder Unkontrollierbarkeit, relativiert: »Wenn Nachdenken hilft, warum ist es Ihnen immer schlechter gegangen, seit Sie auf diese Art und Weise (nämlich indem Sie sich sorgen) nachdenken?« »Wenn Sich-Sorgen-machen dabei hilft, Probleme zu vermeiden, glauben Sie, dass Menschen, die sich häufig Sorgen machen, weniger Probleme im Leben haben?« »Was passiert mit Ihrem Nachdenken, wenn plötzlich etwas Unerwartetes passiert, Sie zum Beispiel die Tasse mit heißem Kaffee umstoßen oder Ihre kleine Tochter die Treppe hinunterfällt? Ist das ein Beleg dafür, dass die Situation kontrollierbar oder nicht kontrollierbar ist?« Anschließend wird diese Art zu denken in mehreren Schritten aufgelöst. Darüber hinaus werden weitere Module wie etwa achtsamkeitsbasierte Techniken eingesetzt, um verzerrte Wahrnehmungsprozesse und automatisch auftretende Gedanken im Rahmen von Emotionen zu identifizieren und therapeutisch anzugehen.

Zwar wird die metakognitive Therapie, zusammen mit der kognitiven Verhaltenstherapie, durch verschiedene Behandlungsleitlinien bereits zur Behandlung der generalisierten Angststörung empfohlen, doch gibt es derzeit noch relativ wenige Therapeutinnen und Therapeuten im deutschsprachigen Raum, die mit dieser Methode arbeiten. Es ist zu hoffen, dass sie sich, in Ergänzung zur KVT, für die Behandlung der GAS in der Praxis etablieren wird.

Weitere Therapieformen

Die Psychotherapie, insbesondere die kognitive Verhaltenstherapie, sowie die medikamentöse Therapie sind die am besten untersuchten und auch die wirksamsten Therapieverfahren. Ergänzend hierzu gibt es unterschiedliche Behandlungsmöglichkeiten, von denen wir Ihnen einige vorstellen wollen. Gerade zur individuellen Ergänzung der Therapie eignen sie sich durchaus, was nicht nur Studien, sondern auch unsere Patientinnen und Patienten immer wieder bestätigen.

Sport und körperliche Aktivität

Bewegung ist nicht nur für den Körper gut, sondern auch für die Psyche. Aus epidemiologischen Studien wissen wir, dass körperliche Aktivitäten das Risiko reduzieren, eine psychische Erkrankung zu entwickeln. Das trifft insbesondere auf unterschiedliche Angsterkrankungen zu. Aber nicht nur zur Vorbeugung, auch bei der Behandlung von Angsterkrankungen können körperliche Aktivität und Sport hilfreich sein. Dachte man früher noch, dafür brauche es gezieltes körperliches Training, so weiß man seit einigen Jahren, dass auch Bewegung und körperliche Aktivitäten im Alltag positive Effekte auf Psyche (und Körper) haben können. Dazu gehören die verschiedensten Tätigkeiten im Haushalt genauso wie Fahrradfahren und Treppensteigen. Als Faustformel gilt heute die allgemeine Empfehlung: pro Woche mindestens 150 Minuten moderate (mit Schwitzen und erhöhtem Puls) oder 90 Minuten intensive körperliche Aktivität. Es kann aber auch eine Mischung aus moderater und intensiver körperlicher Aktivität sein.

Da Panikattacken mit einem erhöhten Puls und Herzschlag verbunden sind, meiden viele Betroffene körperliche Aktivität und Sport, weil dabei dieselben Symptome auftreten. Doch die Sorge, dass dadurch vor allem Panikattacken ausgelöst werden könnten, ist nach allem, was wir heute wissen, unbegründet. Im Gegenteil: Eigene, aber auch wissenschaftliche Untersuchungen anderer Arbeitsgruppen zeigen, dass schon einzelne Trainingseinheiten angstlösend wirken und Panikattacken abschwächen – auch bei Menschen mit einer Panikstörung. Diese angstlösenden Effekte treten auch dann auf, wenn es bei Menschen mit einer Panikstörung direkt nach dem Sport vermehrt zu körperlichen Angstsymptomen kommt. Und selbst bei Menschen mit einer Zahnarztphobie konnten wir zeigen, dass die Angst während der Behandlung reduziert werden kann, wenn der Patient oder die Patientin davor eine Ausdauertrainingseinheit absolviert hat. Parallel zeigte sich auch eine verminderte Aktivierung des Stresshormonsystems.

Im direkten Vergleich wirken eine medikamentöse Behandlung oder eine kognitive Verhaltenstherapie zwar besser als Sport. Trotzdem zeigte ein regelmäßiges körperliches Training, beispielsweise zwei- bis dreimal pro Woche über einen Zeitraum von acht bis zwölf Wochen, in vielen Studien einen angstreduzierenden Effekt. Selbstverständlich können körperliche Aktivität und Sport auch in Kombination mit einer Psychotherapie angewendet werden. Studien, die auch bei uns durchgeführt wurden, geben erste Hinweise, dass die Wirksamkeit der Psychotherapie dadurch langfristig sogar noch verbessert werden kann. Und zweifellos haben Bewegung und körperliche Aktivität positive Effekte in Bezug auf Angst, auf das psychische Wohlbefinden – und natürlich auch auf den Körper.

Die Frage, welche Sportart am besten gegen Symptome einer Angsterkrankung wirkt, ist bisher kaum erforscht. In den meisten Studien wurde Ausdauertraining auf dem Laufband (Joggen) oder dem Fahrradergometer untersucht. Doch auch andere Sportarten wie Tanzen, Schwimmen, Skaten, Wandern, aber auch Krafttraining oder Yoga können bei Menschen mit Angsterkrankungen positive Effekte zeigen. Wer ohne Anleitung trainieren möchte, sollte langsam starten. Ein wichtiges Indiz für richtiges Training ist zum Beispiel, dass Sie sich beim Laufen noch unterhalten können. Ist das nicht der Fall, laufen Sie zu schnell.

Einige Menschen treiben zwar gern alleine Sport, doch den meisten fällt es leichter, mit dem Training anzufangen und weiterzumachen, wenn sie sich mit anderen treffen oder einen Kurs besuchen. Vielen gelingt es so besser, ihren inneren Schweinehund zu überwinden. Der ist nämlich ein Relikt aus vergangenen Zeiten, als unsere Vorfahren mit ihrer Energie haushalten mussten, um sie für überlebensnotwendige Aktivitäten wie die Nahrungsbeschaffung aufzusparen – die wiederum für eine neue Energiezufuhr notwendig war. Ein unnötiger Kalorienverbrauch konnte also das Überleben gefährden.

Ganz anders sieht es heute in Industrienationen aus, wo ein Überangebot an Nahrungsmitteln herrscht und wir uns im Alltag häufig kaum noch bewegen. Spätestens im Erwachsenenalter haben wir »vergessen«, dass körperliche Aktivität und Bewegung zu den Grundbedürfnissen des Menschen zählen.

Entspannung und Achtsamkeit zur Stressbewältigung

Entspannungstechniken, insbesondere die progressive Muskelentspannung nach Jacobson oder das autogene Training, können ebenfalls Ängste reduzieren; dies haben Sie bereits auf den vorherigen Seiten erfahren. Wichtig ist dabei allerdings, dass die Betroffenen die Entspannung nicht als Vermeidungsstrategie nutzen. Denn bei der Konfrontation mit angstbesetzten Situationen in der Expositionstherapie muss die Angst erlebt werden – da hat Entspannung keinen Platz. Sie eignet sich deshalb eher dazu, ein allgemein erhöhtes Anspannungsniveau zu reduzieren. Ähnliches gilt auch für andere Entspannungsverfahren wie Meditation, Achtsamkeit oder Yoga. Die mögliche Bedeutung von achtsamkeitsbasierten Techniken und Yoga wird derzeit intensiv beforscht. Für allgemeingültige Empfehlungen ist es aber noch zu früh.

Selbsthilfegruppen

Selbsthilfegruppen wie die Deutsche Angst-Hilfe e.V. (www.angstselbsthilfe.de) oder andere Träger können für Betroffene sehr hilfreich sein. Insbesondere für Menschen mit sozialen Angststörungen ergibt sich hier auch die Möglichkeit, mit »Gleichgesinnten« neue Erfahrungen im Umgang mit anderen Menschen und sozialen Situationen zu machen.

Homöopathie und Klopfen

Für die Homöopathie und Klopftechniken wie das EFT (Emotional Freedom Techniques) gibt es keine Nachweise aus qualitativ hochwertigen Studien, dass sie bei der Behandlung von komplexen Angsterkrankungen wirksam sind. Doch es gibt durchaus Menschen, die subjektiv davon profitieren oder darauf schwören.

Neurostimulation

In der Forschung werden sogenannte Neurostimulationsverfahren zur Untersuchung und Behandlung von Angsterkrankungen oder anderen psychischen Erkrankungen verwendet. Hier wird ein Stromimpuls oder ein Magnetfeld wie bei der transkraniellen Magnetstimulation (TMS) verwendet, um über die Schädeldecke hindurch bestimmte Gehirnregionen zu aktivieren oder zu hemmen. In der Behandlung von Angsterkrankungen hat sich noch keines dieser Stimulationsverfahren zur Anwendung im klinischen Alltag als geeignet erwiesen.

Sich selbst helfen – und Unterstützung suchen

Betroffene fragen uns oft, was sie selbst akut gegen die Angst tun können – insbesondere dann, wenn bisherige Hilfestellungen nicht zu einer Verbesserung oder sogar zu einer Verschlechterung der Symptomatik geführt haben. Einen Trick, der das Ruder spontan herumreißt, kann sicherlich niemand liefern – auch wir nicht –, und entsprechende Angebote und Versprechen sind mit Vorsicht zu genießen. Denn die komplexen Entstehungsbedingungen von Angsterkrankungen, die Sie in diesem Buch kennengelernt haben, sind leider nicht sofort und in der Regel auch nicht allein durch die Betroffenen veränderbar. Der wichtigste Schritt ist deshalb: Holen Sie sich professionelle Hilfe! Nehmen Sie Kontakt zu einem psychologischen Psychotherapeuten, zu einer Fachärztin für Psychiatrie und Psychotherapie oder gegebenenfalls auch zu Ihrem Hausarzt auf. Sobald andere Ursachen einer übersteigerten Angst ausgeschlossen wurden, können Sie gemeinsam Ihre Behandlung individuell planen. Dabei spielen zunehmend auch online- und videogestützte Behandlungen eine Rolle. Damit ist der erste, der beste und wahrscheinlich auch der einzig sinnvolle Schritt in Richtung einer (nachhaltigen) Symptomverbesserung getan.

Manchmal sind es aber auch kleine Schritte, die wichtige Anstöße für große Veränderungen geben. Deshalb möchten wir Ihnen ausdrücklich ans Herz legen, körperlich aktiv zu werden. Denn Bewegung und Sport reduzieren Angst nicht nur kurzfristig, sondern auch mittel- und langfristig. Suchen Sie sich körperliche Aktivitäten oder eine Sportart, die Sie gern machen und die Sie auch im Alltag und das ganze Jahr über realisieren können. Um mögliche Schwierigkeiten, Hindernisse und den inneren Schweinehund auszuschalten, verabreden Sie sich am besten mit anderen, denn gemeinsame Aktivitäten machen besonders viel Freude, und Sie haben eine gewisse Verpflichtung, die Termine auch wahrzunehmen.

Eine weitere sehr hilfreiche Maßnahme zur Selbsthilfe ist eine Vernetzung mit anderen Betroffenen, etwa im Rahmen von Selbsthilfeangeboten. Hier können Sie einerseits Erfahrungen im Umgang mit der Erkrankung und mit unterschiedlichen Behandlungsmöglichkeiten austauschen, andererseits – ganz wichtig – werden Sie erleben: Ich bin ganz und gar nicht allein mit dem Problem! Angebote in Ihrer Nähe können Sie zum Beispiel bei der Deutschen Angst-Hilfe erfragen (www.angstselbsthilfe.de).

Vor dem Hintergrund dessen, was Sie in den vorherigen Kapiteln gelesen und damit über Angsterkrankungen erfahren haben, lassen sich zudem einige Verhaltensweisen ableiten, mit denen Sie einer Angsterkrankung möglichst sinnvoll begegnen und die Symptomatik möglicherweise abschwächen können. Diese eignen sich auch, um eine geplante kognitive Verhaltenstherapie inhaltlich vorzubereiten.

Stress reduzieren

Da Stress ein zentraler Faktor bei der Entstehung und Aufrechterhaltung von Angsterkrankungen ist, können Sie versuchen, Ihr persönliches alltägliches Stresslevel zu reduzieren. Schlagen wir dies unseren Patientinnen und Patienten vor, bekommen wir häufig ein »Leichter gesagt als getan« als Antwort. Absolut richtig – das Alltagsleben hält für uns alle Herausforderungen und Aufgaben und damit potenzielle Stressoren bereit, von denen viele nicht so einfach zu umgehen und abzustellen sind. Dennoch bitten wir Sie darum, mal ganz genau zu schauen: Gibt es wirklich gar kein Stress-Einsparpotenzial? Bietet sich wirklich in keinem Lebensbereich die Chance, einen Gang herunterzuschalten und die ein oder andere Aktivität oder Aufgabe zu reduzieren oder zu delegieren? Dies muss natürlich jeder und jede für sich selbst kritisch prüfen – wir möchten Sie jedoch ausdrücklich dazu ermuntern!

Entspannungsverfahren, mit denen sie Stress reduzieren können, sind für viele Betroffene eine große Hilfe. Sie berichten, dass sie sich dafür feste Zeiten am Tag oder in der Woche reserviert haben, in denen sie ganz bei der jeweiligen Übung und damit bei sich sein können. Allein das wird oft schon als verbesserte Selbstfürsorge wahrgenommen und trägt dadurch zu einer höheren Lebensqualität mit weniger Stress bei. Einige Techniken wie die progressive Muskelentspannung nach Jacobson, Yoga oder autogenes Training haben wir bereits erwähnt. Auch eine »achtsame« Lebensführung durch die Aneignung von achtsamkeitsbasierten Verfahren kann den Stress verringern. Diese aus dem Zen-Buddhismus entlehnten Techniken können –

ähnlich wie die kognitive Umstrukturierung – dazu beitragen, Bewertungen von Wahrnehmungen so zu verändern, dass dadurch weniger Stress entsteht. Für die genaue Beschreibung achtsamkeitsbasierter Verfahren sei an dieser Stelle auf die einschlägige Literatur und entsprechende Kurse verwiesen. Aber Vorsicht: Stressreduktion darf nicht bedeuten, ein Vermeidungsverhalten gegenüber der Angst oder den Angstauslösern zu entwickeln oder dies auszuweiten!

Die Vermeidung vermeiden und mit der Angst konfrontieren

Wir haben im Buch immer wieder darauf hingewiesen, dass es problematisch ist, Situationen, körperliche Symptome oder Gedanken zu vermeiden, weil sie Angst auslösen. Dies vermindert nicht nur die Lebensqualität, sondern erhöht auch das Leiden von Menschen mit Angsterkrankungen, weil die Symptomatik so voranschreitet und chronisch wird. Die Betroffenen verhindern durch das Vermeiden eine korrigierende Erfahrung, die äußerst wichtig ist, um das weitere Schrumpfen des realen oder gedanklichen Aktionsradius aufzuhalten und umzukehren. Deshalb unser Appell: Stellen Sie sich der Angst! Auch wenn es schwer ist! Immer dann, wenn Sie den Impuls verspüren, eine Situation nicht aufzusuchen, ein Körpersymptom wie Herzrasen nicht auszulösen oder einen sorgenvollen Gedanken nicht konsequent zu durchdenken – tun Sie es trotzdem.

Menschen mit Angsterkrankung sollten aber nicht nur angstauslösende Trigger zulassen, sondern sich auch bewusst mit diesen konfrontieren und versuchen, die damit verbundene Angst wie bei der Expositionstherapie ohne die üblichen Hilfsmittel und Strategien auszuhalten. Konkret heißt das: Wann immer Sie die Gelegenheit haben, einen Fahrstuhl zu benutzen, vor einer Gruppe zu sprechen, auf einen Turm oder Berg zu steigen oder sich bewusst mit Ihren Sorgen auseinanderzusetzen – tun Sie es! Dadurch können Sie selbst dazu beitragen, Ihre bisherigen Erfahrungen zu korrigieren und die Symptome zu verbessern.

Bevor Sie dies tun, gilt jedoch dasselbe wie vor einer professionellen Behandlung mit Medikamenten oder einer Psychotherapie: Lassen Sie sich im Zweifelsfall noch einmal durchchecken, um auszuschließen, dass dem körperliche Erkrankungen (insbesondere auf dem Gebiet des Herz-Kreislauf-Systems, der Lunge oder des zentralen Nervensystems) entgegenstehen.

Wie Bezugspersonen helfen können

Angehörige von Betroffenen können die Erkrankten auf verschiedene Weise unterstützen. Eine große Hilfe ist sicherlich, die Betroffenen darin zu bestärken, eine Therapie zu beginnen. Bezugspersonen können ganz praktisch bei der Suche nach Adressen von Psychiatern oder Psychologinnen helfen oder auch, indem sie zusammen (nicht stellvertretend!) den ersten Kontakt herstellen. Denn schon diese Schritte stellen für viele Betroffene eine nicht zu unterschätzende Hürde dar. Darüber hinaus können Bezugspersonen in erheblichem Maße dazu beitragen, einer »Selbststigmatisierung« der Betroffenen oder einer (häufig damit zusammenhängenden) Bagatellisierung der Symptomatik entgegenzuwirken. Aussagen wie »Mit so etwas kann ich doch nicht an die Öffentlichkeit gehen« oder »Bisher habe ich mit fast niemandem darüber gesprochen; die halten mich doch alle für verrückt« begegnen uns zwar immer seltener – es gibt sie aber leider immer noch. Verständlicherweise kann diese Haltung den Weg zur Therapie und damit zur Besserung der Symptomatik deutlich behindern oder sogar blockieren. Doch die Betroffenen sollten die Behandlungsmöglichkeiten nutzen – sie haben ein Recht darauf!

Hier können Angehörige einen wichtigen, oft sogar entscheidenden Beitrag leisten, indem sie die Betroffenen darauf verweisen, dass Angsterkrankungen sehr häufig vorkommen, dass allein in Deutschland mehrere Millionen Menschen betroffen sind. Sie sind damit also absolut nicht allein. Vielmehr kann es nahezu jede und jeden treffen – wenn der Stress nur hoch genug ist oder wird (siehe »Empfindlichkeits-Stress-Modell«). Andererseits sollten Angehörige bagatellisierende Aussagen wie »Das ist ja nicht so schlimm, andere haben ganz andere Probleme« nicht gelten lassen – insbesondere wenn der Leidensdruck offensichtlich hoch ist und die Symptome die Betroffenen deutlich einschränken.

Viele Angehörige und Freunde unterstützen die Betroffenen bereitwillig bei der Bewältigung des Alltags. Manchmal helfen sie, indem sie diese in angstauslösenden Situationen begleiten oder währenddessen kontinuierlich telefonisch erreichbar sind, oder sie nehmen ihnen notwendige, aber angstbesetzte Aufgaben ab. Einige Beispiele: Für Betroffene mit Agoraphobie erledigen sie Einkäufe, für Menschen mit einer sozialen Angsterkrankung führen sie stellvertretend Telefonate oder persönliche Gespräche, GAS-Betroffene dürfen sich bei ihnen mit ihren Sorgen rückversichern, und Menschen mit Trennungsangst dürfen sie überallhin begleiten. Leider müssen wir noch einmal betonen: Was gut gemeint ist, ist nicht immer gut für den Genesungsprozess! Denn – Sie ahnen es wahrscheinlich schon – Bezugspersonen, die sich wie beschrieben verhalten, vermitteln zwar Sicherheit, sie unterstützen und zementieren damit aber auch das Vermeidungsverhalten und verhindern so die korrigierende Erfahrung, die die Betroffenen machen müssen.

Deshalb ist es wichtig, dass Angehörige und Freunde ihr eigenes Verhalten kritisch reflektieren und den Betroffenen das Problem verdeutlichen, sobald diese ein entsprechendes Ansinnen an sie herantragen oder ein Rückversicherungsverhalten zeigen. Selbstverständlich sollte dies nicht mit erhobenem Zeigefinger geschehen, sondern mit Empathie und Verständnis für das Leiden der Betroffenen. Sie sollten dazu motiviert werden, sich trotz aller Widerstände mit den Ängsten zu konfrontieren und diese bestmöglich auszuhalten. Bei der Vorbereitung auf die Zugfahrt, das Telefonat oder die Entscheidungsfindung am Arbeitsplatz kann eine Unterstützung in Form von Gesprächen oder beim Erstellen eines individuellen Plans, was im Falle von Angst wann getan werden kann, sinnvoll sein. Die eigentliche Situation sollte dann jedoch selbstständig gemeistert werden.

Manchmal sind Bezugspersonen bereits langfristig als Faktor, der Sicherheit gibt oder die Vermeidung aufrechterhält, etabliert. Aber auch sie sollten versuchen, neu anzusetzen und Schritt für Schritt zu dem oben skizzierten Vorgehen zu wechseln. Wenn dies allerdings (wiederholt) nicht gelingt und sich die Symptome, das Leiden und die angstbezogenen Einschränkungen der Betroffenen verschlechtern – oder wenn sich sogar eine weitere psychische Symptomatik, etwa eine Depression, entwickelt –, sollte man eine stationäre Behandlung oder eine Behandlung in einer Tagesklinik in Betracht ziehen. Denn eine (teil)stationäre psychiatrische Behandlung hat den Vorteil, dass sich ein multiprofessionelles Team aus Ärztinnen, Psychologen, Sport- und Bewegungstherapeuten und bei Bedarf auch Sozialarbeiterinnen gemeinsam und intensiv um den Patienten oder die Patientin kümmern kann. Während eines meist mehrere Wochen dauernden Aufenthalts kann dann nicht nur eine medikamentöse und eine Psychotherapie begonnen werden, es können auch, falls nötig, soziale Probleme, die sich im Zusammenhang mit der Angsterkrankung entwickelt haben, etwa Arbeitslosigkeit, finanzielle Schwierigkeiten oder eine soziale Isolation, angegangen werden.

Unserer Erfahrung nach können die genannten Maßnahmen der Selbsthilfe und die Unterstützung durch Angehörige dabei helfen, wichtige Elemente einer kognitiven Verhaltenstherapie bereits im Alltag zu etablieren. Werden sie konsequent umgesetzt, können sie die Symptomatik in vielen Fällen im Zaum halten, ein Fortschreiten verlangsamen oder im Optimalfall sogar aufhalten. Jedoch ersetzt all dies in der Regel keine leitliniengerechte Therapie, die insbesondere für eine anhaltende Verbesserung der Symptome und für die Verhütung von Rückfällen eine sehr wichtige Bedeutung besitzt. Deshalb schließen wir diesen

Abschnitt mit folgendem Appell – auch wenn wir uns wiederholen: Gehen Sie mit Ihrer Erkrankung (dosiert) an die Öffentlichkeit, und suchen Sie sich professionelle Hilfe, auch wenn es länger dauern sollte, bis Sie diese bekommen. Sie haben ein Recht darauf!

»Was mir geholfen hat« – Erfahrungsberichte

In Kapitel 2 haben Betroffene und ihre Angehörigen von ihrem Leben mit der Angsterkrankung erzählt. Auf den folgenden Seiten kommen sie wieder zu Wort und schildern ihre persönlichen Erfahrungen mit unterschiedlichen Therapieformen. Therapeutische Einzelheiten oder gar Medikamente werden nicht genannt, wir haben bewusst darauf verzichtet, da diese für jeden Einzelfall individuell abgestimmt werden müssen. Sie werden sehen, dass ganz unterschiedliche Erfahrungen gemacht wurden, nicht nur mit den oben genannten leitliniengerechten Therapieverfahren. Die Berichte bilden unserer Einschätzung nach recht gut die Vielfalt der Menschen ab, die mit ihren unterschiedlichen Bedürfnissen zu uns kommen. Die Psychotherapie und die medikamentöse Behandlung sind zwar die Richtschnur, individuelle Ergänzungen sind jedoch möglich und werden in einigen Fällen auch gebraucht.

Philip Auer, 40 Jahre, Hoteldirektor
Diagnose: Panikstörung mit Agoraphobie

Ich ließ mich gleich nach meiner ersten Panikattacke bei einer Neurologin ambulant behandeln, probierte drei verschiedene Medikamente aus. Doch alle wirkten nicht oder hatten starke Nebenwirkungen. Zum Beispiel habe ich sieben Monate lang ein Antidepressivum eingenommen, das hat bei mir jedes Gefühl lahmgelegt. Ich habe nichts mehr gespürt, weder Freude noch Trauer noch Liebe noch irgendwas.

Ich hatte auch unfassbare Angst davor, ein Beruhigungsmittel, das ich bekommen hatte, als »Notfallmedikament« zu nehmen. Da habe ich lieber die Situation ausgehalten, als das Mittel zu nehmen. Erst später, als ich schon eine kognitive Verhaltenstherapie machte, konnte ich akzeptieren, dass solche Mittel ja gerade dafür da sind, damit man nicht durchdreht. Dann habe ich vereinzelt darauf zurückgegriffen. Das hat dann wirklich auch geholfen.

Anfangs ging ich zu einer Neurologin, das hat mir nicht viel gebracht. Ich fühlte mich von ihr nicht ernst genommen. Dann habe ich auch versucht, mich selbst zu analysieren. Aber alles immer nur zu besprechen und zu analysieren war für mich nicht der richtige Weg. Das führte irgendwie zu keinem Ergebnis, und ich fühlte mich allein auf einem langen Weg, auf dem kein Ende abzusehen war.

Dann begann ich eine tiefenpsychologische Therapie, die mir nur zum Teil geholfen hat. Sicher habe ich viel aufarbeiten können, vor allem aus meiner Kindheit. Aber irgendwann hat es mich doch gestört, dass es nur um die

Kindheit ging und ich keine Tools mit auf den Weg bekommen habe, wie ich mit diesen Situationen konkret umgehen kann.

Nach einer Therapiepause kam ich dann 2016 an die Charité, wo mir eine kognitive Verhaltenstherapie empfohlen wurde. Das war vor vier Jahren, da habe ich relativ schnell gemerkt, dass mir das sehr guttut, auch wegen der Werkzeuge, die ich mitbekommen habe, damit ich solche Situationen vermeiden kann. Vor allem Achtsamkeitsübungen, Meditation und Yoga haben mir sehr geholfen, aber auch das Führen eines Tagebuchs, da habe ich Hausaufgaben bekommen mit Fragen wie: Was passiert jetzt eigentlich genau? Was macht dein Körper während einer Panikattacke? Ich habe aber auch gelernt, stärker zu reflektieren: Wie entstehen solche Situationen eigentlich bei mir? Welche Baustellen habe ich, die damit zusammenhängen?

Ich bin so ein typischer Ja-Sager und tu mich wahnsinnig schwer, Nein zu sagen. Dadurch habe ich mir vieles von anderen aufgebürdet. Heute kann ich das besser, ich kann auch Nein sagen, kann mir die Situationen erst mal angucken und dann entscheiden, ob ich das will oder nicht. Ich habe die Erfahrung gemacht, dass andere nicht sauer sind auf mich, mir auch nicht die Freundschaft oder die Liebe aufkündigen, wenn ich Nein sage – das hatte ich früher befürchtet.

Da ich mich durch die Therapie verändert habe, war es sehr hilfreich, eine gemeinsame Sitzung mit meinem Mann zu haben, wo er auch ansprechen konnte, wie ich mich als Mensch verändert habe und welche neuen Baustellen wir dadurch bekommen haben. Das war sehr hilf-

reich, weil es uns die Perspektive des anderen nähergebracht hat.
Zur Verbesserung meiner Symptome trug auch ein Antidepressivum bei, das ich seit 2016 in niedriger Dosierung nehme. Ich merke, dass mir das guttut. Ich akzeptiere das inzwischen, dass ich dauerhaft ein Medikament nehme. Für mich ist es wie bei einem Bluthochdruck, da nimmt man ja auch einen Blutdrucksenker, und es geht einem besser.

Lukas Auer, 36 Jahre, Partner von Philip Auer

Mein Partner hat sich bald nach dem Beginn der Angststörung fachliche Hilfe gesucht, darunter eine tiefenpsychologische Therapie, eine Verhaltenstherapie und auch eine medikamentöse Behandlung, die bis heute andauert.
Die Therapien habe auch ich selbst immer als Entlastung empfunden und von Anfang an darauf vertraut, dass sie meinem Partner helfen. Wir haben nicht viel über die Therapie geredet, ab und zu hat mein Partner etwas erzählt, aber ich habe ihn nicht gedrängt. Selbst habe ich mir keine Unterstützung gesucht und habe auch nicht das Bedürfnis danach.

Barbara Schmidt, 56 Jahre, Journalistin
Diagnose: generalisierte Angststörung

Ich habe anfangs eine kognitive Verhaltenstherapie gemacht. Ich weiß, dass diese bei Depressionen und Angststörungen als wirkungsvoll angesehen wird. Ich weiß aber inzwischen auch, dass dieser Ansatz für mich nicht sehr hilfreich ist. Meine Neigung, Probleme durch Nachdenken zu lösen, Gefühle durch intellektuelles Verstehen in den Griff zu bekommen, steigerte sich in der psychischen Krankheit zu einem ununterbrochenen Gedankenrasen, das durch die therapeutischen Gespräche eher verstärkt wurde.
Eineinhalb Jahre lang nahm ich ein Antidepressivum, mit dem es mir stabil gut ging. Doch in der Welt des Yoga und der alternativen Medizin werden Psychopharmaka oft als Gift verteufelt, das der »eigentlichen« Heilung im Weg steht. Ich war bereit, das zu glauben, und setzte das Medikament ab. Drei Monate später ging es mir wieder so schlecht, dass ich beschloss, es doch wieder zu nehmen. Womit ich allerdings nicht gerechnet hatte, war, dass die Eingewöhnung diesmal viel schlimmer war. Die Angstzustände wurden so heftig, dass ich die Behandlung abbrach. Dieses Hin und Her wiederholte ich mehrere Male mit unterschiedlichen Medikamenten, während ich immer verzweifelter wurde und schließlich eine psychiatrische Klinik aufsuchte. Dort bekam ich unterschiedliche Medikamente, bis eine Kombination aus zwei Präparaten ein wenig Besserung brachte. So ging es mir eine Weile besser, doch nachdem ich sie wieder abgesetzt hatte, kam die Angst zurück.

Diesmal landete ich, dank der Vermittlung einer Freundin, in der Angstsprechstunde der Charité. Und zum ersten Mal stimmte die Diagnose genau mit meinen Symptomen überein. Ich bekam ein Medikament verschrieben, was mich beruhigte. Zu diesem Zeitpunkt war ich aber schon so tief verunsichert, dass ich mich doch noch einmal dazu entschloss, mich stationär behandeln zu lassen. Dort war das vielfältige Therapieangebot für mich genau das Richtige. Es hat mir sehr geholfen, dass ich mich zunächst einmal mithilfe von Beruhigungsmitteln erholen und wieder richtig schlafen durfte, um aus dem Panikmodus herauszukommen und aufnahmefähig für therapeutische Arbeit zu werden. Neben der Einzeltherapie war es vor allem der prozess- und erfahrungsorientierte Ansatz der Bonding-Gruppentherapie, der sehr zu meiner Heilung beigetragen hat.

Was mir bis heute am meisten hilft, sind Formen von Therapie, die mich mit meinen Gefühlen in Kontakt bringen. Dadurch, dass ich sie wahrnehme, so wie sie sind, und vor allem dadurch, dass ich wahrnehme, wie sie kommen und gehen, wird die Angst beruhigt. Fast täglich übe ich Yoga Nidra, eine Meditationstechnik, in der es darum geht, aufmerksam und wohlwollend anzunehmen, was da ist. Das hilft mir sehr und bietet Erholung in Phasen der Schlaflosigkeit.

Ich nehme immer noch Medikamente, wenn auch in deutlich geringerer Dosis, und ich möchte sie im Moment nicht absetzen, da ich bereits so oft Rückfälle erlebt habe. Aber ich habe inzwischen viele Techniken und Methoden gefunden, besser mit mir selbst umzugehen. Ich sehe inzwischen keinen Widerspruch mehr darin, Energieheilmethoden mit psychiatrischen Methoden zu verbinden – Hauptsache, es hilft.

Julia Schmidt, 29 Jahre, Tochter von Barbara Schmidt

Die Therapien, die meine Mutter während meiner Kindheit gemacht hat, habe ich nicht so richtig mitbekommen. Die Therapie vor acht Jahren hat aus meiner Sicht relativ gut geholfen, auch in Verbindung mit den Medikamenten. Doch als meine Mutter die Medikamente abgesetzt hat, weil es ihr besser ging, wurde es ganz schlimm. Dann hat sie verschiedene Therapien und Medikamente ausprobiert, so ging es hin und her.

Als sie im selben Jahr in eine Klinik kam, war es für sie ganz schrecklich. Es war wie in einem Krankenhaus, sie hat sich gar nicht wohlgefühlt, auch nicht mit den Ärzten und Therapeuten. Ich hatte nicht das Gefühl, dass ihr das geholfen hat.

Die Klinik, in die sie vor drei Jahren kam, war richtig gut für sie. Da ging es ihr wesentlich besser. Ich hatte sie dort auch besucht. Es gefiel ihr sehr, auch das Programm mit Sport, Körpertherapie, kreativer Therapie, Gesprächstherapie, guter Ernährung an einem schönen Ort. Das alles hat ihr offensichtlich sehr geholfen. Ich glaube, es ist für sie, aber auch für mich gut zu wissen, dass es einen Ort gibt, wo ihr geholfen werden kann. Das nimmt auch uns Angehörigen die Sorge.

Nina Bromm, 30 Jahre, Orchestermusikerin
Diagnose: soziale Phobie

Mit 18 Jahren hatte ich meine erste Therapie, eine Gesprächstherapie, allerdings nicht wegen meiner Angststörung, die damals noch gar nicht diagnostiziert war.
Seit etwa zehn Jahren nehme ich Antidepressiva. Mit meiner ersten Stelle vor sechs Jahren habe ich eine neue Therapie angefangen, wieder eine Gesprächstherapie. Hier wurden auch meine Ängste thematisiert, etwa wenn ich mit den Kollegen sprechen musste oder mir den Kopf zerbrach, was die anderen von mir denken.
Mit dem Umzug in eine andere Stadt habe ich wiederum eine neue Gesprächstherapie angefangen. Auch hier waren meine Ängste immer wieder Thema, aber es ging vor allem um meine Depressionen.
Vor zwei Jahren, ich hatte meine Antidepressiva mittlerweile abgesetzt, ging es mir wieder sehr schlecht. Da war ich dann erstmals an der Charité, zunächst im Centrum für Musikermedizin. Von dort wurde ich in die Angstambulanz überwiesen, wo mit mir erstmals ein Diagnosetest gemacht wurde. Erst da wurde meine Angststörung diagnostiziert. Ich bekam neue Medikamente und eine kognitive Verhaltenstherapie, die mir sehr bei meinen sozialen Ängsten hilft. Ich stelle mit meiner Therapeutin zum Beispiel Gespräche nach und übe dabei, mehr auf meine Bedürfnisse zu hören und nicht nur meiner Angst Raum zu geben. Die Medikamente helfen bei meinen Depressionen inzwischen auch sehr gut.

Christian Liebscher, 33 Jahre, Partner von Nina Bromm

Ich selbst habe relativ viel Erfahrung mit Therapien. Nina erzählt mir offen von ihrer Therapiearbeit, und ich bekomme viel davon mit. Ich finde es gut, dass sie eine Therapie macht. Ich habe zum jetzigen Zeitpunkt nicht den Eindruck, dass die jüngste Therapie, die sie seit einem Jahr macht, im Alltag bereits viele Veränderungen bewirkt hat. Aber sie macht oft Hausaufgaben, und ich merke an den Anmerkungen ihrer Therapeutin, von denen sie mir manchmal erzählt, dass neue Betrachtungsweisen und Ideen, mit eingefahrenen Mustern umzugehen, etwa durch Gedankenübungen, immer mehr bei ihr angeregt werden.

Jean Fischer, 28 Jahre, Musiker
Diagnose: spezifische Phobie (Auftrittsangst)

Vor meiner jetzigen Therapie habe ich schon alle möglichen fernöstlichen Methoden wie Yoga und Qigong ausprobiert. Aber einen gesünderen Umgang mit mir selbst habe ich erst seit der kognitiven Verhaltenstherapie gefunden, die ich bis heute mache. Vor allem habe ich durch die Therapie Werkzeuge bekommen, wie ich mit der Angst umgehen kann, wenn sie kommt, wenn ich meine vertrauten Muster entdecke. Sobald ich merke, es bildet sich ein Teil des Musters in meinen Gedanken, steige ich sofort aus. Außerdem gehe ich jeden zweiten Tag laufen mit Intervalltraining, das hilft mir sehr, weil der ganze Körper auf einen gewissen Adrenalinpegel hochdreht,

was er dann auch bei den Auftritten umsetzen kann. Ich habe auch gelernt, weniger und dafür gezielter Trompete zu üben. Schließlich habe ich noch eine Meditations-App gefunden, die mir sehr gut gefällt. Mit diesen vier Werkzeugen habe ich meinen Weg gefunden, mit meinen Ängsten umzugehen.
Vor drei Jahren habe ich auch kurzzeitig Medikamente (Betablocker) bekommen. Die habe ich anfangs ein paar Mal genommen, wenn ich vor wichtigen Vorspielen stand. Aber ich war so benommen davon, und meine Angst verschwand auch nicht, da habe ich sie lieber nicht mehr genommen.

**Claudia Fischer-Altmann, 54 Jahre,
Mutter von Jean Fischer**

Ich glaube, mein Sohn hatte immer einen sehr guten Kontakt mit einigen seiner Trompetenlehrer. Die hatten einen guten Zugang zu ihm und konnten ihm ganz gut helfen.
Ich bin mir nicht sicher, welchen Einfluss eine kurze »Therapie« auf meinen Sohn hatte. Er hatte mit 18, 19 Jahren einige Gespräche mit einem Psychologen geführt. Später hat er noch einmal selbst einen Psychologen aufgesucht, aber ich glaube, er ist immer nur kurz hingegangen, wenn es ihm schlecht ging. Ich denke, er hat das nicht wirklich durchgezogen. Die jetzige Therapie an der Charité hilft ihm sehr, das sehe ich. Er hat sich sehr verändert, zum Positiven.

Hanna Stamm, 35 Jahre, Erzieherin
Diagnose: Trennungsangst

Als wir wussten, dass mein Vater sterben würde, haben wir über das Jugendamt eine Familientherapie gemacht, ohne meinen Vater. Das hat mir persönlich zwar nicht viel gebracht, aber meinem Bruder schon, weil er dort über seine Ängste sprechen konnte. Auch dass wir mal unterschiedliche Themen aus der Familie ansprechen konnten, war nicht schlecht. Eine Vorbereitung auf den Tod war das allerdings nicht, da kann man sich wohl nicht drauf vorbereiten.

Nachdem mein Vater vor zwölf Jahren verstorben war, habe ich die erste Therapie, eine Gesprächstherapie, angefangen. Die hatte ich mir selbst gesucht. Kurz danach ging ich für vier Monate in eine stationäre Einrichtung, was von meiner Therapeutin unterstützt wurde. Das tat mir wirklich sehr gut, es war eine Mischung aus verschiedenen Therapien, auch Globuli wurden dabei verabreicht. Dort lernte ich auch, Dinge loszulassen und Verantwortung abzugeben. Da musste ich mich mal mit mir selbst beschäftigen, was ich ja vorher immer vermieden hatte. Ich war immer mit anderen beschäftigt, habe hier geholfen und mich dort gekümmert.

Während dieser Zeit in der Klinik wurde bei mir auch Hochsensibilität diagnostiziert. Ich konnte für mich einordnen, warum ich oft Geräusche, Gerüche und Empfindungen so intensiv wahrnehme. Meine Mutter erzählte mir, dass ich die Hochsensibilität von ihr habe.

Anschließend war ich bis vor sechs Jahren wieder in einer ambulanten Therapie, einer kognitiven Verhaltensthera-

pie. Dann habe ich die Therapie beendet, weil mir das neben dem Beruf und meinen Ausbildungen zu viel wurde. Vor zwei Jahren habe ich wieder einen Therapeuten gesucht, aber es war sehr schwer, jemanden zu finden, obwohl ich dringend jemanden brauchte. Ich habe dann keinen Ausweg mehr gesehen und in meiner Not bei der Charité angerufen.
Seither bekomme ich ein Medikament. Ich merke, dass es mir guttut, ich aber auch Angst habe, es abzusetzen. Auch die begleitenden Gespräche tun mir sehr gut, ich fühle mich wirklich verstanden. Zwischenzeitlich war ich sehr stabil, aber seit einigen Monaten kommen trotzdem manchmal wieder Angstattacken. Sie sind zwar nicht so schlimm wie vorher, aber ich suche noch immer einen Platz für eine kognitive Verhaltenstherapie, was gar nicht so einfach ist.

Christoph Stamm, 30 Jahre, Ehemann von Hanna Stamm

Seit meine Frau Antidepressiva nimmt, ist es deutlich besser geworden, obwohl sie im Moment bei keinem Therapeuten ist. Aber ich weiß nicht, wie es wäre, wenn sie kein Medikament nehmen würde. Ich weiß nicht, ob es noch so einfach wäre, wenn sie es jetzt absetzen würde. Sie erzählt mir eigentlich fast alles, auch von den Therapien. Es entlastet mich auch, dass sie professionelle Unterstützung bekommt. Deshalb hoffe ich, dass sie bald wieder einen Therapeuten findet. Wenn meine Frau etwas Neues über ihre Angststörung erfährt, beispielsweise im Internet liest, dann schlägt sie mir schon mal vor, etwas

auszuprobieren, was vielleicht ganz gut sein soll. Dann klappt das eigentlich auch.
Ab und zu hilft es mir, wenn ich selbst mal über die Situation reden kann. Das kann ich gut mit meinem besten Freund, der versteht das. Sonst eigentlich nicht, aber ich komme damit relativ gut klar.

Das letzte Wort in diesem Buch soll ein Betroffener haben, der mit seinen Worten anderen Betroffenen Mut machen möchte:

»Keine Angst vor der Panik!«

»Ich sehe das so: Andere haben Migräne, ich habe Panikattacken. Ich würde nicht sagen, dass ich mit meiner Panikstörung dick befreundet bin. Aber ich weiß, sie gehört zu mir, und ich kann mit ihr umgehen, wenn sie sich bemerkbar macht. Heute habe ich keine Angst mehr vor der Angst, weil ich genau weiß, was passieren kann. Selbst wenn ich morgen eine Angstattacke bekomme, ist das kein Weltuntergang, weil ich weiß, wie ich da wieder rauskomme. Ich kann heute glücklich sein, auch mit der Angst. Wenn ich die letzten Jahre Revue passieren lasse, dann hat die Krankheit auch Gutes bewirkt. Ich habe mich als Mensch weiterentwickelt – ich weiß nicht, ob ich das ohne die Angst auch getan hätte. Ich fühle mich heute freier als je zuvor. Und ich freue mich jedes Mal, wenn es mir gelingt, auch mal Nein zu sagen. Heute analysiere und bewerte ich die Dinge anders. Ich achte mehr auf mich und darauf, was ich eigentlich will, und nicht auf das, was andere von mir erwarten. Ob ich gute Leistungen bringe, oder erfolgreich bin, das bewerte ich, nicht mehr andere. Ich bin heute mein eigener Herr, auch Herr meiner Gefühle, meiner Entscheidungen. Ich strebe heute nicht mehr danach, anderen zu gefallen, sondern überlege, was für mich richtig ist. Wenn mir alles zu viel wird, dann verschiebe ich auch mal einen Termin. So etwas hätte ich früher nie gemacht. Heute habe ich nicht nur die anderen und meinen Beruf im Fokus, sondern auch mich. Ich bin zuversichtlich, ich kriege das hin, trotz Angst.«

Philip Auer

Literatur

Quellenverzeichnis

Bischoff, Sophie; Wieder, Gesine; Einsle, Franziska; Petzold, Moritz; Janßen, Christiane; Mumm, Jennifer L. M.; Wittchen, Hans-Ulrich; Fydrich, Thomas; Plag, Jens; Ströhle, Andreas (2018): Running for extinction? Aerobic exercise as an augmentation of exposure therapy in panic disorder with agoraphobia. *Journal of Psychiatric Research*, 101:34–41.

Bowlby, John (1988): A secure base. Parent-child attachment and healthy human development. New York: Basic Books.

Brandes, Mina; Bienvenu, O. Joseph (2006): Personality and anxiety disorders. *Current psychiatry reports* 8 (4), S. 263–269. DOI: 10.1007/s11920-006-0061-8.

Chalmers, John A.; Quintana, Daniel S.; Abbott, Maree Jo-Anne; Kemp, Andrew H. (2014): Anxiety Disorders are Associated with Reduced Heart Rate Variability: A Meta-Analysis. *Frontiers in psychiatry* 5, S. 80. DOI: 10.3389/fpsyt.2014.00080.

Friborg, Oddgeir; Martinussen, Monica; Kaiser, Sabine; Overgård, Karl Tore; Rosenvinge, Jan H. (2013): Comorbidity of personality disorders in anxiety disorders: a meta-analysis of 30 years of research. *Journal of affective disorders* 145 (2), S. 143–155. DOI: 10.1016/j.jad.2012.07.004.

Gallagher, Matthew W.; Bentley, Kate H.; Barlow, David H. (2014): Perceived Control and Vulnerability to Anxiety Disorders: A Meta-analytic Review. *Cogn Ther Res* 38 (6), S. 571–584. DOI: 10.1007/s10608-014-9624-x.

Gloster, Andrew T.; Wittchen, Hans-Ulrich; Einsle, Franziska; Lang, Thomas; Helbig-Lang, Sylvia; Fydrich, Thomas et al. (2011): Psychological treatment for panic disorder with agoraphobia: a randomized controlled trial to examine the role of therapist-guided exposure in situ in CBT. *Journal of consulting and clinical psychology* 79 (3), S. 406–420. DOI: 10.1037/a0023584.

Hansen, Fernanda; Oliveira, Diogo Losch de; Amaral, Francieli Ubirajara Índia; Guedes, Fabiana Salvatori; Schneider, Tainá July; Tumelero, Ana Cláudia et al. (2011): Effects of chronic administration of tryptophan with or without concomitant fluoxetine in depression-related and anxiety-like behaviors on adult rat. *Neuroscience letters* 499 (2), S. 59–63. DOI: 10.1016/j.neulet.2011.05.032.

Hulsken, Sjoerd; Märtin, Antje; Mohajeri, M. Hasan; Homberg, Judith Regina (2013): Food-derived serotonergic modulators: effects on mood and cognition. *Nutrition research reviews* 26 (2), S. 223–234. DOI: 10.1017/S0954422413000164.

Hunger, Christina; Hilzinger, Rebecca; Klewinghaus, Laura; Sander, Anja; Mander, Johannes; Bents, Hinrich et al. (2019): Comparing Cognitive Behavioral Therapy and

Systemic Therapy for Social Anxiety Disorder: Randomized Controlled Pilot Trial (SOPHO-CBT/ST). *Family process*. DOI: 10.1111/famp.12492.

Lindenberger, Brigitt L.; Plag, Jens; Gaudlitz, Katharina; Dudás, Zsuzsa; Bobbert, Thomas; Dimeo, Fernando; Petzold, Moritz; Kirschbaum, Clemens; Ströhle, Andreas (2017): Clinical and neurobiological effect of aerobic exercise in dental anxiety: An experimental real life study. *Depression and Anxiety*; 34(11):1040-1048.

Manning, Ray P. C.; Dickson, Joanne M.; Palmier-Claus, Jasper; Cunliffe, Alexandra; Taylor, Peter J. (2017): A systematic review of adult attachment and social anxiety. *Journal of affective disorders* 211, S. 44–59. DOI: 10.1016/j.jad.2016.12.020.

Moreno-Peral, Patricia; Conejo-Cerón, Sonia; Motrico, Emma; Rodríguez-Morejón, Alberto; Fernández, Anna; García-Campayo, Javier et al. (2014): Risk factors for the onset of panic and generalised anxiety disorders in the general adult population: a systematic review of cohort studies. *Journal of affective disorders* 168, S. 337–348. DOI: 10.1016/j.jad.2014.06.021.

Pini, Stefano; Abelli, Marianna; Troisi, Alfonso; Siracusano, Alberto; Cassano, Giovanni B.; Shear, Katherine M.; Baldwin, David (2014): The relationships among separation anxiety disorder, adult attachment style and agoraphobia in patients with panic disorder. *Journal of anxiety disorders* 28 (8), S. 741–746. DOI: 10.1016/j.janxdis.2014.06.010.

Plag, Jens; Ergec, Deniz-Levent; Fydrich, Thomas; Ströhle, Andreas (2019): High-Intensity Interval Training in panic disorder patients: a pilot study. *The Journal of Nervous and Mental Disease*, 207(3):184–187.

Plag, Jens; Ströhle, Andreas: Pharmakotherapie der Angststörungen. In: Gründer, Gerhard; Benkert, Otto (Hrsg.): Handbuch der psychiatrischen Pharmakotherapie. Springer 2012, S. 1005–1019.

Plag, Jens; Schumacher S., Ströhle, Andreas (2014): Generalisierte Angststörung. *Nervenarzt,* 85:1185-1194.

Rogoll, J; Petzold, Moritz; Ströhle, Andreas (2018): Selektiver Mutismus. *Nervenarzt,* 89(5):591–602.

Rossi, Silvia; Studer, Valeria; Motta, Caterina; Polidoro, Serena; Perugini, Jacopo; Macchiarulo, Giulia et al. (2017): Neuroinflammation drives anxiety and depression in relapsing-remitting multiple sclerosis. *Neurology* 89 (13), S. 1338–1347. DOI: 10.1212/WNL.0000000000004411.

Silva, Luana C. A.; Viana, Milena B.; Andrade, José S.; Souza, Melyssa A.; Céspedes, Isabel C.; D'Almeida, Vânia (2017): Tryptophan overloading activates brain regions involved with cognition, mood and anxiety. *Anais da Academia Brasileira de Ciencias* 89 (1), S. 273–283. DOI: 10.1590/0001-3765201720160177.

Ströhle, Andreas; Gensichen, Jochen; Domschke, Katharina (2018): Diagnostik und Therapie von Angsterkrankungen. Deutsches Ärzteblatt Int.; S. 115:611-20.

Thayer, Julian F.; Lane, Richard D. (2009): Claude Bernard and the heart-brain connection: further elaboration of a model of neurovisceral integration. *Neuroscience and biobehavioral reviews* 33 (2), S. 81–88. DOI: 10.1016/j.neubiorev.2008.08.004.

Viswasam, Kirupamani; Eslick, Guy D.; Starcevic, Vladan (2019): Prevalence, onset and course of anxiety disorders during pregnancy: A systematic review and meta analysis. *Journal of affective disorders* 255, S. 27–40. DOI: 10.1016/j.jad.2019.05.016.

Zum Weiterlesen

Markser, Valentin; Bär Karl-Jürgen (Hrsg.): Sport- und Bewegungstherapie bei seelischen Erkrankungen. Schattauer, 2015.

Korn, Oliver; Rudolf, Sebastian (Hrsg.): Sorgenlos und grübelfrei: Wie der Ausstieg aus der Grübelfalle gelingt. Selbsthilfe und Therapiebegleitung mit metakognitiver Therapie. Beltz, 2017

Kabat-Zinn, Jon: Achtsamkeit für Anfänger. Arbor, 2013

Jacobson, Edmund: Entspannung als Therapie: Progressive Relaxation in Theorie und Praxis. Klett-Cotta, 2019

Schmidt-Traub, Siegrun: Angst bewältigen. Selbsthilfe bei Panik und Agoraphobie. Springer, 2020

Schmidt-Traub, Siegrun: Selbsthilfe bei Angst im Kindes- und Jugendalter. Hogrefe, 2020

Zwanzger, Peter: Angst. Medizin. Psychologie. Gesellschaft. Medizinisch Wissenschaftliche Verlagsgesellschaft, 2018

Nützliche Adressen und Links

Angstambulanzen in Ihrer Nähe

Spezialambulanz für Angsterkrankungen. https://psychiatrie-psychotherapie.charite.de/fuer_patienten/ambulanzen/angstambulanz/

Angstambulanz Universitätsmedizin Göttingen. www.psychiatrie.med.uni-goettingen.de/de/content/patienten/113.html

Angstambulanz Uniklinik Freiburg. www.uniklinik-freiburg.de/psych/ambulanzen/angsterkrankungen.html

Angstambulanz Humboldt-Universität, Berlin-Adlershof. www.psychologie.hu-berlin.de/de/praxis/ambulanz/kontakt

Angstambulanz TU Dresden. https://www.iap-dresden.de/ambulanz-angststoerungen-depression

Angstambulanz Uniklinikum Würzburg. https://www.ukw.de/psychiatrie/schwerpunkte/klinische-schwerpunkte/angst-und-zwangserkrankungen-sowie-essstoerungen

Kassenärztliche Bundesvereinigung, Dachorganisation der 17 Kassenärztlichen Vereinigungen der Bundesländer. Hier sind u. a. alle an der psychotherapeutischen Versorgung von Versicherten der gesetzlichen Krankenkassen tätigen Psychotherapeuten Mitglied. www.kbv.de

Informationen und Foren

Deutsche Angst-Hilfe e.V.; Forum für Selbsthilfegruppen. www.angstselbsthilfe.de

Onlineforum zum Thema psychische Krankheiten. www.angst-und-panik.de

Forum mit Informationen und Hilfestellungen. www.psychic.de

Forum zum Thema Depressionen. www.depression-diskussion.de

Informationen, Berichte, Hilfestellungen zum Thema Angst. www.angstportal.de

Informationen zum Thema Angststörungen. www.stiftung-gesundheitswissen.de/wissen/angststoerung/hintergrund

Interviews mit Jens Plag zum Thema Angststörungen auf YouTube. Z.B.:
http://youtu.be/shYIE0xI47M
http://youtu.be/fQyVKxKpKsU
http://youtu.be/BHIluN7PfrU

Glossar

Ärztlicher Psychotherapeut: Approbierte/r Mediziner/in mit psychotherapeutischer Qualifikation.

Anamnese: Erhebung der (Krankheits-)Vorgeschichte und relevanter Informationen durch einen Arzt/eine Ärztin oder Psychotherapeuten/Psychotherapeutin.

Antragsverfahren: Psychotherapeut/in und Versicherte/r beantragen eine Kostenübernahme der Psychotherapie durch die Krankenkasse. Dies erfolgt nach mindestens zwei probatorischen Sitzungen (siehe unten).

Approbation: Eine staatliche Zulassung als beispielsweise Arzt oder Psychologische Psychotherapeutin, um den Beruf selbstständig und eigenverantwortlich auszuüben – als Behandlungserlaubnis zu verstehen.

Coaching: Strukturierte Gespräche etwa zu Themen des beruflichen Alltags. Ein Coach behandelt keine psychischen Erkrankungen und hat keine Behandlungserlaubnis.

Diagnostik: Befragung(en), Tests und Untersuchung(en) mit dem Ziel, eine Krankheit festzustellen. Es werden alle

Untersuchungsbefunde zusammengefasst und beurteilt. Die Ergebnisse und die daraus resultierende(n) Diagnose(n) sollten mit dem Betroffenen besprochen werden.

Heilpraktiker Psychotherapie: Ausübung von Heilkunde ohne als Arzt/Ärztin oder Psychotherapeut/in approbiert zu sein. Kenntnisse und Fertigkeiten werden überprüft, so dass keine Gefahr für die »Volksgesundheit« besteht.

Kassenärztliche Vereinigung: Bundeslandspezifische Körperschaften des öffentlichen Rechts, denen alle Vertragsärzte/-ärztinnen und alle Vertragspsychotherapeuten/-therapeutinnen angehören. Die Hauptaufgabe besteht in der Sicherstellung der ambulanten kassenärztlichen Versorgung.

Kognitive Verhaltenstherapie: Verbindet kognitive (Wahrnehmen, Denken, Erkennen) und behaviorale (Verhalten) Interventionen. Psychotherapie der ersten Wahl bei Angsterkrankungen.

Konsiliarbericht: Arztbericht, der vor Beginn der Psychotherapie sicherstellen soll, dass keine körperliche Erkrankung als Ursache für die psychischen Symptome vorliegt oder Kontraindikationen (Gegenanzeigen) für den Beginn einer Psychotherapie bestehen.

Kostenerstattungsverfahren Psychotherapie: Möglichkeit, eine ambulante Psychotherapie bei einem/einer Psychotherapeuten/Psychotherapeutin ohne Kassenarztsitz durchführen zu lassen; muss im Vorfeld von der zuständigen Krankenkasse genehmigt werden.

Kurzzeittherapie: Bis zu 24 ambulante Psychotherapiestunden mit je 50 Minuten; Genehmigung muss durch die Krankenkasse erfolgen.

Langzeittherapie: Bei Verhaltenstherapie und tiefenpsychologisch fundierter Psychotherapie zunächst maximal 60 Stunden mit je 50 Minuten; bedarf einer Genehmigung der Krankenkasse und Befürwortung durch eine/n externe/n Gutachter/in.

Nervenarzt: Arzt/Ärztin nach entsprechender Facharztweiterbildung in Psychiatrie und Neurologie.

Private Krankenversicherung: Ergänzend oder statt gesetzlicher Krankenversicherung, wenn keine Pflichtversicherung besteht.

Probatorische Sitzungen: 1 bis 4 Sitzungen mit je 50 Minuten, in denen die Motivation abgeklärt, die Inhalte der zukünftigen Psychotherapie sowie die Therapieziele definiert werden. Diese dienen auch der Diagnostik und Diagnosestellung.

Psychiater und Psychotherapeut: Arzt/Ärztin nach entsprechender Facharztweiterbildung in Psychiatrie und Psychotherapie.

Psychoanalyse: Auf Sigmund Freud zurückgehende Theorie und psychotherapeutische Behandlungsform, eher vergangenheitsorientiert. Zunächst bis zu 160 Stunden mit je 50 Minuten.

Psychodynamische Psychotherapie: Verwendet Methoden der Psychoanalyse; Konflikte werden als Ursache psychischer Erkrankungen angesehen. Im Gegensatz zur Psychoanalyse geht es um aktuelle Konflikte.

Psychologe: Nicht geschützte Berufsbezeichnung, in der Regel nach Abschluss eines Studiums der Psychologie.

Psychologischer Psychotherapeut: Studierte/r Psychologe/Psychologin mit Ausbildung in Psychotherapie und Berechtigung zur eigenständigen Durchführung von Psychotherapie (Approbation).

Psychotherapeut: Berufsbezeichnung für psychotherapeutische Ärzte/Ärztinnen, Psychologen/Psychologinnen und Pädagogen/Pädagoginnen (Kinder und Jugendliche). In Deutschland gesetzlich geschützte Berufsbezeichnung.

Psychotherapeutenkammer: Körperschaft des öffentlichen Rechts als Selbstverwaltung der psychologischen Psychotherapeuten/Psychotherapeutinnen.

Psychotherapeutische Akutbehandlung: Therapeuten/Therapeutinnen mit Kassenzulassung können eine Krisenintervention zur »Vermeidung von Fixierung und Chronifizierung psychischer Symptomatik« ohne Antrag durchführen, maximal 12 mal 50 Minuten oder 24 mal 25 Minuten. Die Krankenkasse wird nur informiert.

Psychotherapeutische Behandlungseinheit: Umfasst 50 Minuten, der Sitzungsumfang wird im Vorfeld beantragt und muss von der zuständigen Krankenkasse bewilligt werden.

Psychotherapeutische Sprechstunde: Gespräch mit einem/r Psychotherapeuten/in, um abzuklären, ob der Verdacht auf eine psychische Krankheit vorliegt und ob eine Psychotherapie benötigt wird. Dauer mindestens 25 Minuten. Eventuell Verweis auf andere Unterstützungs- oder Beratungsangebote.

Psychotherapeutisches Ausbildungsinstitut: Ausbildungsinstitut, in dem psychologische Psychotherapeuten/Psychotherapeutinnen ausgebildet werden.

Psychotherapieverfahren: In Deutschland gelten vier Psychotherapieverfahren als wissenschaftlich anerkannt: analytische, tiefenpsychologisch fundierte, systemische und Verhaltenstherapie.

Selbstzahler: Bezahlung der Therapie durch die Betroffenen ohne Kostenerstattung durch die Krankenkasse.

Systemische Therapie: Schwerpunkt der Therapie liegt auf dem sozialen Kontext und insbesondere der Interaktion zwischen Familienmitgliedern und der sozialen Umwelt.

Terminservicestelle: Regionale Terminservicestellen (TSS) der Kassenärztlichen Vereinigungen vermitteln zeitnah freie Termine bei Ärzten/Ärztinnen und Psychotherapeuten/Psychotherapeutinnen.

Tiefenpsychologische Psychotherapie: siehe Psychodynamische Psychotherapie

Verhaltenstherapie: siehe Kognitive Verhaltenstherapie

Vertragspsychotherapeut: Niedergelassene/r Psychotherapeut/in mit Approbation (siehe oben)

Register